U0235592

路志正医学丛书

总主编　路志正

读书序评随笔

编　著　路志正

整　理　路喜善　路京华　路京达　杨凤珍

　　　　刘喜明　张华东

学术秘书　路喜善　杨凤珍　路京华　路京达

人民卫生出版社

图书在版编目（CIP）数据

读书序评随笔/路志正编著.—北京：人民卫生出版社，2018
（路志正医学丛书）

ISBN 978-7-117-26574-4

Ⅰ.①读⋯　Ⅱ.①路⋯　Ⅲ.①中医学-文集　Ⅳ.①R2-53

中国版本图书馆 CIP 数据核字（2018）第 131979 号

人卫智网	www.ipmph.com	医学教育、学术、考试、健康，
		购书智慧智能综合服务平台
人卫官网	www.pmph.com	人卫官方资讯发布平台

路志正医学丛书
读书序评随笔

编　　著：路志正
出版发行：人民卫生出版社（中继线 010-59780011）
地　　址：北京市朝阳区潘家园南里 19 号
邮　　编：100021
E - mail：pmph @ pmph.com
购书热线：010-59787592　010-59787584　010-65264830
印　　刷：北京画中画印刷有限公司
经　　销：新华书店
开　　本：710×1000　1/16　印张：29　插页：4
字　　数：505 千字
版　　次：2018 年 9 月第 1 版　2018 年 9 月第 1 版第 1 次印刷
标准书号：ISBN 978-7-117-26574-4
定　　价：88.00 元

打击盗版举报电话：010-59787491　E-mail：WQ @ pmph.com
（凡属印装质量问题请与本社市场营销中心联系退换）

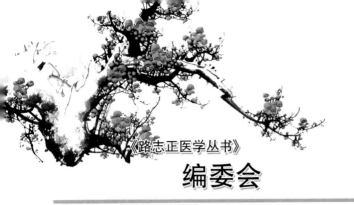

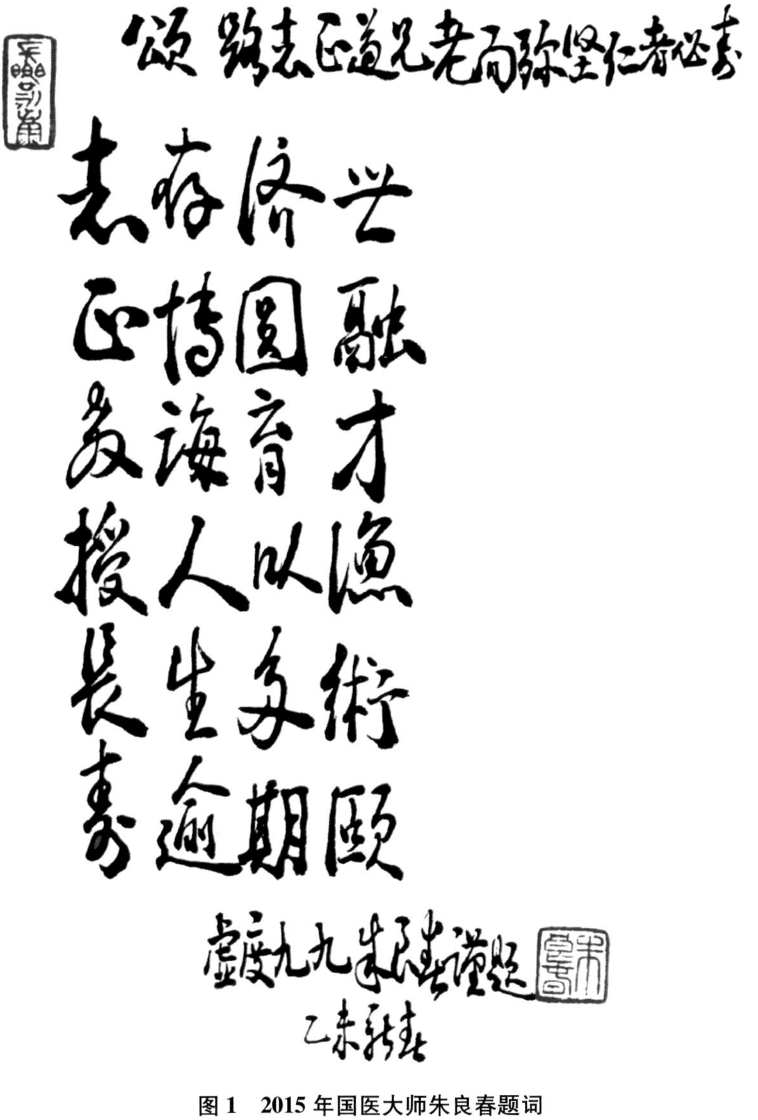

颂 路志正道兄老而弥坚仁者必寿

学融才渔术
济圆育以身
存博诲人生逾期颐
志在正教授长寿

虚度九九朱良春谨题
乙未新春

图1　2015年国医大师朱良春题词

序

路志正先生中医学家、中医临床家、中医教育家，係吾辈中医学人的楷师。先生早年就职于中央卫生部中医司十馀载，忠实贯彻了郭子化老局长与吕炳奎司长继承发展中医事业的蓝图，观历参与国家中医政策的制定和执行，为中医事业日后的复兴起着重大的奠基作用。对于北京中医学院早期办学的困境，路志与中医同仁亲身同事亲历历历为排解艰难，主要中医司协调帮助北京市与国家卫生领导，逐步解决了教职权位、教材编纂与校舍建设等问题。作为首批中医大学生我们目睹了那个年代高等中医教育的风雨历程，切身感悟老一辈中医事业管理者眼光与事业忠诚对事业所做出的伟大的奉献。这一段历史吾辈学人永志不忘。

上个世纪八十年代初叶，崔月犁同志出任卫生部长，在湖北武汉成立了中华中医内科学会，而后我与先生往来日渐密切，情谊似乎愈睦招萌日益增厚。追忆30多年岁往来会议期间，或去随诊室，或研习讲座，或董馆会诊。先生所论最多者乃中医学科建设和事业发展的展望，先生立志以文化自觉宏扬国医国药国学，以传承为主旨，在传承的基础上创新。1982年我与同辈中医学人始组成中医标准化工作，对"常见病证诊疗标准与治疗制定的提起筹研究与广泛讨论过程中，来自清华的郭恰先生提出中医学规划论述，不需要西化标准的约束。我对先生既往维护中医学术的深厚情感是真挚与敬佩的，然而规划标准是时代化的需求，是中医哲学科学成熟的重要标志，是很巨大事功的基

础。届时中医内科学会路老师及焦树德、巫君玉、步玉如先生鼎力支持我主人随型持中医原创的发展特色，组织逐项做一系列创新的工作，拓展国内外科学术影响力。几位名先生郑郑重的预过3罪现现细阶段。有了良好的开端。路志路老师次在内科学会上讲"这一代中医学者是值得信任的，是我们培养的，他们忠诚中医事业却不成不完全的自己。以后30年在卫生、国家、国际标准及中医术语规范等路老师等一代名医大佬给予了中医标准化研究团队激励、关怀和帮助。今年初目中国标准化委员会评选出中医标准化与中国水利水电标准化会一位提事名整成绩之类。中医标准化工作在以路老师一举美意与全国中医医教研产专家的努力与支持下取得了阶段性成果。

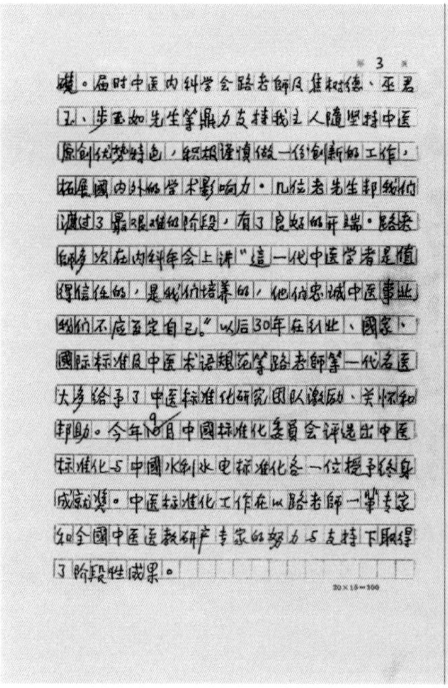

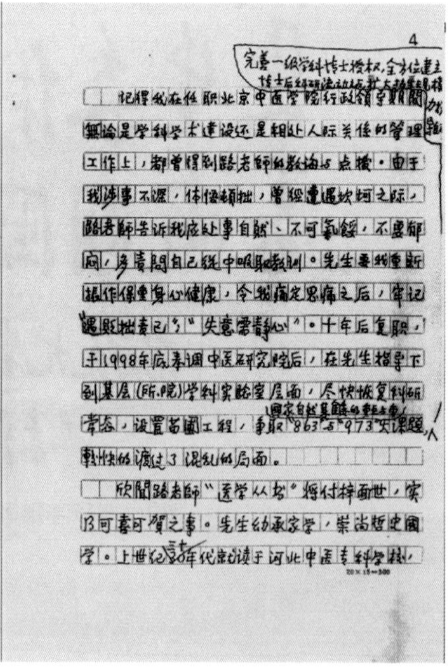

完善一级学科博士授权，全方位建主性与……（眉批，难以辨认）

记得我在任职北京中医学院行政领导期间无论是学科学术建设还是组织让人际关系性的管理工作上，都曾得到路老师教诲与点拨。每于我遇事不顺、体惚被批，曾经遭遇坎坷之际，路老师告诉我处世学自然，不可高傲，不虚那屈，多考自己经中国医疗教训。先生屡来重要提示保重身心健康，冷静确定思略之后，常记题批书记"失意莫若春慢心"。十年后回眸，于1998年底奉调中医研究院后，在先生指导下到某届（研院）学科实验室层面，孝恢恢复科研考答，设置富国工程，承担国家自然科学基金重要课题及863与973等课题，或帆船破过3泥乱的局面。国家自然基金重的事思维

欣闻路老师"医学从岁"即付梓面世，家切可喜可贺之事。先生幼承家学，紫出蓝史国学。上世纪五十年代就读于河北中医专学校，

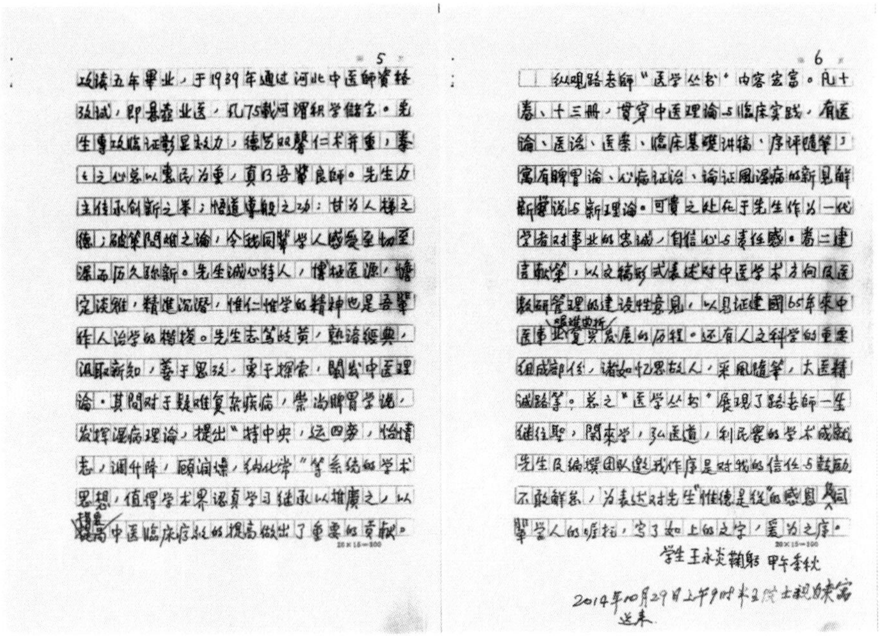

图 2　2014 年中国工程院院士王永炎序言手迹

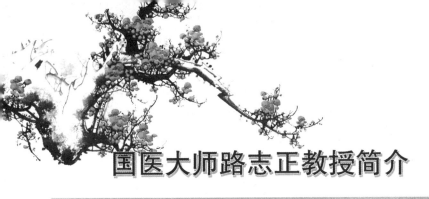

国医大师路志正教授简介

　　路志正(1920—)，字子端，号行健，河北藁城人，首届国医大师，首都国医名师，国家级非物质文化遗产传统医药项目代表性传承人，全国名老中医药学术经验继承工作指导老师、师承博士后导师。曾兼任国家中医药管理局中医药工作专家咨询委员会委员、重大科技成果评审委员会委员、中华人民共和国药典委员会顾问、国家食品药品监督管理局新药评审顾问、国家中药品种保护委员会顾问等职，现兼任中华中医药学会风湿病分会终身名誉主任委员、中国医疗保健国际交流促进会中医分会名誉主任委员、太湖世界文化论坛岐黄国医外国政要体验中心主席。连任全国政协第六、七、八届委员，参政议政，建言献策，从"八老上书"以及后来的"五老上书"，殚精竭虑推动中医药事业的继承与发展，奠定了他成为中医智囊及在全国的影响力及号召力。

　　幼承家学，1939年毕业于河北中医专科学校，1952年入卫生部工作，在卫生部的二十多年中，他下乡求证，发掘、推广了许多宝贵的中医经验；他没有门户之见，敬重名家，团结同道，对有一技之长的"民间医"，也是虚心学习，关爱有加。他最早认定中医对乙脑治疗的成果；代表中医界参加血吸虫病的防治；下放支边，在包钢救治铁水烧伤的工人。1973年重返临床，进入广安门医院，建学科，兴特色，创学会，做科研，抓急症，育英才；出国讲学，把岐黄妙术广布海内外，注重中医药学术研究与传承，为中医学术的发展和中医理论的提高做出了积极的贡献。

　　杏林耕耘70余载，精通内外妇儿，擅治杂病，疗效显著，屡起沉疴，熟稔经典，融会百家，崇尚脾胃学说，依据时代疾病谱改变，铸就"持中央，运四旁，怡情志，调升降，顾润燥，纳化常"之调理脾胃学术思想。独树一帜，从脾胃论治胸痹；与时俱进，发展湿病理论，发明燥痹，研发痹病系列中成药，临床沿用至今；杂合以治，强调心身同调、药食并用、针药兼施、内外合治。

　　虽值耄耋之年，仍躬耕临床、手不释卷、笃思敏求、笔耕不辍，注重临床经验的整理提高和理论著述。先后主编《实用中医风湿病学》《中医内科急症学》《实用中医心病学》《中国针灸学概要》《路志正医林集腋》《中医湿病证治学》等专著 10 余部,发表学术论文百余篇,所主持的中医科研工作多次获奖。曾获 1994 年中国中医科学院中医药科技进步三等奖,1995 年国家中医药管理局中医药基础研究二等奖,1997 年中国中医研究院中医药科技进步二等奖,1998 年度国家中医药管理局中医药基础研究三等奖,2009 年中华中医药学会终身成就奖,2013 年中国中医学科学院唐氏中医药发展奖,2014 年岐黄中医药基金会传承发展奖,2015 年中国中医科学院广安门医院终身成就奖,2017 年岐黄中医药传承发展奖等。

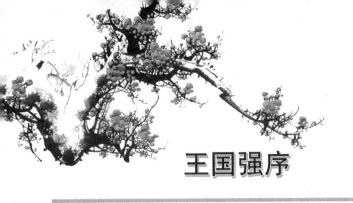

王国强序

　　路志正先生是首届国医大师，从医 70 余载，精勤不倦，学验俱丰，善于继承，敢于创新，在长期临床实践中，积累了丰富的临床经验和精湛的医技医术，形成了独特的调理脾胃学说和湿病理论，为丰富发展中医药学术做出了贡献。

　　路老尽管年事已高，仍然辛勤工作在临床一线，视患如亲，对全国各地来的患者总是百问不厌、悉心诊治，对经济困难的患者给予特殊照顾；他甘为人梯、诲人不倦，十分重视年轻人才的培养，是全国老中医药专家学术经验继承工作指导老师，多年来坚持临床带教，言传身教，培养了一批中医药领军人才；他十分关心事业发展，多次与其他老中医药专家一起，为发展中医药事业建言献策，得到了重视和肯定，对中医药工作起到了积极的促进作用，堪为广大中医药工作者学习的楷模。

　　特别是路老在 94 岁高龄之际，率领众弟子编著《路志正医学丛书》，全面回顾、系统总结临证经验，为后学传承了宝贵财富，充分体现了他妙手回春的精湛医术、大医精诚的高尚医德、博极医源的治学态度和热爱中医药事业的赤诚情怀，将在中医药学术史上留下浓墨重彩的一笔。在《路志正医学丛书》即将出版之际，我有幸先睹，深为路老老骥伏枥、志在千里的精神所感动，为全书丰富精彩的学术思想和经验所折服，欣然提笔，乐为之序。

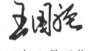

2015 年 3 月于北京

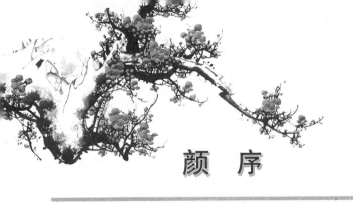

颜　序

　　我与路志正老同庚,相识于20世纪50年代,有颇为相似的人生经历。我出生于中医世家,1939年毕业于上海中国医学院;路老幼承家学,1939年毕业于河北中医学校。我随父亲颜亦鲁老中医学习;路老跟伯父路益修老中医侍诊。1939年路老在河北藁城悬壶济世;1941年我在上海中医执业。20世纪50年代初,我在上海组建联合诊所,后到上海铁路中心医院任中医科主任;路老则在北京中医进修学校学习,后到卫生部中医技术指导科工作。路老中医政务缠身,我则临床诊务繁忙,虽南北相隔,但相互仰慕,鸿雁传书,心息相通。路老在卫生部主管中医学术交流、推广、整理、提高等工作,经常能与全国名家交流。路老每次出差来沪,我们必互相造访,共述衷肠,切磋学术,交流心得,常有"与君一席话,胜读十年书"之感。路老到基层调研,抢救保护北京"捏脊冯",四平"易筋经拍打疗法"等民间医术;1953年路老参加卫生部抗美援朝医疗队,发现"遗精穴",收入《针灸经外奇穴图谱》;1955年路老总结鉴定中医治疗流脑的经验,为中医治疗急性传染病提供了典范;1956年路老参加卫生部防治血吸虫病专家组,提出了中医先治腹水、继以西药杀虫的中西医合作治疗晚期血吸虫病肝硬化腹水的方案,挽救了大批患者;1960年路老参加中医研究院包钢医疗队,运用中医温病和外科理论方法,成功抢救大面积钢水灼伤的危重患者。我对路老中医理论的造诣、中医创新的思维、出神入化的医术,极为膺服,不胜感叹。

　　"文化大革命"内乱中我们共同经历了磨难,改革开放以后中医获得了良好的发展机遇。我们与邓铁涛、任继学、焦树德等十位全国名老中医多次上书中央,提出建设性意见,促进了国家中医药管理机构的改革、中医继承教育的革新,按照中医药特有的规律,解决中医药管理、教育及后继乏人乏术等问题,以繁荣发展中医药大业。20世纪90年代初,我们共同获得国务院政府特殊津贴,共同成为首批全国老中医药专家学术经验继承工作指导老师,为中医药培养高级人才做出了奉献。

　　我注重中医气血理论,提出"气为百病之长,血为百病之胎","久病必有瘀,怪病必有瘀"的学术观点及调气活血为主的"衡法"治则,在中医治则学研究中有所创新。1989 年"瘀血与衰老的关键——衡法Ⅱ号抗衰老的临床和实验研究"获国家中医药管理局科技进步二等奖。路老崇尚中医脾胃学说,持中央以运四旁,用调理脾胃法治疗胸痹,开创了中医治疗冠心病的新思路、新方法。1995 年"调理脾胃法治疗胸痹经验的继承整理研究"获国家中医药管理局中医药基础研究二等奖。2003 年,我们共赴广东实地考察,与广东中医同道一起,制定广东中医药治疗传染性非典型肺炎的方案,付诸实施,并分别为上海、北京抗击非典型肺炎的战斗中做出了贡献,同被评为"全国防治非典型肺炎优秀科技工作者"。

　　2007 年我们同被文化部评为第一届国家级非物质文化遗产中医生命与疾病认知方法项目传承人。2009 年我们同获中华中医药学会授予终身成就奖,被人力资源和社会保障部、卫生部、国家中医药管理局评为首届"国医大师"。

　　真可谓:共历杏林甘与苦,同为中医鼓与呼,我们情同手足,荣辱与共。今后,为了中医药事业,我们将并肩携手,相约共渡百年。

　　《左传·襄公二十四年》引古训曰:"太上有立德,其次有立功,其次有立言。虽久不废,此之谓不朽。"路老行医 70 余年,心惟仁爱,普度慈航,是谓立德;路老 2009 年获中华中医药学会终身成就奖,获"首都国医名师",首届"国医大师"称号。2010 年获中医药国际联盟"岐黄中医药基金会传承发展奖"。2011 年获第三届"首都健康卫士"称号,是谓立功;我置放案头,时时拜读的路老《路志正医林集腋》、《中医实用风湿病学》、《中医湿病证治学》等著作,是谓立言。

　　我近来得知,路老以九十有四之高龄,欣然命笔,撰写《路志正医学丛书》,且已杀青。《路志正医学丛书》分医论、建言献策、经典讲稿、学术思想、经验传承、医案医话、医籍序评,以及风湿病、心病、脾胃病等诸分卷。是书上及天文,下涉地理,中傍人事,述自然万物之规,人体生生之律;内涵中医五脏六腑之理,经络气血之纲,病因发病之机,防治养生之法。路老崇尚脾胃学说,继承前人的理论,结合自己的感悟,凝练概括出"持中央、运四旁、怡情志、调升降、顾润燥、纳化常"的调理脾胃为中心的学术思想。路老根据临床实践,提出北方亦多湿邪论、百病皆由湿作祟的学术观点,系统论述了湿病的发病规律、证候特点、常见疾病、治疗方略,辨别湿病,要善抓主症,治疗湿病,倡理气为先,注重通、化、燥、渗四法,集中医湿病之大成。这些充分体现了路老深厚的中医理论功底、丰富的临床积累和升华理论,创立新说的能力。路老精通中医内科、针灸,对妇科、儿科、外科等亦很有造诣,丛书展示了路老精细的临床诊察,深刻的临证思辨,精湛的医疗技能和卓越的临床疗效。

　　观《路志正医学丛书》,洋洋大观,凡 390 余万言,堪称当代中医巨著。我佩服路老卓越的胆识、充沛的精力和坚韧的毅力,在鲐背之年行此不朽之作,遂欣然为之序,以彰其说。

2015 年 4 月 20 日

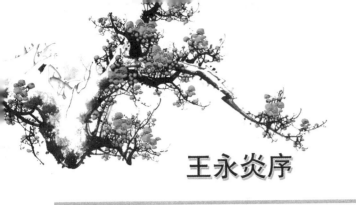

王永炎序

　　路志正先生,中医学家、中医临床家、中医教育家,系吾辈中医学人的参师。先生早年从政于中央卫生部中医司 20 余载,忠实贯彻了郭子化老部长与吕炳奎司长维护发展中医事业的意图,亲历参与开国之初党和国家中医政策的制定和执行,为中医事业日后的复兴起着重大的奠基作用。对于北京中医学院早期办学的困境,路老与中医司领导及同事亲历所为排忧解难,主管中医司帮助协调北京市与国务院领导,逐步解决了教师队伍、教材编撰与校舍建设等问题,作为首批中医大学生我们见证了开创现代高等中医教育的风雨历程,切身感悟到前辈中医事业管理者艰辛奋争、忠诚党的事业所做出的伟大的奉献。这一段历史吾辈学人永志不忘。

　　20 世纪 80 年代初叶,崔月犁同志出任卫生部部长,在湖北武汉成立了中华中医内科学会,而后我与先生往来日渐增加,情谊似光阴荏苒日益增厚。追忆 30 多年常往来会议期间,或书房诊室,或研习讲座,或襄随会诊。先生所论最多者当属中医学科建设和事业发展的症结;先生力主以文化自觉宏扬国医国药国学以传承为主旨,在传承的基础上创新。1982 年我与同辈中医学人始启动中医药标准化工作,对"常见病证诊断标准与疗效评定标准"起草制定与广泛讨论过程中,来自老前辈的部分先生提出中医学圆机活法,不需要标准的约束。我对老先生既往维护中医学术的深厚情感是尊敬与钦佩的,然而规划标准是时代的需求,是中医药学科成熟的重要标志,是衡量事物的基础。届时中医内科学会路老师及焦树德、巫君玉、步玉如先生等鼎力支持我主人,遂坚持中医原创优势特色,积极谨慎做一份创新的工作,拓展国内外的学术影响力。几位老先生帮我们度过了最艰难的阶段,有了良好的开端。路老师多次在内科年会上讲"这一代中医学者是值得信任的,是我们培养的,他们忠诚中医事业,我们不应否定自己。"以后 30 年在行业、国家、国际标准及中医术语规范等,路老师等一代名医大多给予了中医标准化研究团队激励、关怀和帮助。今年 9 月中国标准化委员会评选出中医标准化与中国水利水电标准化各一位授予终身成就奖。中医标准化工作在以路老师一辈专家和全国中医医教研产专家的努力与支持下取得了阶段性成果。

记得我在任职北京中医学院行政领导期间，无论是学科学术建设还是相处人际关系的管理工作上，都曾得到路老师的教诲与点拨。由于我涉事不深，体悟钝拙，曾经遭遇坎坷之际，路老师告诉我应处事自然，不可气馁，不要郁闷，多责问自己，从中吸取教训。先生要我重新振作保重身心健康，令我痛定思痛之后，牢记"遇贬拙责己"、"失意需静心"。10年后复职，于1998年底奉调中医研究院后，在先生指导下到基层(所、院)学科实验室层面，尽快恢复科研常态，设置苗圃工程，争取"863""973"与国家自然基金委的重点与重大课题，完善一级学科博士授权，全方位建立博士后科研流动站，扩大招生规模，大力提拔导师，很快地渡过了混乱的局面。

欣闻路老师"医学丛书"将付梓面世，实乃可喜可贺之事。先生幼承家学，崇尚哲史国学。20世纪30年代就读于河北中医专科学校，攻读5年毕业，于1939年通过河北中医师资格考试，即悬壶业医，凡75载可谓积学储宝。先生专攻临证，彰显效力，德艺双馨，仁术并重，拳拳之心，总以惠民为重，真乃吾辈良师。先生力主传承创新之举，悟道导航之功，甘为人梯之德，破策问难之论，令我同辈学人感受至切至深而历久弥新。先生诚心待人、博极医源、憺定淡雅、精进沉潜、惟仁惟学的精神也是吾辈做人治学的楷模。先生志笃岐黄，熟谙经典，汲取新知，善于思考，勇于探索，阐述中医理论；其间对于疑难复杂疾病，崇尚脾胃学说，发挥湿病理论，提出"持中央，运四旁，怡情志，调升降，顾润燥，纳化常"等系统的学术思想，值得学术界认真学习继承以推广之，以指导中医临床疗效的提高做出了重要的贡献。

纵观路老师"医学丛书"内容宏富，贯穿中医理论与临床实践，有医论、医话、医案、临床基础讲稿、序评随笔；寓有脾胃论、心病证治、论治风湿病的新见解、新学说与新理论。可贵之处在于先生作为一代学者对事业的忠诚、自信心与责任感。建言献策，以文稿形式表述对中医学术方向及医教研管理的建设性意见，以见证建国65年来中医事业艰难曲折复兴发展的历程。还有人文科学的重要组成部分，诸如忆思故人，采风随笔，大医精诚路等。总之"医学丛书"展现了路老师一生继往圣、开来学、弘医道、利民众的学术成就。先生及编撰团队邀我作序是对我的信任与鼓励，不敢懈怠，为表达对先生"惟德是从"的感恩，及同辈学人的嘱托，写了如上的文字，爰为之序。

学生 王永炎 鞠躬

甲午季秋

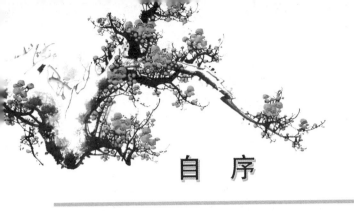

自 序

吾生于 1920 年,遥想当年,年少朦胧,秉父命承家学,入医校诵医经、修文史。年稍长智顿开,志岐黄意弥坚。1937 年,日寇入侵,医校停办,随师临证、抄方又两年。1939 年取得了医师资格,遂正式步入医林。白马过隙,日月如梭,搏击医海越七十六载。简言之,我的行医生涯可分为三个阶段:

第一阶段:1939—1950 年

初入杏林,时感力不从心。这就逼着我不得不白天出诊,晚上挑灯夜读,带着问题寻觅、判断每一诊治过程中的得失,以便及时调整。总的来说,这一时期仍是我夯实基础及学习养成习惯的一个重要阶段。说到经验,一是时间久远,二是当时的"脉案"已全部遗失,故在我的记忆中,能忆起的"教训"远比"经验"多,这一点在"路志正传略"中有所反映。如果没有这十几年在农村的锤炼,没有对《内经》《难经》《伤寒论》《金匮要略》《针灸甲乙经》及温病等典籍的深入学习和应用,在抢救包钢工人大面积烧伤的战斗中,就不可能那么从容地应对,更不会取得那么好的效果;同样,在 2003 年 SARS(重症急性呼吸综合征)瘟疫来袭时,也不可能通过电话对我的广东学生进行指导。因此我要说中医古典医籍和温疫学著作,是我们中医的宝贵财富,是战胜急性热病和重大疫情的重要法宝。我们应对其进行深入的学习、挖掘、整理、研究和提高,以便更好地造福世界人民。

第二阶段:1950—1973 年

新中国成立初期,为了向名医大家学习,1951 年我进入"北京中医进修学校"学习西医知识。1952 年 7 月毕业后,承分到中央卫生部医政司医政处中医科工作。1954 年 7 月中医司正式成立,遂调入中医司技术指导科,负责全国中医、中西医结合人员的进修培训,科研立项及其成果鉴定,临床经验推广工作。其间,作为专家组调查人员,分别于 1954 年,最早确认中医治疗流行性乙型脑炎的"石家庄经验";1956年,参加血吸虫病的防治工作;1961—1962年,奉派到包钢职工医院支边,参加门诊、病房会诊、教学工作2年。另外,兼任卫生部保健医,每周在卫生部医务室出诊2个半天,以及担任《北京中医》(后改《中医杂志》)编辑校审等工作。

这一时期,由我主编或参与编写的医著2部;发表医学论文3篇。这些医著或论文,均与我当时的工作与流行时病密切相关。

《中医经验资料汇编》由卫生部组织,为贯彻党的中医政策,将各地中西医密切合作治疗各种疾病的临床经验,进行总结编纂而成,不仅有利提高中医治疗水平,对中医研究工作亦提供了丰富资料,全书分上、下两册,1956年由人民卫生出版社出版,后改内部发行。

《中国针灸学概要》是1962年应国外友人、华侨学习针灸之需,由卫生部中医司征调北京、上海等地多名针灸专家、外文翻译人员,共同完成的指令性任务,1964年由人民卫生出版社出版。

论文"中医对血吸虫病证候的认识和治疗",是1956年我作为专家组调查成员,经过调研后,提出:"中医先治腹水,后用西药锑剂杀虫"的治疗方案,通过领导和基层防治人员广泛肯定并得以推广。

"中医对于伤风感冒的认识和治疗",缘写于1957年冬至1958年春流感全球范围流行。1957年12月27日《健康报》载:法国10—11月间约有1.4万人因患流行性感冒而死亡。据日本厚生省宣布,到14日为止,已有573名日本儿童因感染流行性感冒而死亡。由于本病的侵袭,全国104万以上儿童不能上学,有3153所学校完全停课。鉴于流感对人体危害的严重性,不能不引起我们的重视而完成本文,旨在提高对本病的认识,加强对策和防范是本文的重点。

"中医对大面积灼伤的辨证论治",是1960年我赴包头钢铁厂职工医院支边期间,运用中医温病与外科理论作指导,参与多例大面积烧伤中西医合作救治后撰写本文,病案救治过程详见《包钢医院日记》。

这一时期医著不多,但它开创了我人生中的几个第一次,为后来的发展储备了知识、凭添了才干,因此意义重大。上述3篇论文,已收入《路志正医论集》,以馈读者。

在卫生部工作的20多年时间里,由于工作性质,使我能近距离接触各地的名医大家和有一技之长的民间中医,并能看到各地报送的技术资料,为我理论水平和实践能力的提高带来难得的机遇;而另一方面,大师们虚怀若谷、谦逊诚恳的为人作风,以及心静若水、不尚虚浮、严谨认真、不断进取的治学精神,对我有着潜移默化的影响。因此,这20年的医政生涯,是我人生练达、眼界大开,学以致用、兼收并蓄,学识品识不断积淀和提高的重要时期。

第三阶段:1973年至今

1973年11月,在我的一再要求下,得以回归本行,调入广安门医院成为一名普通医生,从此走上了专心治学、精研岐黄之路。

在广安门医院工作的40多年,恰值我国社会政治、经济和各项事业急剧变化,由乱转治、由治转向高速发展的最好时期。和各行各业一样,中医药事业发展的外部环境日益宽松,而业内学术研究氛围也越来越浓;更由于中国中医科学院及广安门医院各届领导的大力支持,我得以读经典,做临床,重急症,倡湿病,行特色;搞科研,组建中医风湿病与心病学分会;发论文,著医书,弘扬中医学术;重传承,收弟子,带硕士、博士、博士后研究生,培养中医人才;自命为“中医形象大使”,通过在国内外讲学交流、诊治疾病等一切时机,向广大群众、领导干部、外国友人推介中医,宣传中医药文化和“治未病”养生保健的理念。更是利用全国政协委员的身份,认真履行职责,积极参政议政,为中医药事业的生存和发展建言献策,做出了一些成绩。

此外,首开中医内科急症讲座班,出版《中医内科急症》专著。最早提出创办国家瘟疫研究所,以应对突发性传染病的发生,建议开办中医温热病(包括湿热病)医院,以传承其治疗瘟疫等经验和特色。随着党的中西医并重的方针确立,深刻认识到中医在妇科产科方面大有作为,具有求嗣、胎教、临产等特色和优势,于2014年两会期间提案建议成立中医产科医院、中医儿科医院,以更好培养新一代聪明伶俐、健康活泼的后继人才。

因此这40年,对我来说可谓是天道酬勤,厚积薄发,在学术上有所建树的黄金时期。

习近平主席说:“中医药学凝聚着深邃的哲学智慧和中华民族几千年的健康养生理念及其实践经验,是中国古代科学的瑰宝,也是打开中华文明宝库的钥匙。深入研究和科学总结中医药学对丰富世界医学事业、推进生命科学研究具有积极意义。”前些年,我一直忙于组织和领导交给的诸多工作,无暇顾及自己的学术思想和临床经验的总结,故每当好友、学生提及,亦常引为憾事。作为国家非物质文化遗产传统医药(中医生命与疾病认知方法)项目代表性传承人之一,理应为中医药的传承工作再多做一些贡献。在学生和家人的鼓励与协助下,我和我的团队在百忙中倾注大量时间和精力,将我60年来医文手稿、各科医案等进行了整理,撰写《路志正医学丛书》系列。丛书包括医论、建言献策、经典讲稿、医案医话、医籍评介、学术思想研究、经验传承、风湿病、心病、脾胃病、妇儿科病等内容共10卷。吾已近期颐之年,然壮心未已,期待本丛书问世,为中医传承再尽绵薄之力。

路志正

乙未仲秋 于北京

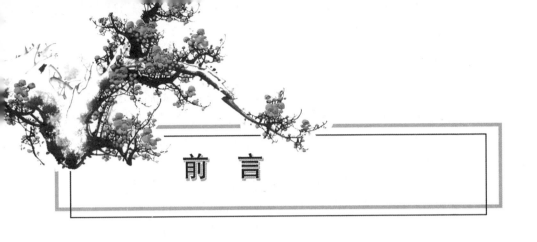

前　言

　　"满招损，谦受益"，是路志正先生的治学座右铭；手不释卷，博览群书，海纳百川，是对先生的生动写照；钻研中医，交流学术，力挺中医发展，普济百姓生灵，是先生奋斗一生的事业。为此，在《路志正医学丛书》编纂之际，我们将先生有关近代中医学术著作读书序评，先生深情缅怀师友等散文致辞，与各级领导、中医大家、同道及患者往来信函选等，进行编辑成册，并附部分手迹图片，作为本丛书之《读书序评随笔》出版。可使读者了解先生对博大精深中医药学体系的领悟，对中医年轻一代尤为启迪；同时，先生与老一辈中医大家往来信函图片，更具珍贵的史料价值。

　　例如，书中缅怀原卫生部部长崔月犁、原卫生部中医司司长吕炳奎，回忆故友同事魏龙骧、原广安门医院副院长赵金铎等老领导和同事，他们为弘扬民族精神，振兴中医药学，领导建设具有我国特色的社会主义卫生事业而奉献终身。

　　在《施今墨临床经验集》评介、《章次公医术经验集》序等字里行间，充满着对老一辈大医风范的敬仰。与国医大师干祖望往来信函，唤起先生对这位谦谦君子、我国近现代中医耳鼻喉学科创始人和守望者的敬佩，且彼此切磋五官科湿证的学术经验。在沈丕安教授《红斑狼疮之临证研究》《实用中医免疫病学》序中，盛赞其发皇古训，融会新知，学验俱丰，填补中医风湿病学空白。

　　安徽省名老中医张琼林主任医师，出身中医世家，虽来自基层，然攻读典籍，博学众采，临证60余载，中医底蕴深厚，特为其《临证碎金录》作序；他读先生医治张女士咯血案，分析透彻，画龙点睛，指出该案用药"为喻嘉言清燥救肺汤之变法。生大黄粉，轻可祛着，凉血宁络为君；辅以一味清金散之黄芩，清泄肺热，以制木火刑金；佐以黛蛤散，代替生石膏清化痰热以止嗽；最后缀以川牛膝炭，变活血为止血，导邪下行，引龙入海，令人拍案！"

　　在《中西医结合防治药物依赖》序中，指出中医药学在防治戒毒上已有120多年历史，既有理论指导，又有宝贵的医疗经验，并创立了一系列中医戒毒方法，特别重视戒毒后全身气血的继续调补，包括饮食、起居等，是减少复吸率、彻底戒毒的重要环节。发挥中医药综合治疗——针灸、拔罐、推拿、怡情悦志、音乐戏曲、八段锦、太极拳等优势或采用中西医结合的方法，是当前开展中医药戒毒的重要任务之一。

在《陈彤云中医皮肤科经验集要》序与书信中，记述陈老国学修养深厚，中医家学渊源，深得翁公哈锐川和师叔赵炳南先生亲授真传，理论扎实，临证丰富。新中国成立初期，她与丈夫哈玉民先生筹办北京中医药学会和北京中医学院（北京中医药大学前身），为国家培养了大批中医药人才。20世纪80年代随着改革开放，陈老出任北京中医华侨咨询部负责人，除陈老和路老，还邀请关幼波、董建华、赵绍琴、祝谌予、董德懋等20余位名医专家，各方组织协调，工作细心周到，强烈的服务意识和弘扬中医责任感，使我们在海外侨界获得赞誉口碑，并成为向国际传播中医药瑰宝的窗口和桥梁。

书中附录了音乐家瞿小松《音乐闲话》"向传统致敬"节选，瞿先生从事西洋音乐创作，曾求诊于路老，交流中谈及音乐与养生，先生告知"古代的音乐调练吐纳，修养心性"，令其沉思，在疾病治愈同时意外收获人生体悟：向传统致敬！

总之，内容极为丰富，不一而足。全书分为：书评序跋、文选致辞、弘道信函三章。第一章书评序跋，包含为近代医籍序、评介、读后感，共105篇；附录"路志正著作"序、跋、评介与读后感，共27篇。第二章缅怀领导师友文选、致辞与随笔，共18篇。第三章弘道信函，为路志正先生与相关领导、中医名老、同道、患者等信函往来，其中致函或复函等因寄出多未存档，此次搜集仅23篇，十分遗憾；来函选录等74篇。同时，全书出版相关手迹图片，一并馈献读者。

本书由门人路喜善、杨凤珍等负责整理编辑而成。由于学识浅薄，欠妥之处望同仁学者予以指正。

编者

2018年6月22日

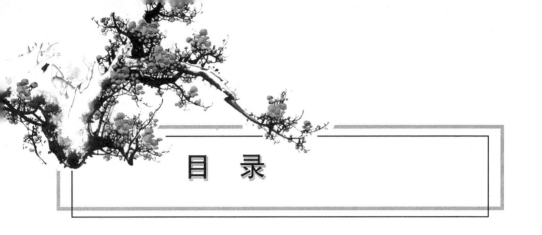

目　录

第一章　书评序跋

第二章　缅怀领导师友文选、致辞与随笔

第三章　弘 道 信 函

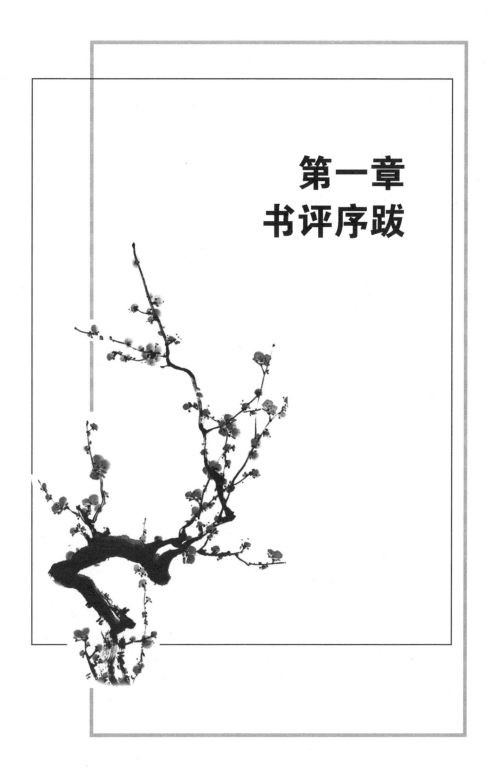

第一章
书评序跋

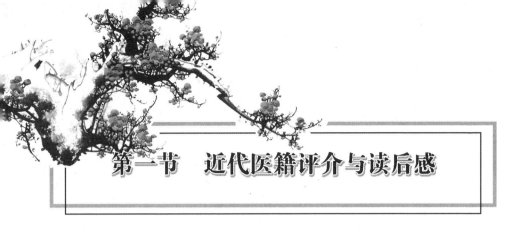

第一节　近代医籍评介与读后感

《施今墨临床经验集》评介

施今墨先生系浙江萧山县人,生于1881年,卒于1969年。少时从其舅父学习中医学,刻苦钻研,博览医籍,撷中西医之长,从医60余载,经验丰富,疗效卓著,誉满京城,名贯全国,素有北京四大名医之称。为我国医学事业的发展和人民的医疗保健事业做出了较大的贡献。

最近祝谌予等同志整理的《施今墨临床经验集》一书,已由人民卫生出版社出版。该书收集整理了施老新中国成立以来较完整的病案212例,记述了施老独特的学术思想和临床经验。该书的出版,为发掘、继承、丰富中医学宝库迈出了可喜的一步。

该书是以病案总结的形式,将200多个病例分别列于内、妇、儿及其他疾病四大门之中。内科病分为外感病和按西医学的生理系统分类,如呼吸、消化、泌尿系统;有的则按病种分类,如风湿病、糖尿病、神经衰弱症等共计135案;妇科分为经、带、胎、产和妇人杂病,共计26案;儿科疾病中包括外感、麻疹、惊风、瘟毒等融为1篇,共计19案。而把不易归于上述门类之中的病案,列入"其他疾病"之中,共计31案。

该书凡某系统或某病之首皆冠以《论……病症治》一节。对上自《黄帝内经》,下及近代的著作,撷其大要,陈之以理,晓之以法,重点突出地介绍施老对本系统或某病的独特见解和辨证论治的经验,使读者在未阅医案之前,先有一个简明的轮廓,具有提纲挈领之妙。其后以中医辨证分为若干证型,凡经西医诊断者,明确有西医病名者,则在证型之后附于括号之中。如心脏病,先论心脏病的证治,下则分别介绍"心阳不振心悸水肿案"、"风湿入络身痛心悸案(风湿性心脏病)"、"营血亏虚心悸目弱案(风湿性心脏病)"。每例案后附有按语,明示其长,便于得其要领。现就施老的主要学术思想评介如下:

施老热爱中医事业,主张中西医要互相学习,取长补短。他曾说:"中国医学,古奥玄深,寿世保民,已具有数千年悠久之历史。诊断治疗之法则,善用之者,往往得心应手,效如神。绳之以今日之实验医学,则知其意义亦复近似……宜以科学方法阐明之,讲通之,整理而辑述之。若者可用,用之;若者宜弃,弃之;是非得失,慎定详审,庶几医学日进。"远在60年前,施老即有此创见,确属难能可贵。特别是他认为"学习、继承祖国医学理论,必须与临床实际相结合"的观点,充分体现了施老治学严谨、学用一致的学术思想。

中医治病必须辨证,而八纲辨证为中医诊断学之圭臬。施老积多年的临床实践,深感八纲辨证之不足,认为气血是人体生命活动的基础,也是脏腑功能活动的产物,所以气血的盛衰,反映了脏腑功能的强弱。同时气血的病理,也同样影响脏腑的生理功能。所以,他主张:虚、实、表、里、寒、热、气、血为八纲,阴阳则为总纲。提出"十纲辨证"之说。认为即或外感病也无不伤及气血,不辨气血,治疗则不确切。书中"论外感病证治"中讲到:"辨气血,即分清层次,邪在卫气,治之较易;邪入营血,病情严重。"在"论呼吸系统病证治"一节中说:"以余之体会,气血在辨证中亦属重要……例如:气管疾病,大多由外感引起,有表证,病在气分,若早用血分药物,常致发动阴血……若病邪入里,已在血分,而仍用气分药,常致耗血伤津。由是辨气血在余临床临证方法中亦占重要一席。"说明施老的十纲辨证学术思想是从长期的临床实践中来的。

施老治病必求其本。认为脾是后天之本,气血生化之源。脾胃之气的升清降浊是人体气化功能的枢纽;肾是先天之本,系五脏之精气,为元阴元阳之寓。故脾肾病必波及他脏。而他脏有病,久必伤及脾肾。所以,重视脾肾的调理,就是治其根本。如肺损补脾、肝损补肾等,具有未病先防、五脏相关学说的意义。读者可从中收到良好的效益。

施老不仅擅长内科杂病,对外感病的认识也有独到之处。他认为外感风寒、风热、风湿之感冒,人们多强调外因,而外因是通过内因起作用,主张"不论其为外感风寒或风热,不论其为传染性或非传染性,必须外因内因相合起来看。"是机体内部先有热才易外感,机体阴阳气血平则不易受邪。诚如《素问·生气通天论》所云:"清静则肉腠闭拒,虽有大风苛毒,弗之能害",故而创七解三清、五解五清、三解七清等法。解外清内,更重视表里邪气轻重之异,慎酌药物剂量之比例,各有偏重,验之临床每多奏效。

施老不独对辨证论治有着独到的见解,对组方用药亦精于配伍。认为用药如用兵,主张辨证必明,用药适当,组方灵活。施老善用复方,数方化裁治疗病情复杂之疾,虽是药味多,却多而不乱,量多不重,君、臣、佐、使各禀其位,组方严谨。病案中大多体现了这一特点。不仅如此,在用药上还特别善用对药,往往寒热并用,表里同治,升降兼顾。每多一阴一阳、一气一血、一脏一腑的药物相互搭配。可以看出施老对中药学、方剂学的深入研究、运用娴熟、得心应手、每多取效的特点。

辨证论治,是中医之精髓。从该书所附的病案,即可得到有力的证明,这一特色较为突出。如外感病中,既有风寒袭表、外感表虚、表寒里热、半表半里、热入血室等不同,又有湿邪内伏、暑温、暑风、瘟毒发厥、湿温之异。从所列糖尿病来说,在西医学中仅是一个病,但施老却辨为九个不同证型。再如神经衰弱症,施老所治的十六个病案均不雷同,充分说明施老辨证详明,法度严谨,用药灵活,治病确能师古不泥,自出机杼。不以医生个人所好和习惯成为温补派、寒凉派……疾病变化万千,不应以主观意识决定客观实际的优良学风,具有熔伤寒、温病于一炉,集各家之长而活用的独特风格,对读者阅后如何避免门户之见,正确理解经方与时方的关系,更好地提高学术水平和临床辨析能力,有着非常重要的现实意义。

内科古称大方脉,所治疾病非常广泛,既要有坚实的中医理论基础和临床经验,又要广搜博采,旁及妇、儿、眼等科,以适应患者的需要。这一点在施老临床经验集中亦有所反映,如所治医案,除较多的内、妇、儿科疾病外,尚有瘿瘤、牙疳、颈瘤、骨疽等一些外科疾患。于此可见施老学识渊博,精通各科,真不愧近代医学大家。像这些地方,均值得我们很好地学习。

该书在分类上还存在着某些不足之处,这是因为该书是根据施老在新中国成立初期所诊治的医案整理而成。由于当时中西医结合工作刚开始提倡,条件尚在初创,病历书写缺乏完整的西医诊断,加上中西病名尚未统一所造成的。如"其他疾病"中收入了"少阳风热,耳道肿痛案"。案中在辨证立法时,已明确指出"……外感风邪,风热相搏,遂致耳道肿痛,舌苔薄白是属表证,脉浮数者,风热也,当疏表清热为治"。根据治病求本的理论,本案似应放在外感疾病之中较宜。

以上,是我初步学习的一点肤浅体会,极不深刻和全面,这有待读者自己认真学习和钻研了。我深信,该书的出版,对西医学习中医和广大中医工作者来说,都将有较大的帮助和教益。

(编者注:本文刊载于《中医杂志》1983年第1期,收录本书时进行了核对与补正。祝谌予《施今墨先生的学术思想》,后发表于《湖南中医学院学报》1985年第3期)

关于审阅泰国华侨《各状便方》的意见

费、王院长并请转

施院长：

今年 3 月 20 日施院长亲自交下卫生部中医司函、暨华裔泰侨谢海松《各状便方》一本，令我审阅，在不影响日常工作的情况下，立即对本书进行了学习和钻研。

本便方书是华侨花了很长的时间，逐渐搜集而来，内容涉及的科别、病种非常广泛。为了对侨胞这种热爱祖国的热忱，用心积累单方、验方的精神负责，先后翻阅了内、外、妇、儿、眼、喉科及《本草纲目》《本草从新》《本草备要》《鲟溪单方验方选》《验方新编》《苏沈良方》，广西、福建、湖南新中国成立后出版之《中医验方》《泉州本草》等 20 多种有关书籍，并对一些方剂做了比较和对照，现已初步完成，特做一汇报：

一

《各状便方》抄本，内容广泛，初步将其分为内、妇、儿、五官（包括眼、喉、耳、鼻）、外等 7 门。其中妇科 17 方，外科（包括跌打损伤，及犬、蛇咬伤等）61 方，内科 48 方（包括预防入瘟病家不染法 4 方），儿科 25 方，五官科 23 方，杂病 58 方，皮科 15 方，共计 245 方（其中有重复者）。至于每科的病种见附表，这里不再重复。

二

便方来源不一，大致有：

1. 中医书籍中有记载而又为中医所常用的方剂：如便方中之"天王脯"，与国内所载之天王补心丹药物相同，只是他写的是洋参，国内用的是人参；治"妇人产后之生化汤"，与《傅青主女科》所载的一致；治"小儿惊风散，婴儿出胎，未开乳前先服，永无惊风之患，并痧痘亦轻矣，药用甘草、朱砂、生大黄"，这与《医宗金鉴·儿科心法》初生门中用甘草法、黄连法、朱蜜法（即朱砂、蜂蜜）以治婴儿初生，先以甘草、黄连清热解毒，朱砂镇静安神，生大黄清热逐秽的理论是合符节，用意基本相同；治"胃寒方，用附子理中汤为丸"，与中医书籍所述吻合。

2. 从中成药配本中来：如"冰硼散，冰片 10 分，煅月石 5 钱，辰砂 1 两"，与北京市《中成药配本》和《医宗金鉴》所载之冰硼散，只少一味元明粉。但国内用生月石，而他却煅用，则大大影响了效能；其次，在药量上，国内以月石为主药，冰片次之，朱砂又次之，而他却是以朱砂为主药，煅月石 5 钱，冰片 1 钱，很明显主次药用量颠倒，更会影响药效。

3. 自《本草纲目》中附方来：如"治犬咬伤，斑猫（应为蝥），煅研末，放入青皮鸭卵内，用湿草纸包数重，再火焙熟，取卵内仁与膜（应为馍字）食之"，这与《本草纲目·虫部第四十卷》斑蝥主治"猘犬毒"（即狂犬，疯狗），及附方中风狗咬方（即是以斑蝥与糯米炒黄为末分服）大体相同；治"腰酸方，用猪肾二只，用洋参切碧（错白字）合于肾中失，和水焙之"与《本草纲目》附方：猪肾主肾虚腰痛，闪肭腰痛，除洋参外，则属于"以脏补脏"的范畴。

4. 自《验方新编》等单方、验方书中来：如"治牙痛方，忌入嘴也，有毒会起泡，用轻粉、红粉和蒜头捣羔搭之甚效"，经与《验方新编》牙痛方对照，只多一味红粉，其余两味和用法均相同；"治惧（应为误字）吞铜钱法，用韭菜三条，用粥鼎煎熬取令冷……明天告铜钱与韭菜，从肛门放出也"，与湖南中医药研究所 1960 年编的《中医单方验方》第七辑中记载的一致，在民间亦广为流传。

5. 由《本草备要》《本草从新》中华中药学来：如"防入瘟病家不染法，香油和雄黄末抹鼻中，以免被染；防瘟疫流行法，水缸内每早投黑豆一握，可以全家无恙……"与本草著作中雄黄避秽、黑豆解毒的记载有关；"治头风方，正川芎 3 钱水 1 碗，煎半碗服，有 2 次见效"，这在历代本草书中均有记载，《本草从新》谓川芎主治诸种头痛。东垣曰："川芎为头痛必用之药"；"治脚气肿方，用红枣、苡米，常服观其效力如何？"这与薏苡仁理脾祛湿消肿、大枣补脾助运等功能相合。

6. 从民间流传的单方、验方而来：如"治热痢疾方，田石榴（田可能是甜）煎水冲蜜服之"，用此（包括酸石榴）治热痢在河北、河南等一些省、市广为使用。我原籍遇有人专以石榴皮（干者）研末为丸，公开出售；"治咳方，生桑叶焯水冲白糖服 2、3 次即见有效也"在民间亦常使用。

7. 从广东地方草药中来：如"治生瘰方，虱母头根与皮捣清水搭之，宜常挽搭之"；"治生瘰方，用鼻草叶和少许盐研碎取汁含之，取渣搭于颈有效"；"治脚气肿方，春根苊，血风根和鸡脚，焯到鸡脚皮稍腐就可取而食之"，诸如此类的方子较多，不再枚举。由于是地方草药，自己对此学识贫乏，又限于时间，未与《全国中草药汇编》查对，难以提出意见。

此外，还有用西药者，如"浸目药水法，用西国药无下实粉、精奇粉，用水浸泡抹于热目甚效也"。并批"明无下实粉，华人叫做平养霜"。

三

《各状便方》一书存在的一些问题。华裔泰侨久居泰国,据其自述长达数10年左右(从19岁外出,现70余岁),因此,对国内文字有的多较生疏,故假借字、错白字时而看到;有些病证名极不明确,不知为何病者? 为数亦不少。如"治抹生惠阳方(药用雄黄、大黄、游虫屎,共研末和茶油或菜只〈可能是籽字〉油抹之)",是否是阴茎溃疡或是阳霉疮?"治小长季方(方中有洋参、桔梗等26味药,大多是补肾壮阳药,还有吊风根、阿足根等草药)"是否是阳痿?"治大弄袋方,用乌茄药、炒青皮、鸭蛋,服之有效",大弄袋是何病证? 均很费推敲,不知为何证? 献方者在《各状便方》中首页,即写明"其部内所列各方尚未验之,故不知其效力如何者也。论其未验之方,故不足全信用是也"。这是实事求是的态度。因此,书中所载的单方、验方,有的则值得慎用,如"治食信石法,用生绿豆捣碎,用滚水冲服可也",绿豆有清热解毒之作用,但送以滚水,不是火上加油之弊? 在中医治疗此种中毒时,多用防风4两煎后温服。

四

对《各状便方》的评价和意见。华裔泰侨谢海松(原名刘妈辇)在泰已数10年,依然注意和重视单验方的搜集工作,在积页成册之后,又念念不忘祖国的亲人,通过驻泰使馆转赠给我国,要求试制采用,以解除人民疾苦,这种热爱祖国的精神,确很可贵,值得嘉勉。由此可以充分看出,中国医药学在华侨中具有多么深远的影响。他们虽身在异国,却喜用单方验方防病治病,值得我们重视和发掘,并应引以为自豪。

在《各状便方》中,有不少既符合中医医论,又具有简、便、廉、验的特点,如用"桑叶治咳嗽";"白茅根煎服治小便带血","银花、槐花、朴根治红白痢疾";"用生地水浸捣烂搭足心,治小孩目赤痛"等外治法,均属简便易行,方法稳妥,但与国内单方、验方相较,则属于一般情况,因未进行深入钻研和临证实践观察,当难看有特效之处,总的来说,并未超出国内一般单、验方书籍中的水平。但我们不能以国内水平来衡量,而应对其热爱祖国的精神予以鼓励。

以上,仅是我的不成熟意见,限于我的学术水平和临床经验之不足,加上时间的短促,未做深入细致的考证和钻研,不当之处,在所难免,请参考指正。

附:各状便方初步统计。

妇科:共17个方。调经3、保胎1、产后2、胎衣不下2、崩漏1、乳风3、乳痈1、阴部生疔1、妇人外感2。

外科:共 61 个方。犬咬伤 5、火烫伤 3、跌打损伤 38、蛇咬伤 3、疗及无名肿毒 11、外痔 1。

内科:共 46 个方。黄疸 1、肾风 4、咳嗽 4、痢疾 5、外感 3、遗精 1、吐泻 1、腰痛 4、胸痛 1、郁证 4、食积 1、腹痛 1、胃痛 1、耳聋 2、便血 1、尿血 1、治癌 1、壮腰 2、风疾 2、癃闭 1、食鸦片膏 1、预防瘟病 4。

五官科:共 23 个方。牙痛 11、乳蛾 2、眼疾 8、鼻病 2。

儿科:共 25 个方。乳蛾 5、齿衄 1、蛔虫 1、疮 2、癣 1、其他 14、外用 1。

皮科:共 15 个方。蚊虱咬伤 2、脚气 6、糜烂 5、其他 2。

杂病:共 58 个方。

全书共 245 个方。

致以

敬礼

　　附:卫生部中医司函及施院长批示 1 件

　　　　华裔泰侨刘妈莘给驻泰使馆贡执事信 1 件

　　　　华裔泰侨谢海松油印"牙痛药方"2 份

　　　　华裔泰侨谢海松《各状便方》1 本

　　　　《各状便方》各科单方验方初步统计表(包括重复者)1 份

路志正

1983 年五一国际劳动节

为焦树德教授论著评阅意见

中日友好医院：

送来贵院专家室副主任焦树德同志所著之《用药心得十讲》再版本、《从病例辨证论治》两书及《诊治类风湿性关节炎体会》论文，均收到。经审阅后，意见如下：

一

中药是中医赖以治病的有力武器，是中医必须学好的基本功之一，而出版之大量中药书籍，不失于繁，即失于简，繁难掌握，简用不足。焦树德同志所编之《用药心得十讲》，系从实际出发，将常用 360 多种中药，归纳为发散、泻利、补益等 8 大类，首论用药注意事项，后讲组方要点。每药性味之下，以主要功能作为小标题，进而介绍其主治之能，并与功能主治相近药做出比较，指出适于某症，忌于某症，既有理论和前人用药经验，又有个人心得，更有近代研究内容，层次清晰，别具一格，做到了繁简适宜，深受初、中级人员欢迎，前据人卫出版社同志说，此书很畅销，故又再版，说明符合广大读者的要求，确是最好的评价。

二

辨证论治乃中医学之精髓，焦树德同志之《从病例谈辨证论治》一书，病例记录完整，内容翔实，以问、望、闻、切四诊所搜集到之第一手资料为依据，进行深入浅出的辨证，分析详明，言之有据，再立法处方遣药，理、法、方、药一致，师古不泥，灵活化裁，从开始治疗直到治愈，便于读者在整个治疗过程中受到启迪！

全书虽只 14 个病例，然均是一些危急疑难病证，病种广泛，涉及老年咳喘、妇女倒经、小儿弄舌风、肠痈等内、外、妇、儿科疾病。在每章体会中，从具体实例谈治疗之得失，说理透析，毫不牵强，如第 5 章"治疗西医诊断的疾病也要注意运用辨证施治之体会（92~100 页）"，确从实践中得来，说服力较强，使读者不仅受到教益，具有鉴戒和少走弯路的作用，是难能可贵之处！

三

痹病是常见病、多发病，而类风湿性关节炎更是难治之症，焦树德同志多年来即致力于本病的临床观察和研究,取得了较好的疗效。为了从中医病名上突出本病的特点,并与一般行、着、痛、热痹相鉴别,它根据《金匮要略·中风历节病脉证并治》篇所述:"身体尪(尪)羸,脚肿如脱……"及后世医籍记载,把本病命名为"尪(尪)痹"的学术见解(见 1982 年 1 期《中医杂志》16 页),得到不少同道的赞同。中华全国中医内科学会今年 5 月在北京召开之全国痹证、脾胃病学术会议上,将与本溪市制药厂生产痹症系列药中之尪痹冲剂,即是在焦树德同志治尪痹方剂的基础上,吸收大家意见加减而来,已通过鉴定正式投入生产。

焦树德同志行医 40 余年,到中医学院以来,长期从事医、教、研工作,带过多个研究生,对中医理论有较高造诣,又有丰富的临床经验,根据上述条件,建议晋升为教授或主任医师。

路志正

1985 年 10 月 13 日

《痹证论》评介

1987年9月初,在兰州召开的全国痹病、脾胃病第4次学术会议上,遇到了李志铭同志,他是广州中医学院第2届毕业生,卒业25年来,长期从事临床,精勤不倦,勇于探索,尤其在痹病的辨治方面,积累了不少经验,成为"杏林"新秀的中坚。他最近新作《痹证论》业已出版,特持1册相赠,并希望能提出些个人的看法。

回京后,利用工作之暇,粗略地进行了阅读,感到本书有几项优点,特录之以向广大中医学者推荐。

一、突出临床,切合实用,图文并茂是此书的一大特点

是书始终以临床实用为中心,用大量的篇幅,系统论述了风、寒、湿、热、顽痹及皮、脉、肉、筋、骨痹的证治,每一证下列出主症、治则、处方及加减用药,条分缕晰,一目了然。每一病证附有病例介绍及治疗前后的图片,俾资对照,具有很好的说服力。

二、辨病与辨证相互结合,通用方与加减法相互补充

是书以辨病论治为主,定出"通用方";以辨证施治为辅,列出"加减法",在辨病论治的基础上,灵活辨证,随症加减,使人既能掌握每一病证的治疗大法,又能在临证时根据不同的体质、症状灵活化裁,既有规矩可循,又不死板僵化。

辨病论治是中医治疗的一个重要组成部分,历代医家在其医疗实践中,往往自觉不自觉地在运用辨证施治的同时,寻求着辨病论治。如《内经》治"血枯"的"四乌贼骨一蘆茹丸",治臌胀的"鸡矢醴方";张仲景治脏躁的"甘麦大枣汤",治蛔虫的"甘草粉蜜汤"等,都是辨病论治的典范。同时,辨病论治较易掌握,确定为是病,即可用是方。因此,辨病论治是今后临床中应倍加注重的问题。当然,在辨病的同时必须辨证,把辨证论治寓于辨病论治之中,使理、法、方、药更为契合。

三、强调综合疗法

是书不仅用汤药治病,而且主张多途径治疗,搜集了部分医书中及流传于民间的大量有效疗法,如单方、验方、针灸、推拿、理疗、外治、食疗等,对提高疗

效大有裨益。这些方法简便易行,可因人、因时、因地而施。不仅能使医者广开思路,也可使患者随证选用,不失为痹病患者手头常备的防治手册。

当然,本书中也有一些不足之处,我同意是书序中江世英、章真如同志之见解,书中对"五脏痹"的研究是有益的,但论据不足,有待于商榷。同时,对辨病论治的概念理解欠当,有待于改进。但瑕不掩瑜,仍不失为一本较好的痹病诊治参考书。

1987 年 12 月中浣于北京

(编者注:本文刊载于《新中医》1988 年第 9 期)

对《胸痹心痛证治与研究》评阅的初步意见

《胸痹心痛证治与研究》大作,读后深受启迪,受益良多。感到本书在编写上具有不少优点,诸如厘正中医病名,提出其定义与范围;对本病病因做了中西医探索性对照;诊断上参古酌今,结合实践,把本虚与标实各分为3类作为尝试,特别是附有名家对本病的认识和医疗经验,尤为可贵,值得赞赏!为了提高本书质量和突出中医特色,谨就管见提出几点不成熟意见,以供参考,不当处,望赐教!

一

辨病与辨证相结合的诊断方法,是中医学之一大特色,在《伤寒论》《金匮要略》各篇之首,即冠以"辨太阳病脉证并治""痉湿暍病脉证治"等,而书中却把证的鉴别列为第1章,病的鉴别放在第2章,不无本末倒置之嫌。

二

活血化瘀法,最早应用于临床,有了不少的进展,成绩亦很显著,但随着科研工作的不断深入,发现单纯活血化瘀之疗效,尚不够满意,且概念欠确切,未尽符合中医理论和临床实际。因此,近年来,又有益气活血、温阳活血、养阴活血等报道,逐渐符合辨证论治之要求,其疗效亦有了明显提高,这在徐承秋主任的文中亦有所提及。为此,建议将最新科研资料,进一步分析归纳予以介绍,特别是应在某一法之下(如活血化瘀法),将其证因脉治详为列入,明确其适应证和禁忌证,俾读者更好地掌握和运用。

三

选录各地之科研资料和医疗经验,应制订标准,以统一要求,保证质量。有的资料,仅是本单位一次性的观察和研究,未再继续进行,更未推广,经不起长期的临床检验,因此,其资料是否成熟(如气功的实验等)?其次,其组方遣药是否合理?有无副作用等,值得考虑!而不宜有则必录,兼收并蓄,因个别处方只是活血化瘀药的堆积,缺乏方剂学的理论意义;对单味药更应慎重,如丹参注射液使用了多少年,最近才发现多用、久用有造成血栓之副作用。可见,一个新的制剂研制之不易。

四

临床经验荟萃,对读者来说,无疑是一大福音,只是各个名家自行成篇,不无前后重复之处,特别是第一段较为突出,从祝老至终,均可见到。如作为专篇在杂志上发表很好,如作为一本书,则不无考虑之必要。在治疗方法上,引文上也有重复之处,这里不再列举。

五

某些提法值得商榷。中西医学各有短长,对此我们应有深邃的研究,要以历史唯物主义观点和辩证唯物主义观点,始能做出客观而正确的公允评价。据我所知当前对待中医科技工作,后人不同意用现代科技(包括西医学)来研究中医,问题在于研究方法和步骤,如何不丢掉中医精华。当然,除利用现代科技研究,而传统研究方法在当前仍很重要,中医学术仍应靠自身不断向前发展,而不宜偏重于一个方面。作为中医研究院,其任务毫无疑问当是突出中医药特色,而不是其他。同时,我们也应该看到,研究中医药学之艰巨性、复杂性,以活血化瘀法来说,搞了这些年,固然取得了很大的成绩,但很多问题尚有待深入,说明我们的科研工作(包括学术、仪器设备等)尚落后于中医学术与临床实际,不能不予承认。为此,我们在某些提法上,不宜乱扣"故步自封、知其然而不知其所以然"等非难之辞,较有利于学术的发展。

六

第4篇实验研究的思路,我是外行,没有发言权,但这些实验方法能否试用于其他科和脑血管疾病? 在提出"胸痹心痛的四诊必须客观化……如现代先进的诊断技术如磁共振、CT……"等的要求时,有无脱离各地仪器设备的实际条件! 作为全国的中医研究院在四诊客观化方面似责无旁贷,制作出什么仪器? 是否有忽视中医传统科研方法的倾向? 值得考虑!

鉴于我院在全国有很大影响,不揣冒昧,提出个人不成熟意见,甚至是错误的,仅供参考!

路志正

1989 年 2 月 14 日

喜读杨力教授《周易与中医学》之简评

由中国中医研究院研究生部(现中国中医科学院研究生院),杨力教授编著之《周易与中医学》一书,出版后引起了强烈的反响,受到了各阶层读者之欢迎。第 1 版很快脱销,现已增补至 60 万字,由北京科学技术出版社再版发行。

为什么这部书有这样大之吸引力?一是因为《周易》是五经之首、中国传统文化之源头;二是中医学是传统文化中之灿烂明珠,济世活人之宝筏,两者之间有着密切关系。而本书之撰著,正是集这两个中国传统文化之精髓,因而备受欢迎,是其根本原因。

近年来,国内外几乎同时出现《周易》热及中医热,这并非偶然,亦非巧合,说明《周易》与中医学有着源流关系。即医理源于易理,易理对中医学术之形成和发展,起到了重要之推动作用;医理之发展,反过来又促进了易理之再发展。

中医学之所以历数千年而不衰,在于其既有一套系统、独特的理论体系,又有丰富之医疗经验,而这套理论体系,正是扎根于易理之中,即"医易同源"关系。历史上不少名医大家无不求索于《易》,余少年学医之始,我的恩师孟端先生即指令读《易》,目的是先了解和掌握易学中之天人合一(人与自然)、整体恒动观、阴阳盈虚、消长变化、相互交错、生生不息等变化规律,为进一步学好中医基本理论,打下良好基础。

以《周易》为首之中国传统文化,千百年来哺育着中国哲学思想和文化发展,渊薮于易理之中医学,又善于汲各家之长,为中华民族之繁衍昌盛,立下了不朽功勋。尽管西方文化不断输入我国,科技亦很先进,但易理并没有被挤垮,依然屹立于东方文化宝塔之上,且越来越受到现代国内外一些科学家之重视,认为它是一切科学理论之基础,举凡天文、气象、数学、哲学、史学、科技等无所不包。最近我国军事教育家满琳等主编之《灰色的军事领域》一书,已作为《国防与未来》丛书,其中已把《周易》等纳入现代军事谋略之中,已引起国外军界之注目。

《周易与中医学》一书,以精湛之理论与新颖思维,论述了《周易》与中医学之间关系,尤其在应用方面,做了开拓性阐述,展示了《周易》与中医学之瑰丽前景,读后使人精神振奋,增强了民族自尊心和自信心,深感作为一个中国人有如此伟大之文化宝藏而自豪。

是书资料丰富,广涉多种学科,编排新颖,层次井然,文字简洁,重点突出,分之可作专题短篇,阅读省时,合之则系统连贯,蔚为大观。不但对医学界有益,即对广大自然科学工作者和社会科学工作者不无参考价值。相信本书之出版,对弘扬民族文化,振奋民族精神,势将起到积极之推动作用。当然,在弘扬民族文化之同时,应该清醒地看到我们之不足,还应不断吸收外来优秀文化,为我所用,而不宜夜郎自大、故步自封。

路志正

1989 年 11 月中浣于北京

任继学教授《悬壶漫录》简介

全国名老中医、长春中医学院任继学教授所著之《悬壶漫录》一书,最近已由北京科技出版社出版,是任教授从事教学、临床、科研工作40余年的学术思想和经验结晶。虽曰"漫录",但绝不是漫不经心,漫无边际,而是在漫长悬壶的历史长河中,辛勤耕耘、采花、酿蜜,撷其菁华随摘随录,结出的硕果。它的出版,是对中医事业的无私奉献,对中医学术的发展,无疑将起到很好的推动作用。

全书洋洋30万言,共分三大部分。第一部分为医论,共19节,作者对中医科研、教学、临床及许多疑难问题提出了个人独到见解;对某些古代医家的学术思想,亦做了公允的评价。第二部分为病论,对临床35种病证,从病名的含义、各家论述、病因病机、辨证论治、处方用药、食疗调护等诸方面,进行了详细的阐述,具有理论性与实用性紧密结合的特点。第三部分为医案医话,列举了作者的临床治验及治疗体会、用药心得。现择要介绍如下:

一、示人规矩,启迪后学

任老从事教学、科研多年,对中医的科研模式、教学方法均有自己独到的见解,对如何带好中医学生,有一套行之有效的步骤、方法,这些心得、经验,在第一章《中医内科科研方法学步》《浅谈中医科研模式》《中医内科学的若干问题》等文中,得到充分的发挥。对如何学好中医,作者提出了二十字诀。一曰:循序渐进。首先要学好入门知识,基础理论,然后再一步一个脚印地走下去,其顺序是:低→中→高→深→精→尖。要循序渐进,切忌急于求成,一知半解。二曰:攻读精学。对中医的经典著作,要认真钻研,细读精读,要诵、释、体会三者结合,做到融会贯通。然后再进行"缩影"即提纲挈领,"去画皮方见肉,去尽肉方见骨,去尽骨方见髓",最后才能掌握其精华之处。三曰:温故知新。温故是学习、记忆之母,是强化、巩固知识的手段。温故要"逐句玩味、反复精详",然后才能发现问题,推陈出新。四曰:书内书外。即广泛涉猎。凡与中医知识相关的书籍都应问津,以拓宽知识面。五曰:观察实验。即理论联系实践,在实践中不断验证、完善所学的理论。中医也应重视实验研究,取现代技术为我所用,以推动中医学的发展。这二十字诀,由低到高,由浅入深,为初学者架起了探求中医宝藏的阶梯和桥梁,使人循序渐进,少走弯路。

二、析疑解难，见解独到

作者根据自己40余年之体验，对中医学中许多见解不一或悬而未解的疑难问题，大胆地提出了自己的看法。如在《论脑髓》文中，对脑髓的形态结构、生理功能、脑与五脏六腑、五官七窍的关系等，进行了大量的旁征博引。最后提出：脑为脏象之一，分九宫，九宫皆有神，泥丸宫之神是高级中枢之神，即脑之元神，是统御五神之主。五神者，神、魂、魄、意、志是也。脑之元神与五神交会之物质是动觉之气，精、津是载体，脊髓任督二脉是信息传导之路。又如《论募原》文中，对募原的部位、形质、生理功能、病理变化进行了探讨。作者引用张志聪语：募原者，"在外则为皮肤肌肉之腠理，在内则为横连脏腑之募原。"及薛生白"募原者，外通肌肉，内连胃府，即三焦门户"之说，认为：募原"相当于肌肉组织中的筋膜与腱膜，消化系统中的肠系膜、腹膜，呼吸系统的胸膜，以及网状内皮系统等组织"，"不但有气化与体液循环的功能，更主要的是还具备了防御病邪之机能"。这些观点和见解，虽是个人认识和假说，尚非定论，但可给人以启迪，是在其他书籍、杂志中较少见到的，读后使人耳目一新。

三、详述病证，别出新意

作者在书中用二分之一的篇幅，对35种病证进行了详细的论述。其中既有常见病，多发病，如暑温、咳嗽、肺胀等，又有疑难病、罕见病，如脑髓消病、骨痹等；有地方病种，如克山病，同时包括西医学一些所谓的难治病，如风湿热、红斑狼疮、肾衰竭等，难以枚举，足见作者临床功力之深厚，仅此一点，即可窥其全豹。

在对病证的论述中，虽然引用了经典理论，融汇了历代医家的认识，但均参以己意，赋有新意。如对"脾心痛"的论述，作者认为："考脾心痛者……而是散膏为病，散膏者，今之胰腺也"。"心衰病名，出自《圣济》，又名心劳，劳者，病之因也，是为古之名，今名之曰'心力衰竭'或'心功能不全'……心气虚则心动无力，久之则心力内乏，乏久必竭，所谓一鼓作气，再而衰，三而竭"。如此等等，不再举列，其文笔简洁，论点明确，真可谓熔古今中西于一炉，既不悖古，又不违今，对中西医病名对照的研究，提供了可喜的范例，值得重视。

在疾病的辨治上，更是细致入微。如论治肝病时，就分为：补肝血、散肝血、温肝血、凉肝血、破肝血、败肝血、止肝血7种。他如脱证、水毒、胆胀、郁证等的议论，亦很详尽，不同凡响。

作者十分注意善后调养,并引用《王氏医存》语:"古云:'三分医治,七分调养。'信然。凡病未愈,忽添内外杂证或旧疾复发,皆不善调养所致。"指出调养也是治疗疾病的关键一环。并论述了运动疗法、气功疗法、食疗药膳等的运用,在许多病证的辨治之后,均列有食疗及饮食起居宜忌等内容,故本书不仅医家可用,病家亦可参考,作饮食调养之助。

纵观全书,给人最深刻的印象是"独到"二字。一部书只有具备自己的特点,才能受人青睐,传之后世。如东抄西拼,人云亦云,即使辞藻再华丽,也不会在人们心目中留下深刻印记,在记忆的海洋中,将随着时光的流逝而湮没。而本书确有其不同凡响的特色,必将流芳后世,为人民造福。

路志正

1990 年 7 月于北京

读《热病学》

近读万友生教授所著之《热病学》,耳目为之一新。千百年来,伤寒与温病对峙,外感热病与内伤热病鼎立,至此,终于统一于中医热病学的体系之中,其功非浅。

作者悉心研究热病数十年,孜孜以求,穷本究源,终成是书,其贡献在于以下几个方面。第一,澄清了既往热病在概念上的混乱,认为热病是一切具有发热症状的外感、内伤疾病的总称。并认为人赖阴阳二气以生,尤以阳气为重,人身阳气充和则健康,亢则病热,衰则病寒,竭绝则死,而人身阳气最易受到内外因素的影响而亢奋,故多病热。第二,建立了中医热病学的新体系。以表里寒热虚实为纲,将外感热病即伤寒的六经、温病的三焦与卫气营血证治,和内伤热病即气郁、食滞、痰积、血瘀、阴虚、血虚、气虚、阳虚发热的内容,融为一体。如表寒虚实证治,包括了伤寒太阳表实的麻黄汤证和太阳表虚的桂枝汤证;表热虚实证治,包括了温病卫分的银翘散证和素体阴虚而感受风热的葱白葳蕤汤;半表半里寒热虚实证治,包括了伤寒少阳的小柴胡汤证和温病(湿温)郁遏膜原弥漫三焦的达原饮证、蒿芩清胆汤证等,顺理成章,体系森然。

此外,书中所列举验案多系作者研治热病的临床实例,有得有失,颇能启迪思路。如伤寒表实麻黄汤冲剂速效案,患者伤寒1日,证见恶寒、无汗、头项痛、身痛、鼻塞流涕、咳嗽、口渴,水入即吐,已呕吐6次,面色苍白,精神不振,苔薄白润,脉浮紧,发热高达39.5℃,按太阳表寒实证处理,投以麻黄汤冲剂,2小时半见汗,3小时半体温降至37.8℃,3天体温正常而痊愈。鉴于目前医界对感冒的防治,重视风热,忽视风寒,甚至寒者凉之的倾向,作者此案以辛温解表的麻黄汤冲剂一举而获全效,意在针砭时弊,与曹颖甫"谁谓江南无正伤寒"之感叹何其相似。

其方证后面的"析疑"和案例后面的按语,都是作者临证有得之言。如在论桂枝汤和玉屏风散的运用时认为,太阳表寒虚证有邪多虚少和虚多邪少以及邪多虚多之别,邪多虚少者,治宜祛邪为主而兼扶正,当用攻中兼补的桂枝汤;虚多邪少的治宜补正为主而兼祛邪,该用补中兼攻的玉屏风散;邪多虚多的,治宜攻邪与扶正并重,应合用桂枝汤和玉屏风散。且认为玉屏风散的用法不可拘泥,或汤服,或散服,应根据病情的轻重缓急而定,即病情轻缓者以散剂徐徐图之,病情急重者宜先用汤剂以急图之,然后再用散剂以巩固之。如此详斟细酌,丝丝入扣,堪为楷模。

总之,《热病学》是一本值得一读的好书。

路志正

1990 年夏于北京

(编者注:《热病学》于 1990 年 9 月由重庆人民出版社出版)

朱进忠《难病奇治》评介

近年来,随着疾病谱的转移,一些疑难病和药源性疾病大有日渐增多之势。因之,许多国家医药学家纷纷转向天然药物和非药物疗法,从而出现了学习我国"针灸""中医"的热潮。中医学历数千年而不衰,几经挫折而不夭,时至20世纪90年代,西方医学长足进步之今天,反而备受青睐,有力地表明:"中国医药是一个伟大的宝库。"既有完整的系统理论,又有丰富之医疗经验,特别对一些疑难病具有较好疗效。这是中医赖以生存的强大生命力关键之所在。古往今来,一些名医大家多以善治疑难病、急症而著称于世。为此,认真继承、发扬这一宝贵财富,对促进四化建设,提高中医学术水平,加强国际间学术交流,跻身于世界医学之林,就有着十分重要的意义。

近由科学技术文献出版社重庆分社出版,山西中医研究所朱进忠主任医师编著的《难病奇治》一书,已阅之下,深感本书具有理论紧密结合实践、学用一致等特点。是新中国成立以来,从肝论治疑难疾病的第一部专著,堪称医苑中之珍品,应时之佳作,值得欣慰和祝贺!

朱氏熟谙经典,博采各家,谦虚好学,术通中西。在长期临床过程中,经常遇到一些久治不愈,中西药遍尝的患者,试从肝胆入手而获效,引起钻研兴趣。他体会到肝在人体中不仅具有藏血、舍魂、调节情志等功能,且具有生化气血、宣畅气机、调理三焦水道、促进脾胃运化、抵御外邪等重要作用。因而在治疗疑难病方面,提出了"从肝论治"的新见解,使肝的生理功能得到了充实和发展。但这一论点,是否符合实际,需要临床的检验,经过廿余年的临床研究,不但对不少内科疾病取得较满意效果,而且对他科疑难疾病,亦有较好疗效,为编写本书打下了坚实的基础。这种实事求是,从临床入手,是搞好中医科研的有效途径,应该重视和提倡。

该书分上、下2篇。上篇共2章,第一章分为五节,重点阐述疑难病"从肝论治"的理论依据和辨治方法;第二章分为十一节,系统介绍常用治肝药物320种,方剂152首,其中既有经方、时方,又有自拟的经验方。下篇为临证治验部分,共五章,除叙述从肝论治之内科疑难疾病外,尚有妇、儿、外、五官科之疑难病例,共352个,洋洋30余万言。所有病例,大多是经过中西药物治疗,日久不著,辗转而来的患者。朱氏详审谛视,认真研索,用一元化的释理方法,予以分析归纳,从肝论治,而获得效果。这是作者几十年的心血结晶,亦是长期临证的丰硕成果。所载病种之广泛,科别之众多,说理之深透,析证之详明,医案之翔实,为该书的一大特色。对一些医案,则以按语或问答形式,质疑问难,阐明辨治重点之所在,处方遣药之奥义,不无画龙点睛,理、法、方、药浑然一体之妙!而针药并用,方简量少,不用冷僻药物,亦属难能可贵,看似平淡,实寓神奇于平庸之中。读后使人颇受启迪。

在治验分类上,更是独出心裁,别具一格,既突出中医特色,不落前人窠臼,具有创新精神。以内科疑难病与肝之所主的治验实例来说,因肝为将军之官,有抵御外邪的功能,而将反复感冒、汗证、痹症等归属之;肝主筋,而将痿证、瘫痪、中风后遗症、疝气、阳痿、茎缩等归属之;肝主风,而将痉证、小儿舞蹈病、脑囊虫昏迷、癫痫、震颤等归属之;肝主风,善行而数变,而将时冷时热,全身串痛,头痛忽作忽止等无一定部位者归属之。余如暴怒失明归于肝主目;虚劳、血证归于肝藏血;惊悸、梦魇、失眠归于肝藏魂。共 10 个所主,不再一一叙述,其次则为肝与气血津液、脏腑经络的关系和治验病例。其中固然有的病例归类不无可商之处,但这种分类方法不失为一种大胆的尝试,为中医疾病分类提出了新的模式,值得进一步探索。

中医所说的"难病",与西医学所谓的"难治病"概念有所不同。是指病因复杂、寒热兼夹、虚实交叉、症状异常多变、病程长、久治效果不著者而言。清代周学海在《读医笔记》中记有《虚损奇证》一案,"天下有奇证,即在常病之中,令人不可捉摸者"。其症、舌、色、脉经常变化,辨治投剂,当即见效,旋即复起,久而危殆。周氏这一描述与朱氏在序中所说不谋而合。当然,现在中医所治的一些疑难疾病,已包括西医学所谓的"难治病"在内。

所谓"奇治",即是不循常规、出奇制胜的治疗方法。究其实质,仍是在中医理论指导下辨证论治,较常法为更高的层次而已。如半身汗出、冠心病、心房纤颤,从病机上说汗为心液,冠心病病位在心,但心与胆通,肝能和调气血,故用加味逍遥散而收功;阳痿、阴茎内缩,虽属肾虚,而肝主筋,筋脉环阴器,热则伤津耗液,筋脉失濡而挛急,寒则肝脉不利,收引茎缩,经用柴胡加龙骨牡蛎汤而安。余如糖尿病、暴盲,用柴芩温胆汤得平;中风昏迷,月余不醒,经投柴胡枳桔汤而甦;传染性软疣,以柴胡桂枝汤而清;盆腔脓肿、阴道膀胱瘘,以大柴胡汤加味而康复等,不胜枚举。可以看出,尽管证候、病位、病性等各异,但均与肝胆之气血津液、脏腑经络相关,故从肝论治,均能获得较好效果。王旭高有言:"肝病最杂而治法最广"。前人亦有"肝为百病之贼"之论,充分说明朱进忠同志这一见解,既有理论根据,又有实践经验,神而明之,在乎变通。

　　综上所述,本书优点甚多,难以尽述。但正如作者在自序中所说:"……它在很多方面仍然存在着不少问题……去纠正,去增补",充分说明作者虚怀若谷、谦逊求实、严谨治学的学风,值得称赞。相信本书的出版,不仅是疑难病患者的一大福音,即对中医学术的发展,势将起到很好的促进作用。

路志正

1990 年 9 月于北京

对《中医证候诊断治疗学》一书的评审意见

证候是中医诊断疾病的核心,辨治乃中医学的精髓。为此,将两者有机地结合起来,对促进中医药学术的发展,使中医学向客观化、标准化、现代化前进,实为当务之急。程治思、夏洪生教授有鉴及此,组织国内有关专家、学者及长年从事医、教、研的部分后起之秀,经过多年的辛勤耕耘,得以编成本书。

本书编撰新颖,层次井然,资料丰富,剪裁得宜,观点明确,说理透晰,文风活泼,语言简练;特别是理论紧密结合实际,从临床表现、诊断要点、证候分析、治则等方面,进行了较详细的论述,从而较全面、系统地冶古今、科研成果于一炉,反映出临床证治规律。类证鉴别,则使易于混淆之证得到鉴别;病案举例和文献摘录,更能启迪医者思路。对提高广大中西医工作者的学术水平,搞好医、教、研工作,有着很大和重要的现实意义,是一部较好的中医、西学中者学习参考书籍,应列入重点。

1992 年 2 月 6 日于怡养斋

读《中医纲目》有感

医政司送来石学敏教授主编之《中医纲目》两册,看后非常高兴,对弘扬中华文化,振兴中医药,加快向世界传播,促进中医学术自身建设和发展,提高学术造诣和医疗水平,确有重要而现实的意义。

一、优点方面

(一)广搜博采撷英咀华

本书上溯简帛《灵》《素》,下至当代,将两千多年的浩瀚医籍,撷英咀华尽收于针灸等 10 个分科之中。既有继承,又有发扬,选精与粗择善而从,立论公允毫无偏见,这是著书立说的优良传统和必备品德,值得赞赏。

(二)内容丰富,各科齐备

内容除针灸、内、外、妇、儿等大科外,对濒临萎缩之眼、五官等小科亦作为重要内容,进行了系统整理。特别是对养生保健、预防转归调养等方面,列为专科论述,以适应当前人们健康、防老抗衰、延年益寿的客观要求,是符合当前世界医学模式转变的形势的。

(三)编排新颖,层次清晰

针灸具有简、便、廉、验,以及适于急救等特点,石学敏同志作为针灸专家而将针灸列为卷首,这倒不是因为他专搞针灸,而是符合前人"一针二灸三服药"之说,《五十二病方》《灵》《素》中都是以针灸为主放在前面。当前在回归自然,提倡非药物疗法的今天,针灸就显得更有勃勃生气。此其一。

新中国成立后,由于党和政府的重视,针灸得到了推广和普及,通过多年来的医、教、研工作,适应证逐渐增多,1962 年我和程莘农同志在编写《中国针灸学概要》时,为了保证确切有效,仅提出 48 个病证,改为《中医针灸学》后,亦才 63 个病证(这主要针对国外学员),医学百科全书中之《针灸学》只列了124 个病证,而《中医纲目》则分列为 218 个病证,加上所附暑秽等 3 个,约为221 个病证,充分表明针灸学在各个方面取得了高速度的空前发展,成绩巨大,是处于国际领先地位当之无愧的。实际上是新中国成立以来的一次大总结,费了大量精力与心血。此其二。

难治病是困扰世界各国的大问题,除肿瘤外,艾滋病在欧美、非洲传播,东南亚一些国家也被波及,我国也曾有过发现,如何防治已成为重大课题。针灸第十五章中,对本病做了专节介绍,并将中、美一些学者最近研究进展做了摘录,附有医案,为引起国人注意和防治增添了技艺。此其三。

层次清晰,文字简明,说理透彻,立论有据,每证均有辨证要点,类证鉴别,理、法、方、药一致,并附有医案,学用一致,为本书特色之一。既有古代文献选录,又有现代研究进展,两相辉映,正如陈敏章部长所说:"继承不泥古,创新不离宗"。此其四。

综合疗法是中医防治疾病的有效法宝,本书对每证治疗方法,除突出本科治法外,广搜博采一些单、验方等,总以提高疗效为首务。此其五。

综上所述,本书之编著,确已达到超过清代吴谦等所编之《医宗金鉴》之目的,洋洋千万言,蔚为壮观,具有全、新、精三性特点,是新中国成立以来一本全面、古今并重的大型图书。

二、值得考虑改进的方面

本书封面设计、装帧等方面,典雅大方,繁体字印刷便于向国外发行,是其优点,但存在下列问题:

(一)十科目录,均附于上册之首,翻阅下册某一病证,也翻拮上册目录,给读者带来极大不便,浪费了宝贵时间,这点就不如《辞海》《辞源》目录各册首均有为优。

(二)错字亦时有所见,如246页内例2阳虚感冒,第3行:"诸般气症从何治,气海针之矢亦宜",矢为灸字之误,921页倒数4行:"如有气母专耗散",母为毋字之误。限于时间,不再列举。

(三)破损、污染书中时见,如253页、381页均已破损;490页墨迹污染,均值得注意。

(四)本书内容方面问题

1. 各科之间,同一病证,如针灸与内科之发热、痹证、痢疾等,除治疗方法各异外,不论从病因病机、证候、治则等方面不无重复之虞,我曾进行了部分对比,尽管行文遣字有些简略不同,而基本内容却很一致。为此,如何减少重复(尽量),是值得研究和考虑的问题。

2. 在引证针灸医籍中,未将1964年6月出版之《中国针灸学概要》囊括在内,可能是作者感到本书没什么新鲜内容而遗弃,或不了解本书编辑缘起所致。殊不知本书是在当时卫生部副部长崔义田主持下,经过郭子化副部长、吕炳奎司长参加下为向国外推广、学习针灸之用,而确定以中医基本理论为主,系统地、忠实地向国际友人介绍,务求理论联系实际,确有实效之病证,集中南京、上海、北京中医针灸学家和日、英、俄文翻译,分别出版四种文本插图170

多幅(大小),便于看图了解。考虑到外国人记穴位名稍有困难,还进行了腧穴编号试验,尽管有不同意见,但当时确是一个大胆尝试。《中国针灸学概要》从 1975 年起,即作为全国 4 个国际针灸班培训教材使用,培养大批国外(100 多个国家和地区)针灸医生。1979 年联合国出资进行过修订。由于插图多,点穴准确,为经穴国际标准化奠定了良好的基础,特别是为今后编写针灸学创造了条件,因没有现成的参考资料,像日本之《临床针灸治疗学》我们都涉猎过,但因该书少中医特色,不能代表我国针灸水平而未选用。总之本书对促进国际学术交流,走向世界起了巨大作用,与其他针籍不同,望重视(当时有国家政策方针和导向性质)。

3. 针灸处方个别选穴问题。346 页(上册)风寒感冒取膈俞,膈俞为八会穴之一,并不治外感,不知是印错还是有此实际经验,风热感冒手法中提出:"曲池向尺泽透刺,外关向内关透刺,鱼际向劳宫透刺……"但未标明慎不可刺穿表皮的禁忌问题,针籍中早有明确记载,20 世纪 60 年代我曾见到一个患者被内关透外关(扎通)而形成窦道,长久不愈的案例。所以,在描述本法以及长针时,应注意安全为第一。在阐述针灸方解时,一般固应根据经络和穴位的功能进行解释,但有的则应该跳出这个圈子。如合谷为汗法的穴位(汗、吐、下三法),因此,在方解时不一定拐弯抹角——疏利阳明而宣肺窍。

以上仅是一些小疵,但瑕不掩瑜,限于个人学识水平和时间短促,所提仅供参考,不当处请指教。本文未经起草,信手写来,有的词不达意,措辞可能不当,但出于对主编爱护诚意,不当处望原谅之。

1994 年 5 月 17 日于北京

《福建中医临证特色》评介

近日偶得《福建中医临证特色》一书,初仅是随手翻阅,继则通读,如品茗啜酒,意犹未能尽兴者,则再细读、精读,不忍释卷。本书名副其实,确有特色,遂做评介。

《福建中医临证特色》(以下简称《临证特色》),为福建省卫生厅主编,由福建科学技术出版社1996年9月出版,是福建中医、中西医结合专家142人集体创作,荟萃福建中医药近30年来的临床经验和心得体会,计247篇、22万余言,原卫生部中医司司长吕炳奎作序并题写了书名。

福建海滨邹鲁,地灵人杰,历来名医辈出。1949年以后先后整理出版了《福建中医医案医话》《中医临床经验汇编》等书。近年来,福建省卫生厅中医处从搜集、整理福建中医独特经验出发,以著名专家教授赵棻、俞长荣、肖熙、庄子长、杨春波、林求诚等渊博的中医理论修养和深厚的临床积累为基础,从全省500篇应征稿件中,遴选出247篇佳作。其编排一般以科为纲,以病为目,其顺序为:内科类108篇,妇科类20篇,儿科类27篇,外科类21篇,肿瘤、正骨、五官、肛肠类23篇,治法4篇,针灸17篇,方药27篇,由编委会对原稿整理修改,统一体例,谋篇布局,删繁取精,凡两度春秋,三易其稿,其书乃成。编者以"特色"名出,则全书始终贯彻特色二字。概言之,本书的特色有五:一曰福建地域特色;本书体裁内容代表的是福建现代中医药学术水平。二曰注重临证特色:本书内容丰富,包罗临床各科中医诊疗的独特经验和心得。三曰荟萃百家特色:本书作者142人,汇聚了全闽中医、中西医结合精英。四曰殊多真实特色:本书资料真实可靠,疗效确切,经得起重复和验证。五曰中医之文采特色:本书文章短小精悍,颇具文采,文辞考究,简明扼要,绝少浮躁。本书之特色恒多,若一言以蔽之,曰:"突出中医药理论和辨证论治特色。"

《临证特色》是全省中医专家心血的结晶,展现了福建省中医药诚多真知灼见,一论、一案、一方、一药,具有很深功力,弥足珍贵,开人思路,启迪后学。如读俞慎初氏《大便失禁从肝治经验》一文,使人耳目一新。大便失禁,临床上一般多从肺、脾、肾三脏立论,以肾司二便、脾主运化、肺与大肠相表里之故。俞氏重视肝在调畅人体气机中的作用,认为消化器官的正常运行,需要体内气机的畅达。因此,"在运用常法治疗效果不著时,可以从治肝入手而取效"。疏肝治大便不畅尚属常法,疏肝治大便失禁则归变法,细品之又属《内经》"通因通用"之范例。再结合其《疏肝利湿汤治水肿》《散结消瘿汤治气瘿》及《治慢性偏头痛注重平肝祛风》数文,足见俞氏对治肝颇有研究,从肝论治是其特色。俞长荣、俞慎初名噪八闽。俞长荣教授为本书的编审出版呕心沥血,奉献很多。教授本人《一贯煎治胃脘久痛》,当属上乘之作。开篇申明俞氏治胃脘久痛三法,而推重一贯煎法,继则交代一贯煎出处、方药组成、功能主治,看似平淡无奇。然分析胃脘久痛的病因病机,"主要是针对肝郁、阴虚这两个环节",对胃脘久痛机理的认识已经入木三分。俞教授"本着欲平肝气必须养肝,欲制肝逆必须养胃之旨",用一贯煎滋肝阴、养肝血、复胃阴、生胃气、疏肝郁,则疼痛可得缓解。理、法、方、药以一贯之,充分显示了大家手笔。一般服药3~5剂疼痛即可缓解,连服3~4周后未见复发;也有经过2~3年后复发的,再用此方仍有效。用药法度交代清楚后再界定其病"多见于慢性胃炎和消化性溃疡"。后学者按法调度、运用,则成竹在胸,可见其教授有方。

知常为易,达变则难。一般医生治疗自汗多从气虚、阳虚入手,治疗盗汗每以阴虚内热立论。本书杨春波氏《清利治自汗》、方笃卿氏《盗汗从湿热论治》,均从权变,又恰中病机,理法合拍,效如桴鼓,而两篇文章皆不足400字。又有一组治疗癃闭医话4篇,如郑敏氏《益气升阳治癃闭》、林天授氏《升提法治癃闭(老年性前列腺增生)》、盛国荣氏《提壶揭盖治癃闭》、陈长华氏《清肺饮治癃闭》,各具特色,或益气升阳,或升提扩渠,或提壶揭盖,或清肃肺金,治法不同,而异曲同工,或塞因塞用,皆"下病上取",有"同病异治"之妙!充分体现了中医辨证论治的特色,反映了福建中医学术水平。

中医学术要发展,必须实事求是地报道临床实践,疗效要经得起重复验证。书中有孙祝岳氏《消瘿汤治肉瘿(甲状腺腺瘤)》,林求诚氏《消瘤汤治肉瘿(甲状腺腺瘤)》两文。前篇申明"对肉瘿(相当于西医学所称的甲状腺腺瘤)有一定疗效,对'冷型'者效果不佳";后者明确指出:"本方适用于痰气郁结型甲状腺腺瘤(T_3、T_4检查正常),由其他原因引起的甲状腺肿不大适用"。其求实、求诚的精神,与某些"加水"、浮夸,甚至弄虚作假的不正学风,有着天壤之别。《临证特色》饱含着全省中医临证特色之精华,如肖熙氏《肾炎患者用激素后中医辨治之我见》,许昭之氏《桂枝加桂汤治咽痛》,赵棻名老中医《妙用三七》熟制服法之妙,俯拾皆是,令人目不暇接。当然,《临证特色》虽是编委会组稿,集体审定编著,但实际是由个人执笔撰写,由于作者众多,也就难免存在着一些不尽如人意之处。缘医道有工巧之分,修悟有堂室之别,体例、文笔有的不尽划一,个别平庸之作不忍割爱,但唯此也才是真正显其特色。

　　《福建中医临证特色》编委会采用百花酿芳蜜，琢朴玉成璧器，"雍容笔暖蘸春回"，闽榕杏林萌《特色》。编委会为继承和发展福建中医药事业做了有建设性的工作。我们期待着《福建中医临证特色》续集问世。

　　（编者注：本文作者路志正、高荣林，刊载于《福建中医药》1997年28卷2期）

中医治则理论框架的构建

——喜读《中医治则学》

中医治则,是中医学保持和恢复健康,防止疾病之总则。它包括:强调治未病、既病防变、治病求本、扶正祛邪、三因治宜、因势利导、标本缓急、正治反治、导引按跷、调摄身心、杂合以治、各得其宜等内容,具有普遍指导意义和运用规律。是中医学防治疾病之最高境界,是提高临床疗效之关键,故又称为治之大则。而每个学科,亦有其各自之治则,如伤寒之扶阳抑阴,温病之顾护阴津,内科治外感如将,治内伤如相,妇科之调经种子,外科之消散托毒、益气敛疮等,各有其侧重存焉。至于狭义之治则,则是在总的治则指导下,对各种病症之具体运用,具有针对性强,切中病机之特点。为此,认真地继承、整理前人治则理论,发展完善中医治则学,服务四化建设,就有着重要之现实意义。

窃思治则,肇源于《内》《难》《伤寒》。唐宋以降,历代医家不断创新与发展,使其日加充实和完善,对丰富治则之内容,做出了重要贡献。如王冰"益火之源,以消阴翳,壮水之主,以治阳光";东垣之甘温除大热,升阳降火;河间之表里双解,清热解毒;丹溪之抑相火,护阴精;子和之攻破,以情胜情治神志病;张介宾"善补阳者,必于阴中求阳,则阳得阴助而生化无穷;善补阴者,必于阳中求阴,则阴得阳升而泉源不竭";绮石以"清金保肺、培土调中"治虚劳,并将六节、七防、四护、二守、三禁,作为预防虚劳之主要措施,可说是防治结合之具体体现,实补前人之未逮;叶桂之甘凉濡润养胃阴,卫、气、营、血之辨治;吴瑭"治上焦如羽,非轻不举;治中焦如衡,非平不安;治下焦如权,非重不沉"、宣清导浊治湿证等,均是取之不尽,用之不竭之宝贵财富,有待我们发掘整理。惜至今仍大多散在于古今浩瀚医籍之中,未能形成专著,翻检既不易,应用更难,不能不引为憾事。

周超凡研究员,20世纪60年代初毕业于上海中医学院(现改为上海中医药大学),即调来中国中医研究院。余当时在卫生部中医司任职,而得以相识。20世纪70年代,余归队至广安门医院,经常与周君一起参加学术会议,切磋学问,共同提高,团结合作,甚为融洽。久而知其出身中医世家,沉潜好学,博极医源,师古不泥,融会新知,善临证,勤著述,取得过不少成绩。周君转至中医基础理论研究所期间,鉴于中医治则是基础理论之重要组成部分,但缺乏系统整理,致使治则与治法存在着概念欠清、界定不明之情况,影响其应用和发展,大有晦而不彰之虞!遂积极筹划,于1986年创建治则研究室,以研究本课题为己任，先后召开多次全国治则学术会议，主办《中医治则法研究》内部刊物，既壮大了治则研究队伍，又提高了专业素质，使治则研究出现了欣欣向荣局面，同时组织大批人力，到全国各大图书馆、书肆和私人藏书处，广搜博采千种以上医籍，经过筛选提炼，去芜存精，主编成《历代中医治则精华》一书，承周君将一册持赠，读后受益良多。

周超凡研究员取得上述成果，并未止步，而是继续研索，向着更高层次攀登。在《历代中医治则精华》基础上，撷英咀华，精益求精，举凡治则与治则学之涵义、内容与范畴、层次划分、理论基础、治疗思想与治则、治则与辨证论治之区分和联系等，均做了深入细致的阐述；将基本治则归纳为9节；辨证治则按八纲、气血、脏腑、经络、其他分类；辨病治则包括内、外、妇、儿、五官科等常见病、多发病。既有理论，又重实际，既重古，又重今。内容丰富，条理清楚，文笔流畅，说理透彻，重点突出，切合实用。冶历代治则于一炉，集万家精髓于一编，赋予新的科学内涵，使其系统化、调理化、规范化。经周君长期不懈努力，终于使《中医治则学》脱颖而出，成为一门独立之新学科。这对促进中医学术之发展，提高临床疗效，将起到巨大作用。

今年3月，在全国政协八届五次会议上，周超凡研究员告曰："《中医治则学》业已杀青，即将付梓，邀余作序。余即讶其完成速度之快，又自感对治则素少研索，恐难胜任。然周君为中医学术自身建设，辛勤耕耘，锲而不舍，十余年如一日之奋发敬业精神，岂因余而湮没，遂简书数行，以志始末。如中医同道，中西医结合工作者，能对本书进行浏览，朝夕揣摩，论治之际，自能思路广阔，灵活运用，收到桴鼓相应之效。诚医家之圭臬，济世之宝筏也。

路志正

1997年6月6日于北京怡养斋

（编者注：本文刊载于《中国中医药报》1998年1月5日）

一部划时代的中医学巨著

——评介《中国名老中医药专家学术经验集》

由贵阳中医学院邱德文教授等主编,贵州科技出版社出版的《中国名老中医药专家学术经验集》大型系列丛书,在1994—1998年5年间,以每年出版1卷的速度,相继与广大读者见面。这是继《山东中医学院学报》编辑室编辑出版《名老中医之路》之后,从学术思想、临证特色等方面,系统整理我国当代名老中医学术经验之专著,是我国中医药学术界值得庆贺的一件大事。我们有幸对该书每出一集得以全卷通读,被其中独到的见解、精辟的临证经验所吸引,不愧是出自名医大家,值得认真学习和借鉴。我们认为,这是中医学在本世纪末不可多得的一部皇皇巨著,其主要有如下3个特点。

一、高屋建瓴,海纳百川

源远流长的中医药学已有两千多年的历史,是中华民族文化的瑰宝,历代人民防治疾病、益寿延年的科学结晶,尽管在本世纪几多磨难,经历了风风雨雨,却仍然屹立而不衰。新中国成立后,党和政府十分重视中医药学,党的中医政策促使中医药学在医疗、教学、科研等诸方面都有了长足的进步,取得了许多重大的成果。尤其是改革开放以来的20年间,中医药学可以说是发展到了鼎盛时期。之所以如此,除了全国中医药工作者的辛勤努力外,半个世纪中涌现出来的众多名医确功不可没。他们穷毕生之精力,孜孜不倦,在医海中上下求索,从不同角度,为中医药学的继承与发展建立了不朽的功勋。他们的业绩充分反映了当代中医药学的学术水平,展示了20世纪名医的风采。本书主编从中医战略家的高度,高瞻远瞩,率先在全国组织,广泛征集稿件,呕心沥血、披肝沥胆、辛勤耕耘,寒暑八易而成此书,对中医事业做出了巨大贡献。历史即将跨入21世纪,在这世纪之交,全面总结当代名医的学术经验,把生机勃勃的中医药学术推向21世纪,责任重大,意义深远,本书之作用,不言而喻。

本书所遴选的近百名中医药学家,是以国家两部一局确定的首批师承制的指导教师,以及国务院确定的有突出贡献的中医药专家为重点。其中既有老一辈的中医导师,也有新中国成立后培养的新一代专家,还有学贯中西医学者,虽师承各异,学授不同,但对中医药理论造诣深邃,临床经验丰富,而学有专长,术有专攻,在不同的领域,自成一体,各展风姿,是其共同特点。专家们的研究领域各有侧重,涉及经典著作、基础理论、医史文献、医易、内、外、妇、儿、急诊、诊断、老年病、针灸、眼、耳鼻喉、骨科、肿瘤、男科、方剂、炮制、新药制剂、本草等科目,内容十分广泛。其专业也有内经、伤寒、金匮、温热、脾胃、滋阴、易水、气化等。既有内科疑难杂症临床大家,也有突出肝病、肾病、脑病、风湿病等专科专病的专家,还有蒙医药家。诚可谓百川汇海、异彩纷呈、繁荣昌盛的学术局面,所有这些皆是本书之功。

二、体裁新颖,内容翔实

本书凡 5 卷,每卷 100 万 ~ 130 万字,共约 600 万字,行文流畅,语言简练,洋洋洒洒,蔚为大观。本书主编、编辑、统审人员,对选题、构思、设计、体例安排、文字润饰等方面,殚精竭虑,下了很大功夫,付出了许多心血,致使本书体例新颖,别具一格,堪称上乘之作。

对每位专家的介绍,少则 3 万字,多则 10 余万字,均各自独立成篇,各具特色,而体例大体一致,系按小结、学术精华、临证特色、名案评析、医论医话、经验方等依次叙述,使名老中医药专家的毕生学术特点、临证思路、对某些病证的独特见解和辨治特色等,均活脱脱地展现在读者面前,使读者不无身临其境之感。这种编写体例,具有引导读者抓住要点、步步深入、引人入胜、获得其中奥秘之感。特别是"编者按"更是语言精辟、高度概括、画龙点睛、启人心扉之笔,足见编者良苦之用心。

本书最大的特点是理论联系实践,不尚空谈,可操作性强,读者可学以致用。整理者均为名老中医药专家的入室弟子,从师多年,深有心得,对老师的学术思想和临证特色,认真继承,全面了解。整理者大多具有中西两套学验,常借助现代检测手段为我所用,又具有良好的中医理论基础和扎实的临床功底,优秀的文字修养,为其整理老师学术经验创造了有利条件,所以整理的资料实事求是、翔实可靠,系统全面地反映了老师的学术思想和宝贵经验。

可以说,像这样涵盖面广、气势恢宏、科别齐全、学术性强、内容丰富、水准上乘的大型巨著,新中国成立以来实属少见。

三、利在当代,功在千秋

原卫生部部长陈敏章曾对中医工作精辟地概括为"继承不泥古,发扬不离宗",阐明了中医工作继承与发扬的辩证关系。本书全面系统地总结整理了我国当代名医的学术思想与经验。所收录的近百位名医中,他们在中医学这块百花园中,站在防治疾病第一线,为保障各族人民健康,与疾病做斗争,奋力拼搏,勤恳耕耘数十年,"究天人之际,通古今之变",也不乏"汇中西之学"

者,从医、教、研各个方面取得了各自的丰硕成果。可以说,本书又充分反映了这一个时代的中医学术发展水平。以文献形式将其保留下来,薪传后世,是对中医事业极端负责,是对中医学术继承工作的无私奉献。为充实和发展医药学史,在客观上提供了大量的文献资料,也是宝贵的学术财富和精神食粮。

中医学发源于远古,在实践中产生,远取诸物,近取诸身,援物比类,将人与天地日月相参,与自然界融为一体,是一门实践性很强的医学科学。基础理论是指导中医临床的圭臬,辨证论治是中医学之精髓,而确切的疗效是中医赖以存在、发展的源泉,是久而弥新的生命所在。为此,关键在于提高疗效。近年出现之医源性、药源性疾病,以及心脑血管疾病、病毒感染性疾病等,为中医提供了广阔的天地,如果离开了临证则生机顿失。本书所载的名医都是医林高手,临床大家,他们的学术思想植根于坚实中医理论之中,临证经验来源于长期的医疗实践,具有很强的生命力,是中医学得以延续和发展的基石。通过名医的传帮带、口授心传,学生将学习的心得体会又应用于临床,使老师的经验再次得到验证,经过实践—认识—再实践—再认识,最后产生质的飞跃,升华为新的理论,有效地再指导临床。名师出高徒,名医的弟子已成长为名医,这在历史上学生与老师齐名者不乏其人。正如前人所云:"后生可畏,焉知来者之不如今也"之论断,是学术发展之自然规律。

本书所载的名医,都是全国各医疗、科研、教学单位的学科带头人,在学术上造诣精深,承担着各级的科研课题任务,并取得了许多重大科研成果。这些科研成果,有的在全国医疗科研单位推广应用,有的已写入全国统编高等院校教材,有的被采纳为国家标准、行业标准,为中医的客观化、标准化、定量化诸方面做出了较大贡献。

总之,本书是当代中医医、教、研的心血结晶,其中涉及文献整理、病名规范、独到见解等各方面,可以说是一部当代活的中医百科全书,足供中西医学者学习参考之用,势将提高理论水平和临床疗效,为广大人民造福,为推动21世纪中医学术的发展奠定了良好的基础。此书之问世,对促进新世纪的中医药学术发展产生不可估计的深远影响,真可谓利在当代,功在千秋,为中医学不朽的传世之作。

（编者注:本文作者路志正、朱建贵,刊登于《贵阳中医学院学报》1999年第21卷3期）

《黄帝内经临证指要》评介

刘炳凡研究员所著《黄帝内经临证指要》由湖南科技出版社出版,该书既补《内经》之不逮,又紧密指导临床为指归。冶理、法、方、药于一炉,嘉惠后学,促进中医学之发展,功莫大焉。特别是严谨治学的求实精神,值得学习和敬佩。

（编者注:本文刊载于《湖南中医药导报》1999年第5卷第4期）

中医理论发展史上的重大创新
——欣读中医络病理论专著《络病学》

由吴以岭教授主编、王永炎院士主审、国内著名中西医学专家参与编写、180余万字的《络病学》一书,已由中国科技出版社出版。捧读之余,感慨系之,应该说这是一部有关中医络病理论的集大成之作,也是一部创新的中医络病理论之作,它是按中医学术自身发展规律对络病学说进行的全面系统研究,在中医学术发展史上首次形成系统的络病理论,初步形成"络病证治"体系,为络病学科的建立奠定了理论基础。

络病理论是中医理论体系的独特组成部分,是研究络病发生发展及其诊断治疗的应用理论,对指导多种内伤疑难杂病和外感重症治疗具有独特价值。络病理论起源于《内经》,临床证治奠定于《伤寒杂病论》,至清代叶天士提出"久病入络""久痛入络",始形成重要的病机理论,但叶天士也批评当时"医不知络脉治法,所谓愈究愈穷矣",惜叶氏陈说之象至今未引起重视,通络治疗虽屡有验察,不乏善陈,但并未形成系统的络病理论体系。

吴以岭教授致力于络病理论研究20余年,承担了国家中医药管理局中医药科技专项课题——络病理论及其应用研究,该课题已经通过国家中医药管理局组织的专家鉴定。该书全面论述了他们的研究成果,总结了络病理论实践的"三个里程碑",较为准确地把握了络病理论发展的沿革和学术内涵。在此基础上提出了络病学说研究的理论框架——"三维立体网络系统",从时间与功能的统一性对络脉结构特点、血气运行状况、生理结构功能及病理变化方面做了深入的探讨,指出络脉和十二经脉空间结构和运行时差的差异性,为深入研究奠定了基础。

依据"三维立体网络系统",系统研究了络病发病与病机、辨证与治疗,概括发病特征,提出"易滞易瘀""易入难出""易积成形"的病机特点,阐述络病八个基本病机变化,指出络病的主要临床表现,创立络病辨证八要,提出了"络以通为用"的治疗原则,总结了古人通络用药的特点,按功能规范通络药物,同时提出络病证候及五脏络病证候辨证论治,初步建立了"络病证治"系统,首次形成了系统的络病理论。

在络病理论的指导下,他们大胆探索现代难治性疾病治疗研究,依据"脉络-血管系统"同一性,结合西医学关于血管病变研究的最新进展提出"脉络-血管系统病"概念,对于应用中医络病理论防治血管病变具有重要意义,并研制出络病理论指导下的创新药物:治疗心脑血管病的通心络胶囊、抗心律失常的参松养心胶囊、治疗慢性心衰的芪苈强心胶囊、治疗流感的连花清瘟胶囊等,这些药物通过西医学实验手段检验所表现出的突出抗病作用,也充分说明了络病学说的重要临床应用价值。

尤其值得欣然的是,一部有关中医理论的研究专著,由众多西医专家参与编写,并且他们通过大量的实验研究,证实了中医络病理论指导临床、指导血管病变防治的可靠性,这对于络病理论与西医学的接轨意义重大。

《络病学》全书按照中医学术自身发展规律构建络病理论,探讨络病理论在临床疾病中的广泛应用,深刻揭示其临床价值,同时运用现代科技手段进行了大量的试验与临床研究,佐证其科学价值。该书作为系统论述络病理论及其临床应用的专著,将为进一步深入研究奠定了基础,也必将会大力推动络病学临床学科建立。

（编者注:本文刊登于《中国中医药报》2005 年 3 月 10 日）

对《中国宫廷医学》的学术评介

《中国宫廷医学》是一部大型中医学术著作。本书由陈可冀、李春生、姚海天等 23 人参加撰写,历时 10 年完成。他们为填补我国传统医学的这一空白,为了发皇古义、启迪后人,在收集资料过程中历尽艰辛,才达到初具规模的程度,可谓来之不易。

本书讨论的内容,是上起夏代(公元前 2070 年),下讫清末(公元 1911 年),近 4000 年间宫廷最高统治者的医药治疗和养生保健。全书以朝代分章,按照医事概述、老年帝后及其养生方法、宫廷医生的事迹及其贡献、医案医话、效方集腋、宫廷保健等顺序,利用现存的中国历史著作及档案,广泛收集与之相关的宫廷医学文献资料,来展现中国宫廷医学发展及其成就的画卷。既往的宫廷医学研究,从清代首开先河,但涉及清代以前的医学学术著作甚少。本书的重点在于研究清代以前的宫廷医学,对于以往清代宫廷医学研究尚未涉及的部分,本书都做了纵深而广博的探讨。书中所载内容,力求言之有据,每章之末都附出参考文献。例如,为了了解明代太医院概况,据悉本书作者不仅在北京大学图书馆查阅了大量资料,还曾专程到上海图书馆去查阅相关文献,进行核对。这种严谨求是的科学态度和锲而不舍的精神,令人钦佩。本书的特色之处,主要体现在以下方面:

一

首次全面系统地阐述中国宫廷医学的起源、发展、变革以及对中国传统医学的贡献。

由于中国古代政治体制的核心是帝王,帝王为了自己和家族的健康长寿,为了国家减灾的要求,都要挑选医术精湛、有广泛社会影响的医生作为御医为其服务,并通过太医院(署、局)培养人才,发布政令,防止疾病的发生和蔓延。因此,中国宫廷医学从我国古代至近代,始终代表着传统医学的发展方向和各朝代当时所达到的最高医学水平。既往的医史学著作如俞慎初撰著的《中国医学简史》,李经纬、林昭康主编的《中国医学通史·古代卷》和邓铁涛、程之范主编的《中国医学通史·近代卷》等,虽然均涉及中国宫廷医学的历史和医事,但都比较简略。本书首次细致、深入、系统地对此进行了整理和分析,其涉及面之广,内容之翔实,都是这些书籍所没有的。例如,书中关于西汉后期宫廷内医药分家,晋代国子祭酒裴颜提出统一医用度量衡,南朝宋元嘉 20 年设置医学学校,宋代宫廷编著《食禁经》,辽、金、元医学发展的主流在野不在朝,唐代和明代与太医院(署)相关的宫廷大案,清代太医院的章服、俸禄及变迁等,均发其他医史书籍所未发。对于从史学角度总结中国传统医学发展的经验教训,继往开来,相信会有所裨益。

二

首次专门为宫廷御医立传,对宫廷御医的建树进行评价。

自公元 16 世纪河南开封人李濂撰写《医史》以来,为名医立传之书颇多,但专门给宫廷御医立传者尚未见到。本书在每个朝代之下均列为"医学人物及其贡献"一节,对历朝历代有代表性的宫廷御医 285 人,从生平、著作、医学成就等方面进行评述,从而认定其在中国传统医学发展中的地位。以清代为例,陈止敬、吴谦、刘裕铎主持编纂《医宗金鉴》,徐大椿提出"元气存亡论",杜钟骏提出"脾主信"之论,徐景云、沙惟一、李德立、庄守和、张仲元等在乾隆、同治、光绪皇帝临终前使用参莲饮、生脉饮抢救,都为推动中国传统医学理论和临床的发展,做出了贡献。

三

总结了一部分老年帝后的养生延寿经验,收载了宫廷保健经验,供今人借鉴。

历代一部分皇帝和皇后,在他们殚精竭虑统治中国的同时,汲取了中国传统医学中许多保养身体的方法,意志坚强,胸怀宽广,注意饮食起居,经常锻炼身体,定期外出巡狩,坚持服用具有延缓衰老作用的中草药制剂等,常能寿臻 60~80 岁,甚至年近 90 而终。总结他(她)们的养生经验,对于提高我国现代中老年人的生命质量,有着较高的价值。本书收载了年龄在 60 岁以上的皇帝和皇后 67 人,重点记述了皇帝 30 人(唐太宗、宋太宗年纪未逾 60 岁,作为特例收入)、皇后 2 人的养生保健经验。例如,汉武帝的坚强意志和外出巡游,梁武帝生活简朴与不近女色,武则天胸怀宽广及注重药养,乾隆帝集各种养生保健方法于一身,等。书中还收集了许多与宫廷保健相关的医论、逸事和保健方法,老年人若能够加以借鉴,相信将会福寿绵长。

四

广泛收集宫廷、王室的医案医话,选录了一部分较为实用的宫廷医方,有益于开阔思路,提高临床医师技术水平。

　　宫廷医案医话是御医治病的真实记录。由于历代宫廷戒律甚多，其内幕一直被蒙着神秘的面纱。本文作者从大量医学资料和图书馆藏中，收集医案医话451帧，选取宫廷医方901张，加以分类和剖析，供临床医师使用。其中对宫廷医方的选取，作者突出把握史实、宁缺毋滥的原则。对宫廷医案医话的收载，在清代以前者，力求集其大成；清代，则强调一个"新"字。关于《清代处方记录簿》中医案的面世，以及清代乾隆年间太医院位置图，是本书首次公开发表。这些难得的验案和医方，对于提高现代中医的医学水平、开阔眼界大有裨益。以温病学方剂产生的源流为例，清代乾隆四十九年（1784年）杨栗山撰《伤寒温疫条辨》的升降散方，首见于明代龚廷贤《万病回春》卷二，原名为"内府仙方"，主治肿项大头病、虾蟆瘟病。提示在明代后期，太医院对于时行传染病，已经有了一套行之有效的治疗手段。

　　《中国宫廷医学》总的看来是一部科学性较强，又注重实用的著作，但书中也存在一些不足之处。例如，收集的医方医案尚有疏漏之处，书中发现一些错字等，希望再版时加以补充和纠正。

2006年春于北京

临证撷英 薪火传真
——喜读来自基层的中医临床专著《临证碎金录》

安徽省名老中医张琼林父子总结三代人的临证治验,以求实开拓的精神写成《临证碎金录》一书。承蒙寄赠,先睹为快。深感该书蕴涵丰硕、辨治切要、立足临证、朴实少文。

一、敬业无私,不秘其珍

张氏出生于名门世家。少年时代,族人频发疾苦,每遭厄运,求医艰难。为此弃学从医、矢志岐黄。于 1945 年师事皖西名中医刘惠卿先生,开始步入医林。因感到一家之术不能满足临证治裁,于是克服种种困难,经历许多曲折道路,刻勤自励、奋发进取"既遍访四海名医、结交八方高明,又深入高等中医学府,求知深造;既登堂执鞭、教书育人,又日夜临证,未尝一日懈怠;既历览古人医学著作,汲取精华,为临证所用,又借鉴今人医研成果,博采众长……"为了"弘扬岐黄,求实存真",他在长期的医教生涯中"蓄意采珍,医海拾贝,凡一证、一法、一方、一药、一个论点、一组数据,每有所悟,辄以笔录……"将所征集、整理、修订、研发的大量验方和治法,毫不自秘,倾囊而授。通过自己的著述,公诸于众。部分精炼效著之方(如红藤六妙饮、复方山鸡粉等)已获国家专利。正如邓大学先生评价说:"《临证碎金录》不仅是张琼林先生数 10 年业医之心血与精华的结晶,也是他对中国医药学的忠诚与爱心的奉献。"

二、立论无哗,不掩其朴

作者紧紧把握临证治验为着笔处,立论无哗,不掩其朴。理论紧密结合临床,交融成趣,确属超凡脱俗、正本求源,给人耳目一新之感。"方药评述"篇,把"提倡精方简药"作为启篇开局的导论,冠为篇首。严肃而郑重提出了当前无准则的大方泛滥、重剂成灾,带来了令人瞠目的严重不良后果。大力提倡"精方简药"的必要性和单捷制胜的重要意义。附验方 70 余首,佐治饮料 20 余则。为了方便临证诊疗,并积极倡导具有许多优越性而被人们所遗弃的散煎剂(煮散剂)的恢复启用。"专病论治"篇,本着实事求是的精神,选择一些危、急、难、笃、怪、顽之疾而久治不愈者作为示范辨治,凡非单纯用中医药治愈者一概不录。并做到重症专论、剧药详析、难病释疑、要言不繁。对一些医嘱作用大于方药疗效的顽绵之疾,还建立了"疗养须知",且制成卡片分别附于病历,供作参考。这也是苦心追求实效的一大特色。"诊余话医"篇,分为"临证漫笔"和"医林轶事"两个部分,有褒有贬,敢于总结成败两方面的经验教训,对于为人为医都有一定的指导意义,有别于一般"医话"。"论著选辑"篇,富含医德修养、医教方法、医药科研、预防摄生等,旁征博采、内容丰富。其中"治胃八法"已被多家专著、专刊和网站收录转载。总之,作者一切为临证设想,一切凭实践立言,治理、法、方、药于一体,文简意深,无夸夸其谈,不故弄玄虚。使人开卷有益,融会必效。若能前后互参,悟其真谛,更可触类旁通。其中提供了大量有益的信息,如"刺血圣手汪、邹、肖",用点刺出血治白喉、霍乱等急性传染病,与清代王士雄所编《重订霍乱论》中"出血立已"的刺法不谋而合,值得发掘。

三、纳川无限,不拘其源

张氏自强不息,上下求索,厚积薄发。上自古典医籍,下汲历代各家学说和临证治验,尤其对西医学的新思路、新方法同样择善而从,为己所用。其辨治的 71 个病证,涵盖中医各科。证病互辨,衷中参西,以中为主,兼参现代相关理化检查,观察疗效。既有广义的证候评判,又有具体的量化指标。以客观事实说话,使患者、读者心悦诚服。所列方药有经方启秘、成方化裁、单方复制、验方撷萃等,皆注明出处,毫无抄袭剽窃之弊,均与理相合、与法相随、与证相应、与药相契。对确有疗效的单方验方不嫌其"土";对向患者求教不以为"耻";对反复交代药物煎法和生活宜忌等疗养须知不嫌其"烦";对沉疴顽疾,须内外合治、数方齐上者不嫌其"杂";对特殊病例追访 20 年以上者不嫌其"长"。强调"医不守派""医贵多技"。认为治疗顽症墨守成规的单一服药内治,往往难获全功,按照《素问·异法方宜论》"圣人杂合以治,各得其所宜。"结合针灸、推拿、拔罐、温熨、熏洗、敷贴、发泡、饮食调节、精神开导等中医综合疗法,克敌制胜,起痼扶颓。对于一些具有变态心理、强迫思维、多愁善感、积思苦虑的抑郁症,除用中医"以情胜情"的"顺之"心理开导外,还引用了森田正马氏疗法,以打乱"精神交互"的连锁反应。博采众长、集思广益,以平为期。

四、精研本草,不囿其章

过去中医学徒的学医程序是:先药、后医,再学针灸。作者出身于中国传统师承形式的中医临床世家,深深地体会到中药是中医的灵魂和命脉。因此,精读深究古今《本草》不囿陈言,敢于创新。对于部分中药如虎杖、党参、胎盘、淫羊藿等的品种考证、开拓启用及其疗效的重新评价,做出了一定的贡献,对现代药理亦广为涉猎。为了方便患者,解决当前看病贵的问题,除积极倡导精方简药外,并亲自培植了大量生药标本,炮制加工,供患者参考采用,发挥鲜品的特殊功效,做到药尽其用,以保持和发扬中医简、便、验、廉的特色。最后总结出几十种专用饮料,如小蓟茶、茅根茶等,广泛应用于临床,提高疗效,缩短病程。

五、砭弊无畏,不钝其锋

为了捍卫中国医药学的尊严,纯洁中医队伍,作者本着"太史公写史,不虚美、不隐恶"的精神,认为"家丑必须外扬",只有外扬"家丑"才能杜绝"家丑"的蔓延,为正名中医势在必行,因此敢于暴露一些"阴暗面",以引起医界的足够重视。在令人叫绝的《医林轶事》篇中,分别从"以巫扬名""以贵自矜""恃脉自炫""以囚名世""游医与医骗""绝技与绝种"等几个侧面,用真人真事为模特,写事不写人。以苍生大医的悲悯情怀,对于某些垄断保守和自私守旧行为深为痛惜。尤其是对若干混迹医界,徒属滥竽、谋财害命之含灵巨贼的丑恶行径更为深恶痛绝。应该看到作者并非杞人忧天,也不是危言耸听,更不是与人过不去。可以说,目前少数人索垢觅腐地歪曲中医形象,煽动"网上签名"不是空穴来风,中医之所以被人们误解,相当程度上与这类鱼目混珠之徒有密切关系。作者有勇气揭露医林丑恶,其勇可嘉,其心可佩。正因为有了千千万万像他这样的承前启后、无限忠诚于中医事业的铁杆中医捍卫者,我们中医事业才能源远流长,兴旺发达。

该书篇幅不大,但涉及面广,在方药证治的论述和应用方面,均有不同程度的开拓创新。源于实践之作,必然实用于临床。希望有志于弘扬、光大中医工作的作者、出版社,能多多出版此类作品,以飨读者。"善教者使人继其志",祝愿作者的弟子,能薪火相继,发扬光大。

（编者注:本文刊登于《中国中医药报》2007 年 5 月 30 日）

融汇古今　反映现代

——评介《现代方剂学》

著名方剂学家,贵阳中医学院邱德文教授及其同道冯泳教授、邹克扬副教授最近又推出新作《现代方剂学》,该书由中医古籍出版社出版,全书近180万字。举凡方书,古有医方、时方、成方等之名,近有方剂学、方剂讲义、方剂词典等之籍,本书之所以名曰《现代方剂学》,具有以下特点:

一、构建了现代方剂学的基本框架

方剂学作为中医基础教学的一门主干学科,随着教学和科研的不断深入,方剂学科的内涵有了很大的延伸与分化。传统方剂学是研究并阐明治法和方剂理论及其运用的一门科学,其内涵是按照辨证审因决定治法之后确立的组方原则,结合配伍规律,选择合适的药物,酌定用量,采用一定的剂型而构成的功效系统。现代方剂则不然,包含了作用机制、药物成分、毒副作用、质量标准、剂型研究、实验研究等,在此基础上产生了实验方剂学、临床方剂学、方剂制剂学等分支学科。因此,作者认为现代方剂学已经形成,他包括了传统方剂理论的继承与创新两个方面,其基本框架可概括为4个部分:

1. 方剂教材体系的形成与发展。如大专院校的各种规划教材、协编教材、函授教材、成教教材等。

2. 传统方剂体系的继承与系统总结。如《中医方剂大辞典》《中国历代名医名方全书》等。

3. 现代方剂研究成果的总结。如《中医方剂的药理与应用》《中成药及复方药理与临床应用》等。

4. 临床方剂和专病专方的发展。如《临床方剂丛书》。

本书以"继承不离祖,发扬不离宗"为原则,从上述4个方面进行了归纳与构建,使现代方剂学以现代、崭新的面貌展现在世人面前。阅读此书,可令人耳目一新,可解读传统方剂理论的继承与创新,方剂研究与当代科技的结合,方剂学科内涵的延伸与学科分化,现代方剂学科的发展趋势等方剂学的诸多问题。

二、提出方剂学基本理论的四个特点

方剂是在中医理论指导下,将药物进行有机组合的功效系统,是治疗疾病的关键环节。作者指出,方剂学的基本理论主要包括四个特点:

(一)方剂的组成原则与组方方法

方剂的组成原则是针对病机来选药组方,针对病情来制定剂型,提出组方方法分君臣佐使方法、药对方法、特殊组方方法和专病专方方法。君臣佐使组方方法主要强调药物的轻重缓急和药物之间的协调统一,通过君臣佐使搭配,使药方更加合理,针对病情。药对组方方法主要体现药物在方剂中的寒与热、补与泻、散与收、升与降、开与阖、动与静等对立统一的辩证关系;甘温除大热、升清降浊、提壶揭盖等则属于特殊组方方法;专病专方方法除专科专病方外,还包括经验方、祖传秘方等。

(二)组方规律与配伍特点

组方规律是某类方剂组成上的主要规律,分一般规律和特殊规律。汗、吐、下、和、温、清、消、补、解表、清热、活血、补虚等属一般规律。火郁发之、提壶揭盖、逆流挽舟、甘温除热、开达募原、交通心肾、引火归原、培土抑木、培土生金、补肾纳气、阴中求阳、阳中求阴等则属特殊规律。配伍特点是指某一首方剂配伍上的主要特点,如六味地黄丸上的三补三泻,补阳还五汤配伍中重用补气药等。

(三)方剂组成与方剂变化

指出方剂的组成逐渐由原药材配伍向有效部位、有效成分配伍过渡,随之方剂组成变化在药味、药量、剂型上有更加不同的变化。

(四)方剂剂型与方剂用法

指出目前方剂剂型逐渐由传统剂型向现代剂型过渡,新剂型则要求新的用法。

三、提出划分方剂发展史的四个阶段

本书提出划分方剂发展的四个阶段,即:方剂的产生及方剂学的形成阶段:方剂产生于夏商时代,方剂学形成于秦汉时期。方剂数量的增加及方剂学术流派的形成阶段:晋隋唐时代方剂数量骤增,宋代是政府官修方书成功的时代,宋金元时期产生了方剂理论流派。制方理论逐渐完善阶段:明代方剂理论有了重大发展,清代至民国是方剂理论日臻完善时期。方剂学的发展及现代方剂学形成阶段:中华人民共和国成立后,中医药事业有了极大的发展,

方剂研究队伍逐渐形成,方剂学科内涵发生了延伸与分化,现代方剂学基本框架的构建形成。

四、《现代方剂学》囊括了三大类方剂

(一) 基础方剂

本书收集了众多方剂中最常用、最基础的方剂,以法归类。每首方剂首列组成、功用、主治、方源,紧接着进行解析,主要分3个部分。即组方:包括制方依据、组方方法、配伍特点。制剂:包括传统制剂、现代制剂。应用:包括用方要点、临证加减、使用注意、现代运用,后附参考文献。这样更加全面完善地解析了方剂,使得对方剂的组成、制剂、应用认识得更加充分。尤其是制剂部分补充了原来方剂重方轻剂的趋向。

(二) 临床方剂

本书重点强调实用性、科学性,以临床各科进行分类,均以病带方,以列表形式,每方列方名、方源、组成、用法、主治、备注等,选方丰富,便于查阅。内科以五脏分类,即心病、肝病、脾病、肺病、肾病;外科则分为外科、骨科、皮肤科;妇科;儿科;五官科则分为眼科、耳鼻喉科、口齿科;还有老年病科;男科;肿瘤科。此外,为方便临床选方,还增加了当代名医效方、民族(苗、蒙、藏、傣、壮、侗、彝)药方。

(三) 实验方剂

以方剂药理学、药物化学、制剂学来阐述其研究思路、研究方法、研究技术。药理学、药物化学主要是证实方剂是否有相关作用,为什么有这些作用,其药效物质基础是什么。制剂学主要解决怎样才能把方剂作用发挥更好,以选择最佳的给药途径。在每类方剂之后列举有关方剂实验举例,使得读者能更加容易理解,有利于学习使用。

综上所述,《现代方剂学》不仅对方剂学发展做了概括,而且展示了方剂学的基本理论新的发展变化;基础方剂解释显得更加系统、合理;临床方剂的选方范围宽广,方证对应,切合临床实际;实验方剂对方剂现代研究方法手段进行的阐述和归纳,对方剂进行实验研究有借鉴价值。本书是方剂学领域能融汇古今、反映现代的一部大型参考书。

(编者注:本文作者路志正、朱建贵,刊登于《贵阳中医学院学报》2007年第29卷第6期)

新世纪全国高等中医药院校规划教材
《中医内科学》评介

　　余于闲暇之时,有幸拜读南京中医药大学周仲瑛教授主编的普通高等教育"十五"国家级规划教材《中医内科学》,受益颇多。中医教材是中医院校学生学习中医的基础和入门课程,关系到他们的知识结构、学习走向及中医发展方向,而中医内科学是中医学学科的主干课程,是中医基础理论与临床各学科的桥梁课程,具有承上启下的作用。余一直关注中医教材,特别是《中医内科学》的编写,从第 1 版到第 5 版等各版,每版都细心拜读。

　　此版教材全书分总论和各论 2 部分。总论分 2 章,第一章导言介绍中医学科理论的起源和发展,中医内科疾病分类、命名及特点;第二章中医内科疾病辨证论治纲要,分别介绍中医内科疾病辨治原则及外感六淫、内生五气、脏腑病证及气血津液的辨治概要。各论分七章,按肺系、心系、脾胃系、肝胆、肾系、气血津液、肢体经络病证顺序排列,各个病证分设概述、病因病机、诊查要点、辨证论治、预防调护、结语、临证备要、医案选读、文献摘要等栏目。书末附常用方剂、参考书目,以备查阅。

　　与以前几版教材相比,本书具有如下特点:首先,中医病证的分类参照《实用中医内科学》,按脏腑、气血津液、肢体经络划分,以辨证论治为重点,力图保持中医特色,突出了中医内科理论的系统性、层次性、全面性及结构的完整性。每种病证明确致病原因,探讨发生发展变化规律,并新增加了临床常见病证,如痴呆、颤证、肥胖、癌病等,进一步丰富了中医传统病证的内容。其次,在病证的编写中,增列了诊断依据、相关检查及辨证要点,并于每篇后附临证备要及医案选读,突出了临床实用性,避免了中西医概念的模糊混杂。其中临证备要部分将临床中具有实用性、指导性的内容分段叙述,如肺痨,提出了辨主症治疗方法,如症见咳血、咯血一般用补络止血法;症见盗汗、自汗一般用和营敛汗法,并予经典选方、用药。对于呕吐,提出了半夏为呕吐之主药,有利于提高临证时的具体处理能力;医案选读列举了古今名医名案数则,冶理论和实践于一炉,是学习中医理论和提高临床诊疗水平的最好借鉴,以供临床参考。

　　此版教材内容丰富,在写作方法上大胆创新,符合中医院校学生培养模式的要求,体现了教材的实用性和先进性,能够有效地提高学生的临证能力,以指导临床实践,是中医人才培养中不可或缺的精品教材。

2008 年 4 月 29 日于北京

读《证素辨证学》有感

余与文锋先生(朱文峰)相知多年,每每论及岐黄之类日渐式微,莫不慨然。

中医的经方、验方、时方、偏方、自拟方等,都是医家和民间在长期临床经验基础上逐渐提炼升华而来,均有其一定的适应范围,熟练掌握其功能、主治,要靠辨证论治。辨证论治是中医之精华,是提高疗效的不二法门。

辨证是一个精确而客观的过程,并非模棱两可、路路皆通的主观思辨。中医的客观性就表现在证上,患者的症状和体征是客观的,通过对客观表现的分析,认清疾病的本质,这就是辨证的过程。唯有准确辨证,"有是证,用是药",临床方能游刃有余。

今喜读文锋先生大作《证素辨证学》,感到既有继承、又有创新。自仲圣首倡六经辨证起,至后世之八纲、脏腑经络、卫气营血、三焦辨证等,皆从不同的角度揭示了临床治疗疾病的思维方法,为中医学的发展做出了巨大贡献。"愚者察异,智者察同",文锋先生有感于中医学的辨证方法多端,缺乏统一标准,潜心探讨中医辨证思维数十年,结合现代数学模型,将百家之说统一于一种形式,建立了完备的证素辨证体系。

《证素辨证学》一书,独辟蹊径,述前人之所未及,将中医传统的辨证方法与现代的数据处理、信息挖掘技术相结合,探索出"双层频权剪叉算法",创出一种全新的辨证方法——证素辨证体系。全书分为辨证方法的研究、证候辨证素量表、证素诊断标准、常见证诊断标准和证素辨证诊疗软件五个部分。以证素为核心,将辨证体系归纳为证候-证素-证名之间复杂的三阶双网结构。从患者的症状体征出发,结合现代技术、流行病学调查、名老中医经验和文献资料,将辨证的关键、核心称为证素,证素是一个崭新的概念,证素是辨证所要辨别的病理本质,病位、病性、证素是诊断的基本单元,将证素有机综合就可辨出证候,再结合名老中医的论治经验遣方用药,理法方药一体,诊断治疗同步。该研究建立了一种规范的辨证论治方法体系,以保证辨证论治过程的标准和统一。

值得注意的是,《证素辨证学》将以往数种辨证方法融合为一体,将百名老中医的诊疗经验纳入其中,继承了中医先辈的临证经验。同时,为后学者发蒙解惑提供了有据可循的标准化辨证方法,提供了新的认识中医的学习思路。将中医辨证的内在绳墨用证素的方式表达出来,将中医核心的客观本质用证素的方式表示出来,阐释了中医辨证的科学性,提高了中医的实用性,能促进中医学诊断治疗的科学规范,为传统的中医学注入了新的活力,为弘扬辨证学术思想开辟了新的途径,有望为提高临床疗效做出新的贡献。

《证素辨证学》一书,据中医先辈之思想,独创证素辨证体系,思路新颖,具有较好的实用性。

（编者注:本文刊登于《中国中医药报》2009 年 1 月 8 日）

求知路上的一盏明灯

——评李士懋教授的《冠心病中医辨治求真》

李士懋是河北医科大学中医学院教授,主任医师,博士生导师,全国第二、三、四批老中医药专家学术继承工作指导老师,河北十二大名医之一。50 多年来潜心于中医理论与临床研究,著作甚丰。近日喜读李教授《冠心病中医辨治求真》一书,深为作者精研岐黄、严谨治学、实事求是的学风所感动,也为其对冠心病的独到见解所折服。作者师前贤而不拘泥于前贤,崇尚经典而不囿于经典,实乃新中国培养出来的名医大家。细读此书,可以看出有如下特点:

一、引经据典,古今并重

该书分为 4 部分,一为概述,阐述了作者对冠心病辨治的总体思路;二为经典引述,将《内经》《难经》《伤寒论》《金匮要略》与冠心病有关的条文逐条列出,并加按语阐述作者的理解;三为作者依据中医理论治疗的冠心病医案 100 例;四是历代冠心病医案撷英。全书氤氲着浓浓的中医特色,引经据典,条分缕析,上自《内经》《难经》,下至明清近代,古今并重,理论联系实际,反映了作者深厚的中医理论功底,展示了作者坚持以中医理论为指导的辨证论治思想。

二、辨证论治,尤重脉诊

脉象求真。脉象的形成,和脏腑气血关系十分密切,脏腑气血发生病变,血脉运行受阻,均可通过脉象反映出来。作者对脉学尤其重视,形成了以脉诊为重心的辨证论治方法,在研究历代脉学经验的基础上,提出了很多切合临床的脉学新论。如他在辨证中按脉之有力无力作为判断虚实的依据,提出了"迟数不独以至数论"的观点,指出数脉并非指脉的至数,而是指脉的形象,其至数或为六至,或为五至甚至四至,只要是脉来去皆迅疾,即为数脉。迟脉、缓脉皆然。这一观点颠覆了人们对数脉的认识,对后学很有启迪。他提出了新的脉学概念"脉痉",即脉沉拘滞紧涩,呈收引凝敛之象,是引发冠心病心绞痛、高血压病的重要原因之一。对于濡脉,作者认为如果按《濒湖脉学》所言:"浮而柔细知为濡",很难与微脉区别。他认为濡,即软,即脉来柔软,仿佛水中之棉,脉力逊于平脉,但又强于弱脉,对脉位的浮沉、至数的疾徐、脉体的长短阔窄,都无特定的要求,这是对脉学理论新的补充和发展。

凭脉辨证。作者认为,脉象更能真实地反映人体的寒热虚实及病变脏腑。因此,对脉症不一、舌脉相左的疑难杂症的诊治,或是舍症从脉,或是舌从脉解,如第38案例中的老年女患者,症见晕旋,心中迷糊,胸闷,便溏,舌嫩绛少苔,脉弦濡滑数,尺稍差,观其舌象,常人当以阴虚论治,而作者根据弦濡滑数,尺稍差的脉象表现,辨证为湿热熏蒸,认为濡主湿,数主热,湿热化燥化热后,亦可无舌苔,舌嫩绛少苔非独阴虚所见,阴寒盛,阳虚气化不利,津液不布,舌失濡润亦可少苔,故给予清热化浊的菖蒲郁金汤化裁而愈,即是凭脉辨证、以脉解舌的具体体现。

脉知转归。脉象不仅是辨证的重要依据,还对判断疾病的转归和预后有很好的预测作用。作者认为,脉贵和缓,和缓是有神、有胃气、有根的表现,是药后病解的表现。如第27案例中的40岁男患者,患高血压,冠心病。症见胸痛憋闷,活动、烟酒、饭后则痛,静时则止;疼痛发作时,始自天突开始疼痛,继之胸膺、左胸乃至左臂皆痛,脉弦而紧滞,舌有瘀斑,面色暗滞。首诊根据其弦而紧滞的脉象,考虑为脉痉,为寒邪敛涩之象,故辨证为寒凝血瘀,给予温阳散寒的桂甘姜枣麻辛附汤加味;二诊脉转为弦滑,知寒去阳复,故改涤痰活血行气之法,以瓜蒌薤白桂枝汤加减;三诊因外感脉转为滑数兼弦,当为外感伏热未尽,予新加升降散达透郁热;四诊从脉转弦缓,知热已清,正气复,恙已无大碍,故停药观察。

三、不拘成法,灵活变通

作者治疗冠心病,思路开阔,方法灵活,不受现代根深蒂固的活血化瘀、益气养阴等成法束缚,唯辨证论治是崇,谨守病机,法无定法,方无定方,常取得了令人满意的效果。如用汗法治疗冠心病,给人以耳目一新之感。15案例中,描述一50岁男患者,患胸痛、胸闷、短气、怵惕、惊悸、无力、畏寒、下肢凉。心电图示T波广泛低平,V5~V6倒置,血压:170/105mmHg,脉沉而拘紧,按之有力,舌尚可。根据其脉象,诊为寒凝;根据其短气、惊悸,诊为内饮;根据其胸闷痛且怵惕惊恐,判断病位在心,故以外散风寒,内蠲痰饮的小青龙汤化裁,取得了较好的效果,并停了服西药。一般认为,麻桂为辛温解表发汗之品,似无表证不当用,作者认为,麻黄解寒凝,发越阳气;桂枝振心阳,通血脉,对寒凝于里者,仍当用之;俗谓麻黄升压,高血压患者当禁忌,但当脉沉而拘滞时,为寒邪凝泣之象,以麻桂发其汗,开腠理,通心阳,寒去脉可起,血压反可降下来。由此可以看出,唯有熟读经典,深刻领会,勤于临证,博采众长,才能驾驭经典之本旨,举一反三。

四、博采众方　经方是宏

作者精研方书,匠心独运,善用经方。粗算下来所治病案百例,涉及成方70有余,其中绝大部分为经方。如用栀子豉汤治疗热郁胸膈之冠心病(案例1),木防己汤治疗水热互结之冠心病(案例8),等。对清代和近代名家方剂,更是运用娴熟,如用新加升降散治疗郁热内扰之冠心病(案例4),甘露消毒丹治疗湿热蕴阻,清阳不升之冠心病(案例40)等,效如桴鼓。乌梅丸为厥阴病主方,原用治上热下寒、寒热错杂之蛔厥、久利,而作者却根据厥阴病提纲中所述"气上撞心,心中热痛"类似冠心病症状的描述,用来治疗肝阳虚导致的心阳不足、心脉不畅的冠心病心绞痛(案例97),亦取得了很好的效果,真可谓深得仲景之奥旨,不愧是灵活运用经方之高手。

五、痼疾顽症,重拳出击

作者临证,博采众长,勤于思考,善于总结,除辨证准确外,用药亦十分精当,在准确辨证的基础上,常大剂出击,力专效宏,取效甚捷。如喜用附子,临证约70%患者使用,用量少则5g,多则90g,常用量也在15~40g,大大超过药典剂量,若非胸有成竹,怎敢妄投。其使用附子有两指征,一是脉按之力减,二是有寒象,强调附子先煎40分钟以上,从小剂量逐渐加起,以出现暝眩现象为最佳剂量,所谓"药不暝眩,厥疾弗瘳",认为中药同样存在量效关系,以脉之和缓有力为判断药物最佳剂量的指征;更善用大剂量虫类药,如用蜈蚣治疗高血压,一般用至20~60条,且用全虫,不去头足而奏息风解痉作用。

作者辨证之确,用法之活,用方之博,用药之巧,随处可见,书中精华非三言两语所能囊括,亦非浅学者短时间所能领悟,在永无尽头的漫漫求知路上,《冠心病中医辨治求真》一书无疑是一盏明灯。

(编者注:本文刊登于《中国中医药报》2009年4月17日)

发皇古意融汇新知 中医事业代有新人

——品读《王国三临证经验集》有感

王国三先生是当代著名中医大师岳美中先生的亲传弟子,第1批全国500名老中医药专家之一,高徒导师、临床、科研、课徒60余载,擅长心系、脾胃病、肾病及内科疑难杂症的中医药治疗,学验俱丰,誉满冀东,名扬海内外。王老俩高徒刘玉洁、蔡春江主任中医师,组织众徒弟搜集整理了王老的医案、医话及日常授徒讲义,系统总结王老临证经验及学术思想,编著成书,以使王老经验发扬光大,并更好造福于后学者。

全书以王老学术思想为主线,结合王老日常诊疗的医案,平时授徒的医话、医论,系统而全面地阐述了王老对心系、脾胃病、肾病、妇科及内科疑难杂症的认识,比较全面地总结了王老的诊疗经验及学术思想。全书附篇王老经验方选尤其值得细细品味。全书写出了"干货",临床经验弥足珍贵。溯源国三先生学术思想,源于《内经》,崇尚仲景,效法李东垣、叶天士,学宗三家,并博览诸家,且勇于创新。他临床实践60余载,精通中医内科,尤其对心病、肝病、脾胃病和妇科杂病的治疗有独到的研究和显著的疗效,慕名求医者络绎不绝。特别是他提出的"急难大病,需用大药"的观点,独树一帜,有胆有识,指导抢救急危重症,活人无数,堪称继承与创新之典范,也是发皇古义、融汇新知之楷模。

王老是第一、二、三、四批全国老中医药专家指导老师,80高龄,仍坚持临床一线,为民服务,授课带徒。刘玉洁、紫春江均为王老高徒,唐山市中医医院业务骨干,王老优秀继承人代表,从他们身上,我看到了中医事业繁荣昌盛的希望。

我与国三先生相交、相知多年,对其德行、学问十分敬仰。王老组织学生、高徒将自己的学术思想、诊疗经验,编著成书,毫无保留贡献出来,以供同道阅读、学习。这无疑会对传承、发展中医药事业做出积极贡献。

赘述数语,谨表钦佩与祝贺,并乐于向大家推荐。

中国中医科学院广安门医院 路志正

2010年6月18日

《〈伤寒杂病论〉研究大成》读后

去岁冬月,收到河北中医学院吕志杰教授编著的《〈伤寒杂病论〉研究大成》一书,近半年来,在不断翻阅中,不禁让人发出"燕赵大地,名医辈出贯古今"的感叹!

《伤寒论》和《金匮要略方论》本源于后汉张机(仲景)的《伤寒杂病论》。自西晋王叔和编集后,将其"伤寒"部分名之曰《伤寒论》,而"杂病"部分曾一度散失,后经宋代王洙于旧简中索得,又经林亿等校正后,把"杂病"部分名为《金匮要略方论》,而致"两论"流传至今。近千年来,有关"两论"的著述可谓多矣,有校勘、注释、直解经文者;有结合自己或他人的临床经验、研究心得而阐述发挥者;有广集古今文献资料,尔后按一定体例编辑汇总者。然就"两论"而言,分述者多而合论者少。就内容与体例而言,注重理论探究者,常令人觉得深奥,或枯燥乏味;而偏重临床研究者,多按"类方应用"进行分类,与原书经文顺序脱节,这虽然便于初学者学习,但有失仲景本义,难窥圣书之原貌。

今观吕教授编著的《〈伤寒杂病论〉研究大成》,将"两论"分上、下两部合而讨论,在广收博采文献资料,尤其是在多年临证、教学研究的基础上,依原文的顺序,逐条按校勘、注脚、提要、简释、方歌、方证鉴别、大论心悟、验案精选、临证指要、实验研究等十项子目,对"两论"原文进行了全方位的阐释,成就了一部鸿篇巨著。我认为本书有以下几个特点:

一、合二为一,还原本义

《伤寒论》《金匮要略方论》其源本一,其"伤寒"与"杂病"内容虽各有偏重,但伤寒中有杂病,杂病中有伤寒。同一方剂,如桂枝汤,既可治太阳中风表虚证,又可治内、外、妇、儿等科杂病,且后者应用范围更广,故前人有云:"外证得之能解肌去邪气,内证得之能补虚调阴阳"。"两论"合而编之,既符合临床现实,又利于前后发明,彼此参照,融会贯通,从整体上全面把握仲景的学术思想,还可在编写过程中,减少不必要的重复,使文字更加精练。不难看出,这正是吕君习医、临证,尤其是从事科研教学工作 30 多年来,在寻觅、探索医圣圣功圣德的过程中所获得的启迪和亲身体验。

二、理论临床,兼顾并重

作者将《大成》编著之旨定为"既注重理论,又注重实用",这无疑与目前大力倡导的"学经典、做临床"的理念是一致的。但按 10 余项子目来编辑，则有使本书成为大部头"资料集"的隐患。不过，令人欣慰的是，吕教授未把编写的重点放在对条文的过多选注或方论的选编之上，而是在对条文进行了必要的剖析、阐释后，立即把重点转到了"方证鉴别"和"大论心悟"两大亮点上。通过学习，前者可助读者参悟到相关"类证间的区别与联系"，掌握"方证鉴别的要点"；后者则可了解古今医家对仲景医学在理论上的发挥与临床上的建树。"学经典"是为了"做临床"，但两者之间，毕竟还有一段距离。因为，"经典"是规律性的总结。一般说来，凡是规律性的东西，都具有简约、直白、典型性。但就现实而言，病邪既可是单一的，又可是多因素的，其在脏腑、经络间的传变是错综复杂的，且人的禀赋体质、性别、年龄、精神状态、居住环境、工作状况、生活习惯以及疾病史等诸多因素，都会影响到人的病情变化。这无疑加大了临证时辨证施治的难度。为贴近临床，吕教授把更多的精力放在了其后的"验案精选""临证指要"，即经方的临床应用这个关键点上。比如，仍以桂枝汤的应用为例，其精选的 30 多例验案，不仅涵盖伤寒外感类，而且广涉内、外、妇、儿、五官等科杂病类的应用，而所加之"按"或"原按"，则如画龙点睛之笔，圈点、诠释了辨证施治、选方用药的全过程。这样的编写，无疑使全书更加丰满、翔实、鲜活了起来；弥补了经文部分难以展开之不足，扩展了读者的视野，缩短了"学"与"用"之间的距离。

三、身体力行，学验俱丰

吕教授不但在仲景学术思想的文献研究方面勤求博采，颇有心得，而且勤于临床，积累了丰富的临床经验。他用经方治病的验案，涉及外感热病、疑难杂病、危急重症，并有不护短的误治病案。还有，从本书所附的四篇考究论文及按语评述，都可体现其学识素养及临证功夫。可以说，他是一位精研仲景学说的专家，也是一名勤于实践、医技高超的医生。

四、细微之处，颇见功力

《大成》对原文所做的必要的"校勘"与"注脚"，对生僻字所加的注音，对所引文献的规范统一，以及方歌的精心编写，皆可见其字斟句酌的功夫。还有，为了方便读者对本书内容的查阅，书后还列有方剂、中医病证、西医病名验案等索引，其良苦用心可见一斑，其严谨治学的态度令人钦佩！《大成》的编写，绝非人云亦云、资料堆积，而"是编著者广收博采古今名医大家、现代众多学者及自己研究《伤寒论》《金匮要略方论》所取得的成果，提炼精华，潜心创作而成"。至于其他亮点,因篇幅有限,不再多述。但有一点我还要说,那就是据我所知,吕教授和我一样,应用电脑的水平不高,文稿的收录和修改全靠笔耕手抄。据统计,本书洋洋洒洒近 200 万字,参录的书目达 187 种。可以想见,为完成这一艰巨任务,在六七年的时间里,他甘于寂寞,埋于书籍纸墨间,废寝忘食,勤勉不辍,几易其稿,用心良苦。若非出于对中医药事业的无限热爱和执着,哪有此书的问世。望中医同仁都能用此精神"做学问""做事业"。

"一本好书就是一位良师"。本书医论、医案源于"百家",就"转益多师是吾师"而言,本书不仅适合于在校学子、初涉临床者,即使是中、老年医师人手一册,以为把玩参阅也是一件幸事。

（编者注:本文刊登于《中国中医药报》2011 年 10 月 12 日）

读《田淑霄中医妇科五十六年求索录》有感

我与李士懋、田淑霄教授相识多年。他们夫妇切磋共勉、辛勤耕耘于中医事业50余年,颇多造诣,曾合著《相濡医集》《脉学心悟》《溯本求源平脉辨证》等10余部专著,师古而不泥古,将理论与临床实践相结合,深受读者喜爱。近日收到田淑霄教授寄来的新作《田淑霄中医妇科五十六年求索录》,阅后,感其对中医执着热爱,勤于临证,善于思考,勇于创新;不惜毕生心血,勤于笔耕,著书立说,分享同道,他们为了奉献人民与社会,更是对中医事业的未了情缘。

田教授1962年毕业于北京中医学院,在学期间受秦伯未、任应秋、董建华、刘渡舟、赵绍琴诸名师教诲,毕业实习又受到中医妇科名家王大鹏的亲授,具有扎实的中医基本功。早年在基层综合医院,练就了以中医内科为主的全科临床基础。1979年调河北中医学院任教,由内科转向妇科,具有中医古籍经典和妇科临床实践积累,辨证论治功底深厚,同时善于汲取新知,借鉴西医检查、诊断,提出中医妇科新见解,创用新治法,疗效显著。曾任博士研究生导师和第3、4、5批全国老中医药专家学术经验继承指导老师,术授有方,获"河北大名医"称号。近将其长期学验心得体会整理成册,文笔简洁、层次清楚、主次分明、说理精细、深入浅出、质朴实用,真可谓没有围墙的中医师承学堂。

全书分为三个部分。上篇为《关于中医妇科的理论阐述》,充分反映了作者的学术思想,为读者研读医案做好铺垫,可见作者良苦用心。其学术特点概括为以下几点:

第一,在经、带、胎、产诸病的发病与演变规律中,田教授擅于从整体调节五脏与冲任督带,尤重奇经。推崇傅氏(青主)所言:"经水出诸肾",认为肾是产生月经的根本,肾气、肾阴、肾阳虚损均可导致各种妇科疾病;孤阴不生,独阳不长,注重肾阴肾阳同补。脾胃为后天之本,为气血生化之源、气机升降之枢,脾统血而主统摄月经。脾肾相关,先后天相互资生。这些学术思想贯穿全书,是其辨证论治、组方用药的依据。并认为女子以肝为先天,同样对临证有着重要的意义。

第二,书中提出了一个"中西医合参"的新见解,反映了田教授严谨、虚心的治学态度。她既不排斥西医,又不盲目崇拜西医,几十年的临床工作中,形成自己的辨治思路、学术思想。以不孕症为例,对输卵管阻塞性不孕,她不仅以四诊合参辨治,更结合其发病机制,重用活血化瘀、化脂消痰、通经活络之品,以达疏通输卵管的目的。这正是对中医妇科与时俱进的发展。对多囊卵巢综合征、功能性卵巢囊肿、子宫内膜异位症等均有独到的辨证思维,值得读者学习。

第三,作者以近乎毕生医、教、研之经历,对中医发展、特别是中西医结合指出:"受西方科学为唯一科学思想的影响,中西医结合70年来,暴露出一些深层次的矛盾,导致中医学术异化、中医学术淡化",提出"把中西医结合的提法改成中西医并重",即"中西医合参"的观点,认为"中西医之间的关系,是东西方文化大背景下、两个学科之间的相互碰撞、渗透、交融的过程……是一个复杂的探索过程。"对中医发展方向的热切关注,代表了老一辈中医学者对中医传承发展的期待与厚望。

第四,下篇为医案篇,作者全书共介绍了190例妇科临床验案,涉及经、带、胎、产、乳各门。每例医案后均附作者亲加的按语注解。作者擅用经方时方,以香砂六君子汤、附子理中汤、完带汤等健运脾胃治疗闭经,用四君子汤合四苓散治疗羊水过多。又介绍个人验方,她基于脾主中气,能统血,自拟益气归经汤以治气虚崩漏,自拟补肾毓麟汤治疗肾虚不孕等,充分展示了其重视脾肾的学术思想。

本篇的特色在于作者站在"中西医合参"的角度,对多种妇科疾病病因病机的分析;引经据典,阐明辨证处方的思路来源;借鉴西医学检测技术,纳入中医临床理法方药诊疗过程。如卵巢囊肿,因其为液性包裹而加重健脾渗湿之品;多囊卵巢综合征、输卵管阻塞性不孕,善用白芥子、皂角刺、穿山甲等温通之品;子宫肌瘤、子宫腺肌病等,属于中医癥瘕,则加入活血化瘀、软坚散结之药,如白芥子,古人言其有祛"皮里膜外之痰"之功,殊能提高疗效,作者将其用于多囊卵巢综合征患者,用以促进卵泡破裂,可谓"古药新用",这种创新探索值得称赞。月经先期医案篇,介绍一阴虚内热医案,作者用清胃散合二至丸治疗,分析患者为先有实热,热伤阴,继而生虚热,故而以清胃散泻心胃实火,以二至丸养阴以清虚热,服药月余,月经周期转正常,可谓标本兼治。

医案篇还充分体现出"同病异治""异病同治"的辨证思维。以"闭经"篇为例,分别介绍了脾阳虚、脾虚、肾虚、肝郁、气血虚、寒凝、热盛等不同证候的闭经医案,针对其病因病机施以相应的方药;而肾虚闭经中,又附以西医病名,便于读者了解,如卵巢早衰、多囊卵巢综合征等。在病证排列次序上,全书以中医病为纲,以证为目,如带下病为例,下分脾虚、肾虚、血瘀、火毒内盛等带下15种之多,突出了中医妇科辨治的一大特色。

附篇为崩漏、不孕症两大常见病的讲稿,详细介绍了作者对其病因病机、辨证论治的独到认识,以及治疗体会。以崩漏为例,作者指出:不能见血块即定为血瘀,不能见脉数即定为血热,应全面了解病情,辨证而施。

治未病是中医学中一大特色,早在2000多年前成书的《内经》中,即提出:"夫病已成而后药之,乱已成而后治之,譬犹渴而穿井,斗而铸锥,不亦晚乎?"的预防思想。作者在上篇即专列"预防与保健"一节,对经、孕、产褥期均做了较详尽阐述,这对妇女防患于未然,具有重要防护作用,确从长期临证体验而来,弥足珍贵!

时至21世纪,社会在发展,科技在进步。在这样一个全新的时期,中医学应该如何发展才能适应当今社会?才能更好地为人民群众服务?这是我们所有中医人应该思考的问题。作者勇于探索,融会新知,为我所用。针对一些西医妇科疑难疾病摸索出一些中医治疗经验,毫不吝惜地献给人民,其精神可嘉。值得强调的是,作为中医妇科专家,田教授始终以中医理论指导辨病与辨证论治,从而获得显著的疗效,这正是中医药学发展的立世之本。

相信本书的出版对于中青年妇科工作者来说,既可作为临床参考,更可为妇科同道提供了相互交流的平台,实为一部通俗实用的好书。

中国中医科学院广安门医院 路志正

2012年12月18日

学与术兼得 传与承相继

——简评《王琦医书十八种》

近获《王琦医书十八种》,厚重沉凝,置之案头,不胜感慨!

《医书十八种》是集王琦教授 50 余年心得扛鼎之作,累累近八百余万言,汗漫中医多个领域。兹就该丛书特色简介如下:

其一,立足经典,创立新论。中医之根本生命力在于经典。历代医家,无不是长耽典籍,在继承中有所创新。《医书十八种》无不立足于《素问》《灵枢》《伤寒》《金匮》等医籍,在于尊古而不泥。如所创之中医体质学,便是借鉴《内经》体质分类及诊治奥义,经文献研究、流行病学调查、标准制定、实践应用,形成完整的学说体系,被纳入"国家基本公共卫生服务规范"。余如中医男科、腹诊、藏象学等均来源于经典,经过漫长的历程而逐渐完善成熟。

其二,力图创新,临床验证。中医研究的最终目的是服务于临床。王教授创建"辨体-辨病-辨证"之诊疗模式,弥补只辨病或者辨证体系之不足,立方遣药,直达病所。所著《临床治疗 62 种疑难病》,收录了王教授 44 个效验处方,如治疗变态反应性疾病等疑难病。所研发"疏肝益阳胶囊""黄精赞育胶囊"等男科新药。临床上扩展了方剂用药范围。余如将《金匮》中之"当归贝母苦参丸"用于男性慢性前列腺炎。此均是从临床实践验证,实现理论的转归,并有所创新。

其三,融会新知,阐其博奥。王琦教授立足于中医原创思维,坚守中医阵地,发皇古义,融会新知,吸收现代科研成果,采用分子生物学、蛋白质组学等理论和技术,实现中医科研宏观及微观上的相关性、复杂性研究,使中医与当代科学得以链接,而揭示其主体。

其四,医文并茂,学养深厚。中医学离不开传统文化的血脉滋养,作为中医学人,需要深厚的文化修养和积淀。只有具备这种学识,才不致沦为只会开几个方子的"医工"。王教授文采斐然,闲暇时节,兴之所至,吟诗、散论多见诸报端,集为《王琦诗文方笺集》,阅之令人欣喜有余,感佩有加。

其五,矢心教育,传承薪火。中医师承教育是中医学得以传承之纽带。《岐黄传人——我的中医之路》,道及中医成长中的酸苦甘辛,惠及学人。《中医教育思想》,开启中医之门,使后人得以登堂入室,以此实现中医学术思想和学术经验传承。其"学术传承及谱系",让我们欣喜地看到学术薪火得以相继,世代递传。

《医书十八种》，可谓将中医之理、法、方、药及中医之医、教、研融为一体，自成体系，洋洋大观。前人有言"学与术并行者，难矣"。而王教授能学与术兼得、传与承相继，实属不易，故略做简介，供同道分享！

路志正

2014 年 5 月 2 日于怡养斋

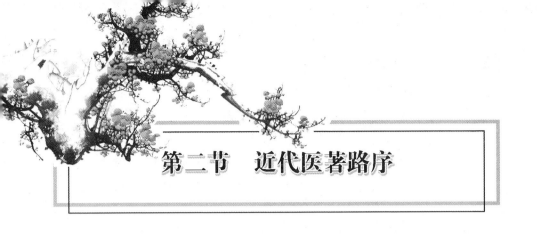

第二节　近代医著路序

《广安门医院院史》序

"盛世修志，长计远虑"，今年恰逢中国中医科学院广安门医院建院60周年，欣闻医院召集人员编写《广安门医院院史》，作为本院创建的参与者，由衷地感到高兴。

60年前，新中国成立之初，百废待兴，中医药事业尤为如此。应党中央指示，卫生部从全国各地征调名老中医，大力发展祖国中医药事业。由是，以蒲辅周、冉雪峰为代表的老专家先后奉调入京，齐聚广安门，一时间，中医大师济济一堂，广安门医院宣告成立。

弹指一挥间，悠悠一甲子。自1955年建院以来，广安门医院实现了从无到有、由小到大、由弱到强的历史跨越，在传承和发扬祖国中医药事业的历史长河中发挥了重要作用。从救死扶伤到攻克科技难关，从医院建设到中医人才培养，从救治坊间百姓到援助国际友人，几代"广医人"精勤不倦、潜心钻研、不畏艰难、锐意进取，为中医药事业的传承与发展，为人民健康水平的提高，为医疗技术的进步，留下了浓墨重彩的一笔。

值广安门医院建院60周年之际，《广安门医院院史》应运而生。书中第一次系统、详尽地记载了广安门医院走过的60载峥嵘岁月。翻开院史，一幅幅画面历历在目……

可以看到，1956年北京地区暴发"流行性乙型脑炎"，疫情肆虐，迅速扩散。广安门医院蒲辅周老先生指导采用杏仁滑石汤、三仁汤治疗乙脑，挽救了不少危重患者的生命，一场可怕的瘟疫得以迅速遏止。

可以看到，1975年广安门医院组织医护人员，奔赴西藏阿里、甘肃、河南、河北、江西、辽宁、海南等地农村开展卫生工作。他们不惧艰险、跋山涉水、走村串户，为当地群众送医送药、诊治疾病，赢得了广大群众的爱戴。

可以看到,1987 年广安门医院派医疗小组赴坦桑尼亚治疗艾滋病,他们不顾个人危险,深入交流,精心医治,研制出多种中药配方,使很多艾滋病患者症状和免疫功能得到改善,续写了无数生命,铸就了中坦友谊。

可以看到,2003 年在抗击 SARS 期间,广安门医院派出中医系统最大的一支医疗队,222 名医务人员奔赴非典第一线,挽救了一个个患者生命,用自己的生命筑起了一道防治 SARS 的坚强防线。

《广安门医院院史》记录了广安门医院走过的风雨历程,见证了老一辈"广医人"舍小家、顾大家的奉献精神,展现了当代"广医人"开拓进取的精神风貌。历史是人生和事业的教科书,回顾历史可以给我们许多教益与启迪。它不仅有助于继承发扬医院的优良传统,而且可以分析过去的不足,吸取精华、弃其糟粕、激励斗志、再创辉煌。

书稿甫成,余应邀写序,借此机会向广安门医院全体职工表示祝贺,祝愿广安门医院的明天更美好!

路志正

2015 年 12 月 19 日

《颈淋巴腺结核》序

外科是中医学中重要学科之一,早在周代即独立为一科,其病种非常广泛,如附骨疽、瘰疬、乳岩,近似于西医学之骨结核、脉管炎、乳腺癌等,确有较好疗效。如疮疡初起,总以"内消为贵";成脓者,则以透托,促使化脓排毒,外用膏丹提拔;疮日久不收敛者,则以补益气血,加快生肌愈合。至于围药、药捻、药枪等治法,在浩瀚之外科医籍中,比比皆是,难以枚举,只是古今病名不同而已。

惜近年来,从事中医外科人员,日渐减少,长此下去,不无失传之虞,实一大憾事。赵永昌主任,自幼即师事北京疮疡名家——段馥亭先生研习外科,尽得其传,积有丰富临床经验,特别对瘰疬、附骨疽,尤为擅长,一经诊治,沉疴立起。近与裴玉昆医师合作,编成《颈淋巴结核》一书,索序于予。予认为本病系常见病、多发病,溃后往往久不愈合,甚至蔓延至腋下、腹股沟等处,故俗有鼠疮之名,其治甚感棘手。今得此专著出版,不仅使这一宝贵经验得以薪传,实广大患者之福音。予坚信在不久之将来,定有更多、更好之外科专著问世,更好地为四化建设服务,为人类造福。

路志正

1985 年 3 月上弦之夜　于北京

《捏筋拍打疗法》序

　　中医学之所以是个伟大宝库，不仅有独特的理论体系和丰富的医疗经验，且有浩如烟海的医药书籍，是我们取之不尽、用之不竭的宝贵财富。而蒙、藏、维吾尔族等少数民族医，更是别具一格，各有特色，为少数民族的医疗保健事业做出了贡献。此外，还有不少行之有效的医疗方法、一技之长和单方验方等，流传在民间，同样是中医学的组成部分，有待我们认真地继承发掘、整理提高，而不应忽视。

　　葛长海同志原在锦州铁路局工作，1960 年来北京。当时我在卫生部中医司技术指导科工作，经妇幼司介绍得以相识。叩其所长，言幼承家学，虽无系统理论，但深得捏筋拍打、正骨独传之秘，系从古代武术《易筋经》中演变而来。对肩凝证、痹证、痿躄等病有较好疗效，适应证非常广泛，具有简、便、廉、验等优点。为此，经向领导汇报同意，与北京市卫生局举办本疗法学习班，以交流经验、整理提高。随后葛长海同志调到铁路医院，从事医疗工作，使其有机会得到进一步钻研和锻炼。

　　今年 3 月，葛大夫以《捏筋拍打疗法》书稿见示，要我为序。读后感慨交集，长海同志刻苦自励，勤于探索，虚心钻研，锲而不舍，不仅继承了先人的经验，且有了新的发展，积 20 余年之不懈整理，终于编成专集，跻于医学之林，真可谓："功夫不负有心人""有志者事竟成"矣！

　　1960 年代初期，对散在民间有效疗法多被忽视，对捏筋拍打法，我始终以临床疗效作为衡量标准，给予支持。值得高兴的是，25 年后的今天，能够亲眼看到本书和葛氏正骨学的陆续出版，得以留传后世。祝愿葛长海同志继续努力，将拔水罐等民间疗法毫无保留地整理出来，为人民健康服务。

　　在欢欣之余，深感当前"唯学历"论之风，急待改进，否则像葛长海、北京捏积冯、江苏季德胜(抗蛇毒药)等具有专长的民间疗法，岂有不被淹没，给卫生工作造成损失哉！

路志正

1985 年 3 月 26 日于北京

《中医疾病证候辞典》序

辨证与辨病相结合的方法,是中医诊断学中的一大特色,早在《伤寒论》中即有明文论述,成为后世诊断之典范。故历代医家无不对此进行过深入的钻研与验证,从不同角度提出个人见解,使其内容更加丰富多彩。

然所有疾病、证候之记载,大多散见于历代医籍之中,况中医书籍浩瀚,致使中医(书)中,读者欲在极短的时间内,查找出急需内容,无疑存在极大之不便。王雨亭、罗普树、李志文三位医师,有鉴于此,利用业余时间,搜阅了大量书籍,对有关疾病、证候深思精研,分门别类,历经三载,稿经数易,编成《中医疾病证候辞典》,集每一疾病、证候辞目之处出、病因病机、病位、病性、症状、治则、主方及药物等于一体,条分缕析,论述简明,理论与实践并重,疾病与证候并蓄,力求在较短时间内,查出所需之资料,确是一部必要之工具书。

对待中医病名存废的认识,争论较多,即中医界也极不一致,有的主张改为西医学病名,便于向国外推广,跻于世界医学之林。最近国家科委主任宋健,在 2000 年"中医药学继承与发展"规划论证会上说:"……中医命名学不要完全向西方学,不一定西方盛行的词句就最好……"听后深受启发。以《金匮》狐惑病的命名而言,表面看来,不够科学通俗,但有关本病的病因、病机、症状、治则方药等均较为详尽,且直到今天,依然指导着临床,有较高疗效,并主张内外兼治。这些较之西方医学对本病的认识,约早 1700 年左右。远在公元 200 年左右,我们的先人即认识到眼、口、生殖器、肛门尽管部位不同,却是一个有着内在联系的独立疾病,这是中华民族的骄傲,应引以为自豪。

当前党的中医政策,在三中全会以后,得到认真贯彻,国家中医药管理局已经成立,中医药研究已正式纳入国家科研规划,这是有史以来中医工作最鼎盛时期。我们应该珍惜这一大好时机,刻苦学习,自强不息,为提高理论和业务能力而奋起。同时要充分借助现代科技,团结西医、西学中以及多学科同志,为继承发扬中医药学,服务四化,造福人类而努力。

本书的出版,对中医学的继承、整理提高,做了不少有益的工作,尽管书中还存在着某些不足之处,如对古代疾病、证候之收集,为录全而未做考证。我相信,随着中医科研工作之飞跃发展,此等不足,将会不断得到修正,是为序。

1987 年立夏,于北京怡养斋

《简明中医古病名辞典》序

　　夫医道所兴,由来尚矣。岐黄以降,饮上池之水者众。其学博技精,著述传世之士,弗能枚数;言病立名,辨证论治之作,琳琅满目,诚中华之瑰宝,济世之宝筏。其间辨病与辨证相结合,尤为中医优良之传统。《伤寒杂病论》各篇之首,均冠"……病脉证并治",即窥见一斑。然随历史之推移,文字之变革,古病名也因年湮代远,字形繁缛,音义多变,给后学者带来难处,且近年有片面强调辨证而忽视辨病之倾向。

　　中原马氏汴梁等有鉴于斯,乃奋编摩之志,僭整理之权,渔猎群书,搜罗百氏,上至殷商秦汉,下逮唐、宋、元、明、清,凡涉及病名者,悉予收录,若"口执""畁""石癖""玎瑎瘟""发罗"等,均为其他辞书所未备。如斯焚膏继晷,寒暑不辍,历时三载,稿凡数易,缺者缉之,讹者绳之,复者芟之,惑者注之,博而不繁,详而有要,勒成一书,名曰《简明中医古病名词典》,实杏苑之奇葩,检索之良友。"将升岱岳,非径奚为;欲诣扶桑,无舟莫适"。斯书为疾病溯源正名之楫,是从事医、教、研者所必备。且文字简要,义理昭晰,一以参详,不无裨益!予认为:本书之出,对继承、发扬中医学,对整理研究中医病名之工作,势将起到很好之促进作用,故乐而为之序!

路志正

1988 年 10 月于北京

《难经解难校译》序

　　《难经》为中医四大经典古籍之一,对羽翼《内经》、弘扬理论等方面,做出了杰出贡献。然年湮代远,文辞古朴,非浅学者所能窥其堂奥。后世不少名家有鉴及此,进行了校勘注释、补阙订伪等大量工作,俾复其庐山真面目。唯限于当时历史等条件,有些问题尚须进一步研究和考证。而近年来,对《难经》之学习和研究似有忽视倾向。故余在 1983 年曾以《怎样学好难经》为题,发表于《中医杂志》第 4 期,以引起同道之注意。何君爱华教授,任职于黑龙江中医学院。1983 年全国中医古籍整理会议,在沈阳召开,得以相识。畅谈之下,知其从事中国医学史研究有年,尤以治《难经》之学为长,大有先得我心、相见恨晚之感! 后鱼雁往还,互相切磋,常将研究《难经》心得、释疑解难之作以及《针灸学简史》等资料见寄。读后深感文笔流畅,层次清晰,治学谨严,立论有据,广征博引,说理精辟,这种虚怀若谷、勤奋写作之精神,值得学习和赞赏!

　　《难经》"骨会大杼"之说,相沿至今,已成定论。而何教授认为"大杼"为足太阳膀胱经穴,位于督脉旁开寸半。虽可以肾与膀胱相表里之理论作解,但不无牵强。因之通过大量考证,提出"骨会大椎辨"之文,说理细致,资料翔实,且符合中医理论和临证实际,对厘正"八会"穴和提高疗效不无参考意义。特别是他不囿于所谓"名家"某些观点,敢于以事实为根据,提出商榷意见,确属难能可贵,读后使人精神振奋,大长了民族自尊心和自信心,岂非史学家三长之外,所具有之史德乎?!

　　韶光易逝,岁月如流,而何教授生平研究《难经》倏已 30 多个春秋,幸其学与年俱进,著述随日而益增,值得祝贺! 现拟汇总成册,上部系校勘注释,曰《难经校译》;下部收论文 21 篇,曰《难经解难》。两者相合,名之曰《难经解难校释》。相信本书之出版对加强《难经》之研究,促进中医学术之发展,必将起到很好的推动作用。故乐而为之序。

庚午孟夏　子端路志正于北京

时年花甲有八

（编者注:文中庚午年为 1990 年）

《内蒙古名老中医经验选粹》序

中医药学,是中华民族文化中之瑰宝,济世救人之慈航,为我国人民之繁衍昌盛做出了卓越贡献。但历史上数遭磨难,几度兴衰,在新中国成立前夕,已濒临自生自灭之境地。要振兴中医,必须按照中医自身学术特点和发展规律办事,才能使中医事业兴旺发达,蒸蒸日上。近年来,国家对中医采取了一系列特殊政策和措施,使中医之医、教、研等工作,得到了空前发展。为了抢救名老中医药专家之学术思想和经验,去年10月国家中医药管理局在北京召开了"继承老中医药专家学术经验拜师大会",500位名老中医药专家喜收高徒,后继有人,实现了多年的夙愿! 另一方面,他们勤奋著述,笔生春花,各地陆续出版了一批学术经验集,传之于世,嘉惠后学,功莫大焉!

余之研究生王鹏宇副主任医师,1981年毕业后,到内蒙古自治区中蒙医研究所工作。鹏宇性情沉静,朴实无华,尊师明理,勤奋好学,10余年来交流信息,切磋技艺,亦师亦友,情谊甚笃。鹏宇及其同志,在所领导之关怀支持下,为了抢救当地名老中医之学术思想和经验,从1986年开始,主持编辑《内蒙古名老中医经验选粹》一书,迄今寒暑四更,稿经三易,殚精竭虑,废寝忘食,争分夺秒,终于杀青,即将付梓,而专程来京,索序于余。

新中国成立后,余曾在卫生部中医司做中医技术指导工作,曾多次到内蒙古考察中医情况,与当地名老中医交往较多,对其情况亦有所了解。1960年代初期,余曾以卫生部组织之中医研究院医疗队名义,在内蒙古包头钢铁公司职工医院,从事医疗、教学和带实习工作达2年之久,因此,与内蒙古中医界和人民有着一种特殊感情。

国家为了扶植和发展边疆中医事业,新中国成立初期除组织当地中医进修学习外,还从北京等地调入一大批学验俱丰之中医人才,以充实当地中医队伍。他们为保障内蒙古人民之身体健康,促进内蒙古的繁荣和建设,做出了巨大的成就。几十年来,他们在学术上有较高造诣,又积累了丰富医疗经验。有感于继承、整理名老中医经验之迫切性,鹏宇等同志,欣然承担了这一艰巨而光荣的编辑任务。

本书收载了40余家名老中医之学术思想和临床经验,以内科为主,兼及外科、妇科、儿科、皮肤科、眼科、针灸等科,体裁多样,不拘一格,既有医话、医案,又有医论等形式。全书约20万字,文章短小精悍,生动活泼,内容丰富,而疗效确切。为继承整理名老中医经验集之空白,实一大快事。祝愿在不久之将来,会有更多、更好、更精之中医药著作问世,为繁荣和发展内蒙古中医药学术,绚丽多彩,百花竞开。

路志正序于中国中医研究院

1991 年 1 月 21 日

《王孟英医著精华》序

温病之学,肇于《内》《难》《伤寒》;盛于明,成于清。而集其大成者,厥为王氏孟英。王氏学识广博,著作甚富,而以《霍乱论》《温热经纬》《回春录》等为其代表作。特别是勤临证、善总结之治学精神,堪为后世法。所著《王氏医案》,辨证详明,议论精辟,处方谨严,遣药精炼,疗效卓著。说明王氏既有很高理论造诣,又有丰富医疗经验、心得和体会,是我国近代较有影响医学家之一。为此,认真继承、整理其学术思想和医学著作,就有着现实之重要意义。

余友魏治平教授,为浙省名医,家学渊源,医文并擅,学验俱丰,长期从事《浙江中医杂志》和《中医报》主编工作,为提高广大中医药人员学术水平,普及医药知识,殚精竭虑,废寝忘食,组稿撰稿,笔耕不辍,及时提供信息交流学术经验,做了大量艰苦、细致的工作,取得了卓越之成绩。

早在20世纪80年代初期,魏教授鉴于继承、整理王孟英氏学术经验之重要,即以《浙江中医杂志》编辑部名义,与浙江省中医学会联合举办"王孟英学术研讨会",会后请原嘉兴地区中医界同仁,对会议资料深入研索,撷英咀华,整理成《王孟英医著精华》一书,其中部分内容,曾以《梦隐医华》在《中医报》上发表,深受广大读者欢迎。现由盛燮苏副主任医师雨润,魏治平教授、李承汉主任医师主审,业已定稿,即将付梓,而将书稿见寄,索序于余,得以先睹为快,实一大幸事。披览之下,深感本书内容丰富,资料翔实,从各个不同角度探微索隐,发皇新知,举凡王氏之30余种著作,尽赅无遗,是新中国成立以来第一部系统整理研究王氏学术思想和医疗经验之巨著,是有实用价值之参考书籍。

该书由7部分组成。首先介绍了王氏生平,高尚医德、严谨治学和在学术上之主要贡献;二对其著述分为五类,并将其各种著作进行整理,便于了解;三从王氏辨六气、论温病、议霍乱三方面,探讨其在温热病和急性病上之成就,特别是附有医案36则,俾理论联系实际,更好地指导临床;四撷治杂病之精华,列15种病证,治法达80种(重见者除外),以示人知常达变;五从妇女生理、病理总结其经、带、胎、产之学术经验;六为饮食调摄、颐养保健以及延年益寿等内容,特选医案4则,以举一反三;七对所制之新方,如蚕矢汤、燃灯汤等15首做了介绍,并选其有关方论36首,以窥其研究方剂之心得和独到见解,不无借鉴和启迪。

上述情况表明,王氏对中医药学之发展,做出了巨大贡献,不仅是清代著名温病学家,且是精通内科、妇科、食疗、养生等多学科的医学家。相信本书之出版,不仅使王氏之学得以发扬光大,即对前人医籍经验之整理,不无参考。而对广大中医人员学术水平之提高,臻于上工之列,亦将有很大裨益,故弁言数行,以志巅末。

辛未年正月下弦于北京怡养斋

（编者注:文中辛未年为 1991 年）

《实用单方验方大全》序

中医学源远流长,博大精深,为中华民族的繁衍昌盛立下了不朽功勋。目前正逐渐走向世界,为人类的防病保健事业做出贡献,充分说明中医药学确是一伟大宝库。

在中医学的浩瀚医籍中,除经典理论和大量临床著作外,还有大量的一技之长及众多的单方、偏方、验方散在于民间。他们就地取材,具有简、便、廉、验等特点,深为广大民众所喜爱。如葱白、生姜治风寒感冒,西瓜翠衣治夏日中暑,鸡内金研末治小儿食积,猪蹄、通草治产妇乳少,羊肝治青盲雀目等,俯拾皆是,不胜枚举。民间流传的"偏方治大病""单方一味,气死名医"等口头禅,足以说明他们的功效、作用及广泛的群众基础。他们是中医学宝藏的一个组成部分,是巍峨高山一垒沃土,是汪洋大海中的一颗灿烂明珠。

历代名医大家和文人学士,大都曾从民间搜集单、偏、验方中汲取营养,并反复实践、验证、升华、提高,著之于书,传之后世,使鄙之法,成为普济之方,使民众广为受益,使中医学不断丰富和发展。余认为继承发扬中医药学,不仅要注重经典理论、名家著作的学习与整理,广泛搜集、验证散在于民间的一技之长和单、偏、验方,也是一项重要的工作,应当给予重视和支持。

路志正

辛未初春于中国中医研究院

(编者注:文中辛未年为 1991 年)

《病毒性肝炎中医辨治释要》序

病毒性肝炎,系全世界范围内之多发病。我国亦为高发地区,目前约有1.2亿以上之人口携带乙肝病毒,严重威胁广大国民之体质与健康,故有"国害"之称。当前,在本病尚无特效疗法情况下,中医中药作为防治病毒性肝炎之有力武器,已备受中西医学家之重视和青睐。

陈立华医师,多年来一直从事本病之临床和科研工作。在国家"六五""七五"攻关中,参阅了有关古代文献和当今科研成果,衷中参西,认真钻研,积累了大量宝贵资料,撷各家之长,结合临证心得,以问答体裁,撰成《病毒性肝炎中医辨治释要》一书,包括中医对肝炎认识之基础理论、辨证论治规律及防治常识等内容,特别是在恢复肝功和运用助阳、通阳解毒法,促使乙肝病毒指标转阴方面,屡经验证,有其独到之处,很有中医特色。

以中医学理论和传统科研方法,从临床入手,来研究中医或西医之某种疾病,制定统一诊断和疗效评定标准,认真书写病历,充分利用现代检测手段系统观察,以期逐步摸索出一套行之有效的防治规律,这不仅可以丰富发展中医、西医理论和治疗手段,有助于中西医的真正结合,而且能够克服各自之不足。

任何科学研究工作,都不可能一帆风顺,总要遇到来自各方面的困难和考验,正如司马迁《报任安书》中所云:"古者富贵而名摩灭,不可胜记,唯倜傥非常之人称焉。盖文王拘而演《周易》;仲尼厄而作《春秋》;屈原放逐乃赋《离骚》;左丘失明,厥有《国语》……《诗》三百篇,大抵圣贤发愤之所为作也"。

未来之中医事业,寄托在那些具有坚定之中医信念,基础理论扎实,熟练之临证实践,百折不挠,锲而不舍之中、青年中医师身上,有了这样一批中流砥柱之骨干力量,中医药工作,才能满园春色,前程灿烂,为人类之防病保健事业,做出巨大贡献。因此,本书之出版,有着重要之现实意义和学术价值,对广大中医、西医肝病工作者来说,不无借鉴和参考作用。

今喜读立华医师之著作,浮想联翩,欣然为序。

1992 年元旦,于北京怡养斋

《中国痹病大全》序

痹者闭也,气血为邪气所闭不通故也。痹病是常见病、多发病。其中顽痹、尪痹、五脏痹等多缠绵难愈,甚至造成肢体僵硬、变形及脏腑损害而致残,严重危害人类健康。随着社会发展,人类进步,更显示出深入研究本病的迫切性和重要性。

从马王堆出土帛书及《黄帝内经》以降,不仅历代医籍著录益广,连史乘地志、簿录稗记中亦多有痹病记载;现存中医药医籍达万余种,真可谓汗牛充栋,浩如烟海。作为良工,欲登堂奥,不无皓首穷经之叹。术业有专攻,类证分更精。有志于研究某一专病(包括痹病)者,欲从浩瀚医籍中,一一阅读,涉猎有关专病理论与辨治,然翻阅费时、劳神,主、客观难以如愿,有望书兴叹之感,遑论去粗取精、撷英咀华哉!

余滥竽岐黄 50 余年,对痹病颇多研求,每说因痹致残患者,深感回天乏术而内疚,正所谓:"医之所病病道少"也。1979 年中华全国中医内科学会成立之日起,即建立了痹证在内的 12 个常见病学组,集全国之力量共同研究。至 1989 年鉴于从事痹证研究队伍已经形成,痹证内容广泛,遂将痹证改为痹病,学组升格为痹病专业委员会,并依集体智慧,编成《痹病论治学》一书,藉以发皇古义,探求新知,提高痹病工作之学术水平。在余著《医林集腋》一书中,虽有"痹病杂谈一组",以为学而时习之需,然自愧才疏学浅,惜仍未深得个中三昧。

娄君多峰,医术精湛,尤以骨伤与痹病造诣颇深。其子玉铃君,衣钵相承,更是青出于蓝而胜于蓝。组织壮年中医同仁,从浩瀚医著中,分门别类,综合归纳,编成《中国痹病大全》一书,集痹病学术之大成,洋洋百万言,蔚为大观;随时浏览,检索方便,所需内容,顷刻即得;真是一书在手,囊括医籍万卷。仅此一病,即汇成这样巨著,充分显示中医药学确是伟大宝库。任何新成果都是在前人基础上逐步研究升华而来,中医药学当亦不例外,故继承、整理和提高尤为重要。本书学用一致,继承与发扬同步。百川汇集,一脉相承。著书立说,记科学以传世;读书学习,增知识以为用。《中国痹病大全》之问世,定为医患所称颂。兴奋之余,挥毫为序。

中华全国中医药学会痹病专业委员会主任委员　路志正
于中国中医研究院,时在壬申正月

（编者注:文中壬申年为 1992 年）

《中药的不良反应》序

中药是中医赖以治病之有力武器,作为一名中医工作者,必须对其性味、归经、功能、主治、升降浮沉、有毒无毒、配伍禁忌等中药理论勤奋学习,熟练掌握,才能成竹在胸,灵活运用,立起沉疴。清代周岩在《本草思辨录·自叙》中说:"熟知方之不效,由于不识证者半,由于不识药者亦半;证识矣而药不当,非特不效,抑且贻害。"明确指出,尽管医生辨证准确,处方精当,但药品质量差,甚至是假药,不仅无效,反会产生不良后果。

新中国成立后,国家卫生行政部门,为了保证人民安全用药,先后颁布了五次《中华人民共和国药典》,各省、市、自治区根据当地具体情况,分别制定了《关于管理毒性中药暂行实施办法》及《中药炮制规范》等文件,这对保证安全用药,控制质量标准,无疑起到了法制性之约束作用。只要按照以上规定和中医君、臣、佐、使、七情和合等组方配伍规律,辨证论治,一般不会有药物不良反应发生。

近年来,由于中医药事业得到迅速发展,中药需求量不仅国内大为增加,即国外亦需大量出口,因而出现了"百业经药"局面。一些毫无中药基础知识者亦混迹其中,致伪劣药品充斥,质量下降;有些患者或家属听信偏方、验方,自行采药,不加炮制,胡乱服用,从而引起中药不良反应,在报章杂志上时有报道,虽是个案少数,亦不能不引起中医工作者之万分焦虑和不安。

蒋庆雨副主任中医师,1965 年以优异成绩毕业于河北中医学院,一直从事临床、科研、教学工作,现任山西省阳泉市中医医院院长。在全国中医学术会议上得以相识,多年来鱼雁往还,交流学术,切磋技艺,共同提高。1984 年我偕陈振相副主任医师至阳泉讲学,加深了解,知其谦虚好学,孜孜不倦,中医事业心强,在当地颇有威望。工作之余,伏案不辍,善于总结经验,曾发表学术论文 20 余篇,对中医学术发展起到很好促进作用。

庆雨同志鉴于中药不良反应问题,不仅严重威胁广大人民健康,抑且影响我国中药之声誉,于是利用业余时间,废寝忘食,广泛搜集新中国成立后之国内期刊中,凡有关中药不良反应及其制品,予以整理,进行全面、深入研究,提出机理讨论,指出抢救方法,编成《中药不良反应》一书,以期引起医患之注意,杜绝此类事件之发生,其用心亦良苦矣。相信本书之出版,对从事医、教、研之中医、中西医结合同志,都有很好参考价值。即对中药工作者来谈,亦有很大裨益和启迪,从而加强中药理论和炮制学习,确保药材质量,跻人民于寿域!

　　拳拳之心,日月可鉴,欣然命笔,而为之序。

壬申年暮春于北京怡养斋

(编者注:文中壬申年为 1992 年)

《针灸穴名解》序
——为法国菲利普·劳伦特先生而作

针灸学,是伟大的中国医药学的重要组成部分,是中华民族光辉灿烂文化之一,是非药物疗法解除病痛之一门学科。远在两千多年前之医籍中,即有用"砭石"治病之记载,并有《灵枢经》等针灸专著问世,真可谓历史悠久,源远流长。

由于针灸具有简(工具简单)、便(携带方便)、廉(费用低廉)、验(收效快,经得起验证)、全(安全、副作用少)等优点,所以在国内很快得到广泛流传。到公元6世纪,即传入朝鲜、日本、越南;16世纪已传入欧洲,而法国是欧洲接受针灸疗法较早的国家之一。

1949年,中华人民共和国诞生以来,政府对继承、发扬中医学非常重视,把"团结中西医"作为卫生工作四大方针之一,从而使针灸学得到了前所未有之普及和提高。随着国际间文化交流之开展,国家卫生部于1962年邀请我和程莘农、李春熙、袁九棱、李鼎等针灸专家,成立编写小组,进行《中国针灸学概要》编写工作,并有日、俄、英翻译医生多人,译成三国文本,便于向国际友人和海外侨胞推广。此后受世界卫生组织委托,在我国设立了3个国际针灸培训中心,即以《中国针灸学概要》为教材,先后为世界一百多个国家和地区,培训了上千名针灸医生。至1987年11月"世界针灸联合会"在北京宣告成立,标志着我国针灸学已跻身于世界医学之林,成为全人类之共同财富。

菲利普先生在法国长期从事针灸医疗工作,1989年来我院进修针灸,得以相识,知其虚心好学,认为针灸学理非常深奥,特别是腧穴名称所用之文字沿革及其命名等,均含有深意,遂着手这方面研究,拟编一部《针灸穴名解》针灸书籍,曾先后3次前来请教,1990年即将其初稿寄来,约为审稿。去岁专函询问"中渚""消泺""彧中"等4穴文字起源和涵义,我被先生锲而不舍、不耻下问之学风所感动,毫无保留地尽我所能作复。今年又来专函并附样稿,言大作即将杀青付梓,索序于余,捧阅之后,甚为高兴!

夫针灸之学,博大精深,易学而精难,非深入钻研中医理论和针灸典籍,难以登堂入室。惜个别针灸医师,只愿掌握某穴治某病,不思辨证论治,甚至"一针灵"之类。一针幸中,则自诩为神奇,不效则技穷束手,不知所措。若是势成无源之水,其针灸水平,岂有不与日俱下者哉!良可慨也!

菲利普先生钻研针灸,精勤不倦,不顾中国文字之深邃,字形之变迁,汉学之艰深,却迎难而上,涉猎有关中国书法——篆、隶、楷(有繁体和简体之别)书三体之变化以及穴位命名之奥义,一一做了剖析,用中、法两种文字对照语译,使读者一目了然,易于掌握。我不谙法语,对其翻译正确程度难以做出评价,但就其执着研究中华文化,传播针灸学术之精神来说,确是难能可贵,令人钦佩! 相信本书之出版,对促进中、法两国针灸学术交流与合作,提高理论与临床水平等方面,将起到积极之推动作用。故欣然为之序。

中国中医研究院　路志正教授

1992 年 8 月 20 日于北京怡养斋

附:法国菲利普·劳伦特先生来信

亲爱的路先生:

首先让我向您及您的全家表示衷心的节日祝贺! 祝你们全家幸福,身体健康,繁荣昌盛!

我还想感谢您去年夏天给予我和我的学生的盛情款待,我们会永远记住您在饭店招待我们时度过的那段美好时光。

在我们的工作中间,您的著作对我是十分宝贵的。我只希望我们有更多的时间更详尽地谈论它,顺便我想问一下,您能告诉我卜列穴位的穴义和它们的涵义:

(手少阳三焦)zhong zhu(中渚)　　(手少阳三焦)xiao luo(消泺)

(足少阴肾)yu zhong(彧中)　　(手少阳三焦)chi mai(瘈脉)

正像您建议我们,我想今年或明年回北京参加考试,以便取得针灸资格。但为更好得到这一成功的机会,取得详细、准确的课程计划,将是不可缺少的。您能否送给我一套针灸师学习大纲,或通过邮局寄给我的地址,我将十分感谢您。盼望着您的回信。

您忠诚的朋友　菲利普·劳伦特

1991 年 2 月 1 日于法国

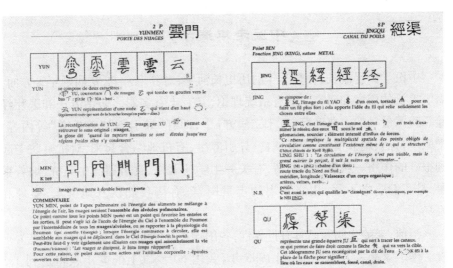

《针灸穴名解》样稿

《中医老年病学》序

中医学源远流长,在数千年的历史长河中,对养生寿老、祛病延年等方面,做了大量的探索和研究。既有系统理论,又有丰富多彩之防治方法和医疗经验。我国最早的古典医籍《五十二病方》中,即有"导引图""养生方"等内容,把顺乎自然、调节情志、注意饮食、导引养生,有机地结合起来,对抗衰防老起到很好的作用。从秦汉至明清,有关养生学的著作,真可谓汗牛充栋,灿若繁星,是我们取之不尽,用之不竭的宝贵财富,有待我们认真地继承、整理和发扬。

当前,老龄化问题已具有世界性,各国均十分关注。我国政府对此更为重视。据国家有关方面测算,到 1995 年,我国 60 岁以上的老年人将达到 1.3 亿,届时,我国将进入老龄结构社会。为此,已将探索衰老机制、延缓衰老药物以及常见老年病列为重要科研课题。特别是近年来,经过专门研究,中医老年病学已形成了独特的理论体系,独树一帜,取得了卓越的成效。因之,急需一部《中医老年病学》问世,以满足广大医务人员的临床和老年人的保健需要,有着刻不容缓之势。

老年疾病,有其自身的特点,常常是多脏俱病,气血阴阳并损,而中医整体恒动观和辨证论治,加上中药大多是安全、有效、无毒之天然药物,以及针灸、按摩等非药物疗法,这对于老年病的防治具有无可比拟的优势。本书编辑同志有鉴及此,勤求古训,认真继承前人成就,又广泛汲取现代老年病的研究成果,结合个人心得体会,撷英咀华而成。

全书共分总论、各论、附篇三大部分,内容丰富,编排新颖,层次清晰,文字简明。从每一病证之病因病机、辨证论治,到调摄护理、康复预防,无不俱备;既有厥、热、痛、风、血等急症,又有肥胖、痴呆、胃癌等慢性病。系统连贯,切合实用,是一部理论紧密结合临床的较好著作。相信本书的出版,必将对中医老年病学的发展,保护老年人的健康,做出积极的贡献。虽然"年年岁岁花相似,岁岁年年人不同",但是若能深谙本书,把握却病延年之术,则青春永驻,咸等寿域可期! 故乐而为之序。

北京老年康复医学研究会副会长　路志正谨识

1993 年 7 月于怡养斋

《肝脏七病诊断与治疗》序

厦门特区中医药学会理事长、厦门市中医院副院长、中医师进修学院院长康良石主任医师、教授是闽省名医,予之老朋友。1950年代,予任职于国家卫生部中医司技术指导科,康君曾来京为一些负责同志诊治肝病,而得以相识。叩其所学,知其出身中医世家,家学渊源,精勤不倦,尤善汲取新知,衷中参西。1960年代初,即在医院创办中医肝病专科病房,从事肝病防治工作,为省内外中医肝病学科奠基和带头人之一。

随着时间推移,康君在长期临床观察和实践研究过程中,学益富,验愈丰,技日精,在防治肝病方面,已逐步摸索出一套辨治规律,形成自己之独特风格。1981年以来,在运用前贤方剂基础上,又博采民间中草药,研制成乙型肝炎合剂,经治120例患者,近期有效率达83.45%,乙肝表面抗原治前阳性者116例,治后转阴者88例,转阴率为75.86%,取得了丰硕的成果,曾以通讯方式约予审阅,已获得福建省医药卫生科技成果二等奖,从而蜚声海内外,享有"南康北关"(注1)之赞誉。1987年,予奉派赴菲律宾为侨领诊病,另一侨胞陈先生之父患肝硬化腹水,又延予会诊,已初见小效,惜予期满准备回国,陈先生又一再挽留,要予延期,正在为难之际,忽闻康君不日来菲,甚为高兴,当即推荐康君为其续治。事后得知,经康君诊治,很快得以痊愈,轰动马尼拉。充分说明,康君在诊治肝病方面,确有其独到之处,诚非虚语。

康君在党和国家重视下,确定为全国500名名老中医之一,由康俊杰、康素琼两位医师为其学术继承人。在康教授循循善诱教导下,两位继承人之刻苦学习,已将康君之学术思想和宝贵经验,系统地整理成《肝脏七病诊断与治疗》一书,初步完成了继承任务,达到了预期之目的。但文字整理与活的医疗经验,尚有很长距离,希望两位继承人今后继续努力,真正将其特色学到手。

本书探讨西医学病名之病毒性急、慢性肝炎及肝炎后肝硬化等七种疾病。运用温疫发病规律和五郁相因演变过程作为病因病机之剖析,强调辨证论治、随证施护、注意食疗等综合措施,是本书之一大特色。是康良石教授50年来研治肝脏七病之经验结晶,撷英集要。这种毫不珍秘薪传于后人之精神,堪为名老中医之楷模。相信本书之出版,是对中医药学之继承发扬工作,做出了新贡献。对从事肝病工作者来说,不无学习参考价值。付梓之际,乐为之序。

注1：南康北关：见1993年12月关幼波教授赴台湾讲学时报纸，意指在诊治肝病方面，南方有康良石，北方为关幼波。

路志正
1994年1月望日于北京怡养斋

《中医治疗睡眠障碍》序

日出而作,日入而息,由来尚矣。沧海桑田,人类生活习惯几多变迁,但占生命三分之一的睡眠却始终无法更换。昼醒夜眠,环周不息,往来无穷,从而成就其勃勃生机。

睡里乾坤大,壶中日月长。可见睡眠大有学问,但要真正领会个中三昧,确属不易。史载当年孔老夫子曾提出"寝不语""不尸卧"的养生之道。唐代医学家孙思邈亦有"凡眠,先卧心,后卧眼,人卧一夜当作五度,反复常逐更转"的睡诀。宋代张端义《贵耳集》载:"郭尚贤耽书落魄,自阳翟尉致仕,尝云服饵导引之余,有二事乃养生之要,梳头洗脚是也。"尚贤云:"梳头浴脚长生事,临睡之时小太平。"睡理深奥,得其要旨,则能睡得深沉,精力恢复,生机益然,更好地学习和工作,极尽生命之欢乐。北宋蔡确《夏日登车盖亭》诗曰:"纸屏石枕竹方床,手倦抛书午梦长。睡起莞然成独笑,数声渔笛在沧浪。"真可谓沉睡神复精神爽,悠闲自得,美的享受。

睡眠障碍,前人谓之"不寐""失眠""多睡""嗜睡"等名称。凡痰、火、水饮、湿热、瘀血以及气血不足、阴阳失调、情志变化,皆可使昼醒夜寐节律紊乱而失眠。特别是长期强度精神刺激,更能使五脏产生神志病变。如过喜则神涣散而无依,怒则魂荡而不守,悲则气耗魄不敛,志慊精却则惊恐,肝虚胆怯如将捕,湿盛困脾多寐生,胃中不和卧难安,思则愁肠百结而不解。远在《诗经·关雎》篇中,即有"窈窕淑女,君子好逑……求之不得,寤寐思服,悠哉悠哉,辗转反侧。"《乐府·塘上行》中:"念君常苦悲,夜夜不能寐。"可说是男女之间,为追求爱情,朝思暮想,翻来覆去不能入睡,痛苦心情的最好写照,其想念之苦和焦急心情,无不跃然纸上。

失眠日久,对人身心健康影响甚巨。夜间,无限往事,涌上心头,欲罢不能,心情烦躁,难以入睡。白天,头昏脑胀,精神不振,肢体懈惰,纳谷不馨,甚则头脑昏愦,思维迟钝,记忆减退,意志消沉,急躁易怒,性情孤僻,形成恶性循环,而发展为情志重症,对患者的身心健康造成极大损害。

太史公曰:"《说难》,《孤愤》,贤圣发愤之所作也。"是书作者高荣林、徐凌云,愤为睡眠障碍所苦者多,愤医者临证"病道少",而妄投药石,贻误病机,愤而博览群书,衷中参西,将有关之理论和多年来临床诊治感悟,撷英咀华,稿经数易,著成《中医治疗睡眠障碍》一书,冀为睡眠障碍者解厄除困,带来福音。

高荣林氏为予之研究生,工作扎实,谦虚好学,勤于临证,善于思考,已晋升为副主任医师,成为中医界之中坚力量,甚慰予心。然中医学博大精深,非浅尝者所能问津。必也虚怀为宝,做到老,学到老,俾能学与日进,而登堂奥,愿在不久之将来,再有高新著作问世,甚勉乎哉!

路志正

1994 年 4 月 20 日于北京怡养斋

《心律失常中医诊治》序

心律失常,属于中医学中的"心悸""怔忡"范畴。是临床常见病、多发病,其中一部分又是危急重症,严重影响患者的健康和生命。近年来,西医对心律失常的诊治,无论在手术及电子仪器等方面,均有很大的发展,但仍以药物为主。当前治疗本病的药物虽然很多,但长期服用,都有一定的毒副作用。如抗心律失常药物进而导致心律失常,引起医药学家的特别重视。而中医学在心律失常的病因、病机、辨证论治、立法、遣药上,既有完整的理论,又有丰富的医疗经验。通过长期临床验证,确有良好的疗效,且无毒副作用,深受广大患者的欢迎。

魏执真主任医师,从事临床35年来,专门对心血管疾病,进行医疗、教学、科研工作,将心律失常作为重点课题,进行系统、深入地研究,取得大量第一手客观资料,成绩卓著,曾获得科技进步奖;临床上治疗了很多心律失常患者,积累了丰富的宝贵经验,使不少危重患者转危为安,形成了自己独特的学术见解和风格。为了交流学术,挽救心律失常患者,魏执真教授毫无珍秘,在繁忙的医、教、研工作中,利用业余时间,编著《心律失常中医诊治》一书,历经多年,稿经数易,现终于杀青,索序于予,予得以先睹为快,学到了不少经验和启迪。

纵观全书,既系统介绍了历代中医学家,对心悸、怔忡的病因、病机的理论,又对辨证论治、选方遣药做了较详细的阐述,特别是着重介绍了作者多年来研索本病的心得和体会、经验成果和研究情况,亦做了择要介绍,这种博采众长的精神,值得钦佩。

本书题材新颖,内容丰富,信息量大,资料翔实,理论联系实际,深入浅出,通俗易懂,可供中医、中西医结合医务工作者,医药院校学生阅读参考之用,对于一些医学爱好者和患者,亦有所裨益。相信本书的出版,必将对心律失常的防治,繁荣中医事业,提高业务水平等方面,起到很好的促进作用。是为序。

路志正

1995年元月于北京怡养斋

《宣梅医文初集》序

新中国成立以来,在党的中医政策指引下,中医药事业得到了空前发展,取得了举世瞩目的成绩。当前,数以百万计的中医药人员,站在与疾病斗争的第一线,默默无闻地为患者救死扶伤,防治疾病,执着地钻研中医药理论,探索防治疾病规律,鸡声灯影,甘苦备尝,为发展中医学术而勤奋不息,做出较大的贡献。芜湖市中医院董胡兴医师即是其中之一。

我和董医师相识,是在20世纪80年代初期,在芜湖参加《中国医学百科全书·中医内科学》编委扩大会议时得以相聚。询其所学,知其先后毕业于安徽医学院中医系和全国中医内科师资班,沉潜好学,爱书法,喜临床,善总结,是位严谨务实的中医人才。会后不断书信往来,探讨学术,切磋学问,质疑问难,共同提高。中华全国中医内科脾胃病专门委员会召开学术会议时,他亦参加,其所写论文,被大会选为优秀论文在大会交流,受到与会代表的好评。鉴其中医基础理论功底扎实,有较好写作潜力,遂向其提出:"勤于笔耕,努力实践"的建议。胡兴医师果不负所望,不断总结前人学术思想和个人经验,或发皇古义,融会新知。随着岁月的推移,所发表的文章,亦与日俱增。最近将其历年中医书刊采用的论文见寄,拟辑为《宣梅医文初集》一书,邀我作序。我深为锲而不舍精神所感动,发出"焉知来者之不如今也"之感叹!若全国中医药人员,均能按照中医自身的发展规律,不断汲取现代科技知识(包括西医药学),取长补短向前发展,保持和发扬中医特色,走有中国特色的卫生道路,则中医药学自能在世界上始终处于领先地位,则何有后继乏人,医而乏术之虞!

考岐黄之术,肇自《内经》,为中医理论之渊薮,医家之圭臬,内容丰富,博大精深,《伤寒论》和《金匮要略》,开辨病与辨证论治之先河,为医方之祖,均为医家必修之典籍。惜年湮代远,文字古朴,医理深邃,初学者难以问津。董医师有鉴于此,在教学过程中,对《内经》深入研究,提纲锲领,采用"图表"形式,辑其要而贯述之,这种深入浅出的教学方法,不仅使学生易于理解和掌握,以具有科学性质,对提高教学质量将起到很好的作用。在学术研讨中,作者强调学习研究中医理论之目的,全在于应用,只有在理论指导下去临床实践,才能有的放矢,克服盲目性。他在仲景学说中的合病、并病、两感和夹阴伤寒,吴澄之理脾阴法、章楠之利枢机法,疑难病证的辨治规律等文章中,无不贯穿着"学贵应用"的鲜明特征,这一思想与古今医家相同,从而起到了承先启后的作用。

医案是医家在临证时,对患者的检查、诊断、立法、处方遣药治疗过程中忠实记录,是总结得失,汲取教训,提高学术水平的宝贵资料,是检验医家疗效的试金石,有时亦可作为处理医疗事故的法律依据。医话体裁活泼,随手写来,形式多样,夹叙夹议,文字简洁,重点突出疑难辨治,巧妙用药于某个侧面,阅后使人受到启发,确有意味隽永,引人入胜之妙。故古往今来一些名医大家,无不重视医案、医话的记录和整理工作。作者对此情有独钟,特别对章楠医案多所涉猎。在第四卷中,收录所治验案、医话10余篇,足证其治学严谨和持之以恒的学习、工作作风。

本集所辑文章共40篇,分之则独立成文,合之则浑然一体,互有内在联系。其中有的内容,虽属述而不作,但均有感于时而发,如在临床上有的只重叶氏甘凉濡润养胃阴,而对养脾阴注意不足;诊脉不以中医脉学为指归,而以至数多寡作定凭等,充分说明董医师关心医药讯息,学术动态,及时介绍前人治法和个人点滴体会,对中医同道不无小补,即对中医学术的发展,亦将起到很好的继承和发扬作用。

当然,中医学精深博大,欲穷难极,需以生命不息、学习不止的精神,做到活到老学到老,才能随着时代步伐而前进!祝愿胡兴医师再接再厉,更好地为人类健康服务,是为序。

中国中医研究院　路志正
乙亥仲夏于北京怡养斋
（编者注:文中乙亥年为1995年）

91

《针灸穴位的临床应用》序
——为京达《针灸穴位的临床应用》法文版一书而作

针灸系中医学中重要学科之一,具有简、便、廉、验等特点。故古人有"一针二灸三服药"之说,而将其列为治病时首选方法,与现代重视非药物疗法不谋而合。余从事中医工作 50 余年,继承先人衣钵,喜读书,勤临证,常针药并用,内外同治(包括外敷、含漱、吹散、熏洗等),配合食疗,圆机活法,辨证而施。主张综合疗法,不拘一格。

新中国成立后,随着中医药学术交流日益增多,海外侨胞和国际友人要求学习中医、针灸者日众。国家卫生部鉴于上述情况,于 1962 年从北京、上海调来李春熙、程莘农、李鼎、袁九棱和我在内 5 人,以及日、俄、英语翻译 6 人,分别组成《中国针灸学概要》编写小组和日、俄、英 3 个翻译组,以先编中文为蓝本,再译成日、俄、英 3 种文字,出版后向海外公开发行。本书编写历时 8 月杀青,日文、俄文译稿亦按时完成。唯英文稿在翻译中困难较大,不得不延期到 1976 年后由师繡章教授认真校译始得出版,交流传播。

《中国针灸学概要》中文版,自 1975 年起,即作为中国 3 个国际针灸培训中心教材,先后为世界 100 多个国家和地区培养了上千名针灸医生,为传播针灸、国际间义化交流做出了巨大贡献。继而世界针灸联合会在北京宣告成立,胡熙明教授当选为首届主席,使中国针灸学跻于世界医学之林,为世界人民防治疾病,养生保健,增加了既古老又崭新之有效疗法,从而出现了国外学习"针灸热""中医热"之高潮。但在推广学习过程中,出现了忽视中医基础理论,只从几个穴位、某穴治某病,不辨证配穴等倾向,从而影响了针灸效果。

针灸之学,理深术奥,学几个穴位较易,欲登堂入室而精难。为此,必须从中医基础理论——脏腑、经络学说入手,着重理解脏腑、经络、腧穴之间整体关系。熟练掌握辨证配穴、下病治上(如脱肛取百会)、上病治下(肝阳头痛取行间)、左病治右、右病治左等原则。特别是针刺手法,更应认真研求,始能具备一个针灸医师之起码要求。穴位不只是个点,而有其一定面积,再由面到线(经络)。针灸即是由腧穴之点到面,循经脉而由表及里,内联脏腑,外络肢节,从而起到燮理阴阳,调整脏腑,补虚泻实,提高机体抗病能力,以平为期,治愈疾病之目的。

京达为余之幼子,自幼受家庭熏陶,耳濡目染,即热爱中医事业。在上中、小学之暇,即课以《医学三字经》《汤头歌诀》《经脉循行歌》《十四经分寸歌》

等初级读物;及长则教授《内经》《伤寒论》等重要篇章,并侍诊抄方,针灸治病。1974 年他到医院工作,又参加高级中医理论研讨班,系统学习了高等中医院校全部教材。旋又考入中国中医研究院研究生部研究生,师事余瀛鳌教授,对《黄帝内经》《伤寒论》《金匮要略》等经典著作,以及张璐之《张氏医通》等医籍,进行了深入系统的研究,以优异成绩毕业,获硕士研究生学位。曾参加《幼幼新书》等校勘工作。后旅居法国,执行医业,在为法国友人和侨胞防病疗疾之外,还举办针灸培训班,教学内容参照我国中医院校设置课程,从中医基础理论开始,继学针灸,除亲自带领临床实习,言传身教,紧密结合临证外,并组织学员来我国最高学府和科研基地——中国中医研究院广安门医院,进行实习,俾学用一致,深受广大学员欢迎。

京达通过多年来之临床、教学体会,编成《针灸穴位的临床应用》一书,对每个穴位之功能、适应证,做了扼要阐述,如合谷具有疏风解表、清热止痛等功能,为针刺汗法主穴之一,故适用于外感、牙痛、头痛、口眼歪斜等症。辨证取穴与循经取穴、优化穴位配伍,对提高疗效关系甚巨,如前人之原络配穴法、俞募配穴法等,亦做了举例说明。对功能相近之穴位,亦做了比较,这对准确选穴,提高疗效,确是关键之所在。

本书层次井然,重点突出,文字简洁,通俗易懂,既有中医理论指导,又强调实际应用,这对更好地传播针灸学术,普及中医知识,提高针灸专业水平和临床业务能力等方面,不无很好的参考、借鉴、启迪作用。对促进国际学术交流,亦将做出一定贡献。

今值本书即将付梓之际,不禁感奋交集。忆京达少时,即口传心授,课其入门医籍,鸡声灯影,甘苦备尝,不无韶光之易逝之感叹! 京达倏已壮年,余亦七十有四矣! 幸能克治家学,在法国发扬光大,撰书传世,不胜欣慰! 但愿世人硕健,同登寿域,略述其学医历程以为序。

路志正

1995 年于北京怡养斋,时年七十有四

《红斑狼疮之临证研究》序

沈丕安医师,1962 年毕业于上海中医学院,从事中医内科和风湿病的临床工作已 30 多年。与临床结合,反复实践。1980 年代开展了以红斑狼疮为主的风湿病(免疫性疾病)的临床研究工作。多年来,诊治住院红斑狼疮患者 500 多例,门诊患者达 6 万以上人次。在诊断、治疗、抢救危重症等方面,积累了丰富的经验。对红斑狼疮的治疗总结了一套完整的辨证论治规律。发表了大量论文,出版了多本著作并担任全国中医风湿病学会副主任委员,是国内从事风湿病的著名专家。

本书是我国第一本中西医结合的红斑狼疮学术性专著。既继承了中医学理论的精华和医疗经验,又博采现代中医药科研成果,并汲取了西医的最新知识。提出红斑狼疮以虚立论,阴虚为主,虚中有实的新见;对红斑狼疮的治疗,以养阴清热为基本治则,再辨证论治,中西医结合。在红斑狼疮的立论、证名探讨、病因病机、证候分析、治法处方等方面,均有其自己的创见和体验。为中医学术的发展做出了贡献。

系统性红斑狼疮,属于中医"蝴蝶疮""痹病""虚劳"等范畴。中医学中许多理论、临床、辨证思维、治法和方药,是取之不尽、用之不竭的宝贵财富,足资学习和借鉴。现代的中药药理研究也应系统地吸收和应用。在治疗上哪些是中医特色,哪些是西医所长,本书做了深层次的探讨。书中所制定的 21 个治疗红斑狼疮及其并发症的新方剂,是作者多年来研究探索的结晶。

在我国当前中医、西医并存的情况下,患者既服中药,又服西药是普遍现象。怎样处理好中药和西药的关系,发挥各自的优势,取长补短,是一个很现实的问题。运用得当可以增强疗效,可以减少某些西药的毒副反应。症情复杂的病例,中药西药各自解决一两个问题,应相互配合。科学地、实事求是地对待中药和西药的使用及应用时机等问题,是当今医务工作者应该深入研究和探索,而不应回避的课题。

本书是一本好书,作者有自己的观点,自己的经验,有继承又有发扬。既认识到前贤理论和医疗经验的可贵,又看到了近代科研工作的飞速发展,从而形成自己的特色。相信本书的问世,势将对中医学术的发展、中西医结合工作起到积极的促进作用,给广大红斑狼疮患者带来极大的福音。故乐而为之序。

丙子阳春三月于北京怡养斋

(编者注:文中丙子年为 1996 年)

《针灸临床治疗》序
——为法国伯纳先生而作

伯纳先生从事针灸工作已 30 多年,积有很好的教学和医疗经验,为传播针灸学术,曾在巴黎创办针灸学校,亲自授课并指导临床,以培养针灸人才,为法国广大患者防病保健事业服务,取得了令人瞩目的成绩!

学无止境,中国针灸学与中医学一样博大精深,绝非只学几个穴位即能窥其门径。须长期钻研经络学说等针灸理论,精于临床辨证,选穴处方,重视手法补泻,始能提高疗效。伯纳先生有鉴及此,仍虚怀若谷,锲而不舍,于 1995 年秋,又到中国中医研究院国际针灸培训中心进修深造,俾精益求精,不断提高。

今岁 7 月,余来法期间,伯纳先生闻讯后,数次来电话,邀余前去做客。值余将至法国南部一游,便中至其寓所——蒙特沙圣乔治村参观,受到主人诚挚热情的欢迎。既饱览了当地农村自然风光,又欣赏了 12 世纪金农苏古堡的建筑风格和油画等艺术瑰宝。特将其窖存 21 年之白兰地美酒与法国最名贵之鹅肝盛情款待。席间,客主欢声笑语,喜气洋洋,共为中法友谊、交流中医学术、造福人类而祝酒干杯,充分体现了中法两国人民都有殷勤好客的优良传统与习俗。

伯纳先生的诊所,有候诊室、治疗室,有针灸工具等医疗器械,设备齐全,清洁卫生,符合要求。他通过长期临床,感到当地病种以偏头痛、内风、急性或慢性风湿性关节炎、心脏病等较多见,认为与气候环境、生活习惯密切相关。为总结其医疗经验,正进行《针灸临床治疗》一书的编写工作。他强调针灸同样要辨证论治,运用不同针刺手法,才能获得较满意的效果。他的这些观点,甚得余心,深表赞同。

惜东西方文化不同,医学体系各异,欲使其真正融合尚须相当时间,针灸作用机制尚需不断深入研究,补泻尚不能完全按照传统手法施术;且每周仅针一次,又多是皮刺,而难以得气,影响了治疗效果。既贻误病机,又不能及时解除患者疾苦,从而使患者对针灸产生不必要的误解,给针灸的开展带来了诸多不利因素。众所周知,不管用中药、西药治病,都存在着量效关系,那么,作为非药物疗法之针灸疗法,同样存在着量(取穴多少、刺激强弱等)效关系。为此,恳切希望中、法针灸学家,继续加强团结合作,共同进行深入科学研究,有计划、有目的地向法国友人和广大患者,大力宣传有关的针灸科普知识,使其有正确的理解,俾使其自觉地接受传统针灸疗疾,达到真正的推广与普及,为世界人民的防病、养生、疗疾、保健做出应有的贡献。是为序。

中国中医研究院第二临床医学研究所　路志正

1996 年 7 月 10 日于法国巴黎

《中医百病名源考》序

中医某些疾病病名,概念欠清、界定不明之情况,由来久矣。东汉时代,许慎《说文》训疠之本义为恶疾,刘熙释疠之名义为疫疠,两者互异而不一致。迨至元代,朱丹溪氏既云:"古谓之哕,近谓之呃";继云:"有声有物谓之呕吐,有声无物谓之哕",自相矛盾,而引致张景岳氏"前后不一,何其自谬若此"之讥。此无他,前者注释多为文史学家,从文字学角度,随文注释,而缺乏中医专业知识。后者为一家之言,没有现在中医药机构条件,充分发挥集体智慧,或认真推敲所致。

新中国成立以来,随着我国考古工作之迅猛发展,中医药出土文物之日益增多,特别是1973年湖南长沙马王堆3号墓出土之大批帛书及部分竹木简,使我国现存最早医籍提前到汉代以前,较《黄帝内经·灵枢》为先。其中《五十二病方》,所列之一些病名,如"白处""乾骚""冥病"等均为首次发现。书中一些冷僻字、假借字随处可见,给读者带来极大困难。经现代文献学家和兼通中医学家,给予挖掘整理,训诂校释,使我们得以阅读、浏览,否则字尚不识,遑晓其义! 因此,整理中医古籍,依然任重道远,需要大批有志之士,投入这一宏伟工程中来,俾古为今用,得到更快发展。

1994年底,在《实用中医风湿病学》编辑定稿会上,人民卫生出版社中医部张虹编辑,即向余介绍张纲同志数年如一日,为编写《中医百病名源考》,而披心沥血,废寝忘食,利用业余时间,辛勤耕耘,节衣缩食,购买大批图书,旁涉经、史、子、集,广搜博采,不敢稍懈之事迹,要余大力支持。听后,深为其钻研学术、不向钱看之风格而欣慰,发出"后生可畏"之感叹!

张纲同志,系我院1980级研究生,在学期间,见其沉潜寡言,好学深思,尊师重道,团结同志,深得我心。毕业后到《北京中医》杂志任编辑,定期到学会所办之门诊部应诊,俾理论联系实际,学用一致。余当时兼职于北京中医药学会,故时相往还,探讨学问,质疑问难,切磋提高。今年元月,瑞雪之夜,冒寒来访。谈到20世纪80年代,余参加全国中医古籍整理工作时,曾提中医病名急需整理。以期规范化、填补这方面空白之意见,因而受到启发,有感于疾病名实之不究,慨概念欠清而影响临床之辨治。遂勤求古训,博览群书,立志于振叶以寻根,观澜而索源,匡谬正讹,发蒙解惑,务期言之有据,一目了然。历时10年,稿经数易,终于定稿,即将付梓,而带来样稿,索序于余,得以先睹为快。余讶其考正严谨,论述周详,而欣然命笔,弁言数行,以志始末。

相信本书之出版,不无参考、启迪价值,对弘扬中华文化,继承发扬中医药学,古为今用等方面,将起到很好之促进和推动作用。是为序。

路志正

1997 年 1 月 24 日于北京怡养斋

《中医脑病现代研究进展》序

随着科学技术的高速发展，人类对脑的研究正日益加强。有的国家正在进行脑科学研究，也有人提出："今后将是健脑的时代"。由此可知，对脑的开发和脑病防治规律的把握，将是今后相当长的一个时期内生命科学研究中的一个重要分支。

中医关于脑髓理论的研究，由来尚矣。脑主思维分析，在西周甲骨文中即已见之；医圣张仲景、药王孙思邈都对脑有所认识；李时珍提出："脑为元神之府"之论后，研究医家日益增多。因此，开展中医脑髓理论和中医脑病防治规律的研究，不仅对防病养生有着现实意义，而且必将对推动中医药学走向世界起到促进作用。

程昭寰等热爱中医事业的人士，继编写《实用中医脑病学》，获国家科技三等奖后，又完成了《中医脑病现代研究进展》的编著工作。这不仅是中医学的一件好事，也将给国际关于传统医学的脑髓理论研究起到推动作用。全书分上、下两篇，上篇总论对中医脑髓理论做了全面系统的阐述，下篇各论就现代关于包括面神经炎等53种常见神经内、外科疾病的中医药防治研究成果，做了全面介绍，是一本理论联系实际的好书。我为程昭寰等同志的精勤好学、刻苦攻关的精神而高兴。本书出版之际，我得以先睹为快，故乐而为之序。

1997 年 11 月 28 日于北京怡养斋

《癫痫中西医诊治》序

众所周知,中医临床是其学术赖以生存、发展的土壤。没有临床疗效,就谈不上中医学术的振兴。而中医专科、专病的发展,在很大程度上代表中医的临床优势。纵观古今,凡有成就的名医,不是在其学术见解方面独树一帜,就是在某一学科领域内疗效显著,博学多才,由博返约。中医临床,在当今药源性疾病和难治病日益增多的情况下,如何进一步提高疗效,摸索出某病的一套防治规律,保持和发扬其优势和特色,就有着重要的现实意义。唐代大文学家韩愈曾谓:"术业有专攻",中医同样也不例外。因此,我认为专科、专病不失为一个非常有效的手段。特别是对于某些难治疾病,大胆探索,合理规划,锲而不舍,自然熟能生巧,取得较好成绩!

门人黄斌医师,以癫痫病为专攻。多年来孜孜以求,在继承家学和前贤基础上,勇于探索,勤于实践,取得了一定成绩。尤其在痫病的专科建设方面,保持和突出中医特色,内治与外治相结合,形成治痫系列方药,积累了较为丰富的专病治疗经验,取得了较好的效果。

黄斌在临床工作之余,青灯黄卷,笔耕不辍,积10余年所学及治痫经验,终于编成《癫痫中西医诊治》一书。该书汇中西医学之精要,又有作者之心得,内心深感欣慰。然人生也有涯,而知也无涯,医学进入21世纪之际,日新月异之今天,仍须继续深入研索,不断努力,始能日有所进,月有所益,而不宜满于现状,停步不前。祝愿在不久的将来,不断修订补充,使其内容更加丰富、充实、新颖、完善,成为防治癫痫实用性很强的专辑,为痫病患者造福,功莫大焉。值本书即将付梓之际,爰提数语以志之。

1998 年 9 月于北京怡养斋

良师益友章老次公先生

——敬以此文代《章次公医术经验集》序

阳春三月,正值我国人大、政协两会胜利闭幕之后,顷奉朱老良春手教,言:"今年是先师章次公先生逝世40周年,弟等拟编写《章次公医疗经验》,以缅怀章公之盛德,继承其遗志……素仰阁下与章次公有共事之谊,悉其学术、医德,故有此请也,尚祈乎却是幸。"捧读之下,感慨万千!叹岁月之悠悠,天不假年,弹指间,章老仙逝已40年,忆其音容笑貌,恍如昨日;生前对余之热情教诲,跃然脑际,缅怀之情,不能自已。特别是朱老从医60载,学验俱丰富,为章老之高足,再传弟子遍天下,蜚声海内外,今寿臻耄耋——八十有二,仍不忘业师授业解惑,衣钵薪传之德泽,尊师重道之优良传统,由朱老为之继承并发扬光大,令人深为感动和钦佩!余虽不长于文,岂能以此而不遵嘱哉!

章老于1955年,应卫生部之聘,奉调来京,任中医顾问。余斯时在中医司技术指导科工作,得以经常请教,质疑问难,受益良多,与其说是共事,实是未拜师之私塾弟子。通过长期接触,深深感到章老中医基础理论雄厚,造诣深邃,临证经验丰富,撷英百家,学殚中西,以中为主,疗效卓著;毫无门户之见,富有创新精神;敏而好学,老而弥笃。他为人朴实,待人宽厚,持心以正,立身以诚,确有当代大医风范。兹略述一二以证。

一、根基雄厚学贯中西,精专博通全科医生

前人谓:"做学问,专精不易,博通更难,创新尤难。"而章老熟谙经典医集,又善撷百家之长,对经、史、子、集、道藏养生、文学小说等有关医药内容,亦多涉猎。尤其对西医学识,更是认真研索,取精为我所用。但在临床上,全以中医药为主,辨证论治特色十分突出,这在《章次公医案》得以充分体现。

1. 脉案翔实。所写脉案,简洁明快,主次清晰,议论精辟,间引西说,与中医理论浑然融为一体,毫无牵强附会之感。立法、处方、遣药,理、法、方、药一贯。组方谨严,辨证论治井然,实开中西结合先河,继承发扬中医学之有效途径,真可谓善学善用者矣。

2. 全科医生。近年来,世界卫生组织始有"全科医生"之议,而章老早在20世纪30~40年代,不仅专于内科,对妇、儿、外科更是精益求精。所治病种非常广泛,内科既有难治之咳喘、肝硬化等慢性病,又有胸痹心痛、中风等心、脑血管病,更有黄疸、肺痨、瘟疫等传染病;妇科之经、带、胎、产四大证应有尽

有,其中崩漏可能包括西医学之子宫肌瘤在内;儿科号称哑科,辨治最难,而案中所治高热惊厥、肺炎、麻疹、百日咳、丹痧等急性传染病,莫不效如桴鼓,外科之阑尾炎、腹膜炎等急腹症,更是难以枚举。充分说明章老学识之渊博,医术专精全面,是一位名副其实之"全科医生",精专博通。

3. 精究方药。中药是中医赖以防治疾病之有力武器,方剂是前人长期临床经验按照中医药学理论,优化组合之升华结晶,历代一些医学大家无不对此进行深入研求。而章老对中药更是情有独钟,下过苦功。他不仅善用虫类药,一些医家不常用之药如地枯萝、木槿花、荠菜花,甚至有毒之干蟾皮,用于心脏性浮肿;对阳实水肿,用控涎丹、芫花、商陆、续随子、将军干等峻下逐水药于一方之中,可说是有胆有识;阴水用真武汤温肾回阳以助气化,加葫芦瓢、舟车丸攻水以治标;治肝硬化用参芪膏扶正,地鳖虫、郁金、七厘散,祛瘀消胀而攻补兼施;汤剂常与中成药相配,治胃溃疡用凤凰衣、象牙屑等散剂;慢性虚损常用膏滋药等,其用药之奇,配伍之妙,为一般医籍所少见,也是章老多年钻研本草,辨证用药最大特点,值得我们认真继承和发扬。

4. 不囿南人体质柔脆俗说,而忌用刚药。元代戴良,赠医师朱碧山序中说:"夫东南之民,体质柔脆,腠理疏浅……举北方之人异。"故一般认为:在江南治外感,宜桑菊、银翘等辛凉轻剂,忌麻、桂、乌、附辛温大热之味。可是章老治感冒,经常用麻黄加吴茱萸汤、麻黄附子细辛汤等经方,化裁应用;温病方更是得心应手,左右逢源,足证章老冶伤寒温病于一炉,达到出神入化境界。同时他对单方、验方亦很重视,如变通《镜花缘》小说中之通痢散治痢疾,真可谓善于"博采众方"者矣。

二、辨证详明议论恢宏,医德高尚大医精诚

章老任卫生部中医顾问期间,正值中医研究院、北京中医学院创建,西医离职学习中医班开办,课程设置、教材编写等筹备工作,百废俱兴之际。章老积极参与讨论,提出建设性意见,对中医各项工作之开展,做出了很大贡献。在业余时间,还经常为领导同志担负保健任务,一般干部请其诊治亦有求必应,一视同仁。1956 年春,河北省卫生厅段慧轩厅长患慢性胃病,由该省中医研究院钱乐天院长为其诊治,虽见小效,而未奏大功。其脘闷、嗳气、纳呆、腹胀、左胸膺憋闷、气短等症依然。因久慕章老盛名,拟请其会诊。恐其名声高大,请出不易,要余媒介。经向章老汇报,慨然应允,翌日下午 3 时,由钱院长和河北省驻京办事处主任开车来接,余陪侍前往。至后稍事寒暄,分别由段厅长介绍病情,钱乐天同志汇报以香砂六君子汤加减治疗过程,章老详为四诊,除上述症状外,尚有便溏、溲清、舌胖质淡、苔薄白、水滑、脉来沉而小滑、面色虚浮、两目乏神。诊毕,旋问进补、服药方法。告曰:"晨起先饮一茶碗参汤,半小时后早餐,隔一个半小时后服汤药,间服西药。"章老笑曰:"原诊断准确无误,立法、处方、遣药亦切中肯綮,其所以不奏大功者,实是进补剂型、服药方法欠当所致。试思厅长年高脏腑薄弱,胃之消化动力缺乏,而日进参汤、中西药物,一日三餐,胃中几无宁时,尽是液体停滞、阻塞气机,不符《内经》'胃满则肠虚,肠满则胃虚'及脾喜燥恶湿之生理特性,纵辨证准确,用药无误,岂奈脾胃功能纳、化失健何? 为今之计,建议将参汤改为参粉,装于胶囊,每服 3~4 粒,以少量水送之;中药汤剂宜煎后浓缩再微温分服,则量少力专效宏;一日三餐宜食馒头、面包之类,不宜尽用流质食物,或少量多餐,以减轻胃之负担。若是则纳化健旺,其消化功能自能回复。更宜节食肥甘厚味及饮料,合理用药,尊恙不药而愈矣。"语毕,大家鼓掌称善,连呼高明! 段厅长是名老西医,对其中、西医学都有所了解。不处方而使其心悦诚服,这是医学大家,名不虚传。

通过此次会诊,我和乐天同志有下列体会:

1. 一般医家会诊,往往注意患者服药后之效果如何? 不效则认为前医诊断有误,处方欠当,甚至评头论足,以炫己之高明。

2. 即使注意服药方法,只限于病在下宜先药后饭,病在上宜先饭后服药,而不注意剂型、服药次数和药量。章老却从一般医家所忽略处入手,找出不效之症结所在。充分显示出章老对诊断学之造诣精深,匠心独运,补前人问诊之不逮。

3. 肯定乐天同志辨证准确,用药得当,既是对其鼓励,又寓有奖掖后学之意,使乐天同志从内心发出无限感激和敬慕之情,堪为后学之楷模。

4. 余亦受到很大启迪,胸襟为之开阔,终身受益,大有"听师一席话,胜读十年书"之感! 为余在中医司从事技术行政、"团结中西医"、重视民间疗法等工作,起到重要指导作用。

5. 余经常向进修生、研究生和中西同道讲述章老这次会诊过程,大家一致称赞其医德高尚可风,大医精诚。

司马迁有言:"究天人之际,通古今之变……"关键在于"变"字,而变之前提,是在继承前人成绩基础上,再业精于勤,广搜博采,随着时代发展而创新。章老在部期间,除繁忙日常工作和保健任务外,稍一有暇,既不顾年高体衰,手不释卷,阅读《金镜内方议》《中医杂志》等医籍,了解当时中医学术之动态,孜孜以求,老而弥笃,是其成为当代中医大家之秘,也是其"发皇古义,融会新知"之一贯主张。惜积劳成疾,过早逝世,使中医药事业之发展受到很大损失。

　　可喜的是,章老之学术思想与医疗经验,得朱老良春牵头,组织同仁搜集其遗著、医案,分别辑为"医论篇""医案篇""附录篇"(其中包括再传弟子运用体会之文章),内容较前更加丰富多彩,诚济世之舟楫,医家学习之良箴,年底出版,以广流传,章老人虽西去,而其大医风范永存,鼎新思想和宝贵经验,永留杏林,济世活人,当可告慰九泉。祝愿朱老健康长寿,为完成先师遗志,弘扬其学说,走向世界;为继承、发扬中华民族"尊师重道"之优良传统,做出更大贡献。

中国中医研究院　路志正

1999 年 3 月 30 日于北京怡养斋

《任继学经验集》序

　　任氏继学乃余之学友仁弟,事医业道已逾 50 余载,禀学渊深,承继活泉,其德高品良,术业精纯,思敏技巧,学问之日跃,临证之宏验,仰慕者日众,尤于出血性中风、慢性肾衰、高热、真心痛等急危重症颇具独见,疗效显著。

　　是幸仁弟之抬爱,亦作序其著《任继学经验集》,展卷览阅,收益颇多。其一,独见其令人开阔。70 余论,篇篇见其灼识,于承古中发扬者此也。其二,思巧者当予效仿。慧巧辩思之功深矣。其三,言理者据之有物,发挥、升华于其临证实践。其四,突出中医之优势,于中医学子有启迪之用。此书独篇成论,见解奇新,翔实而实用。国粹医学之昭然于斯也。叹,今之中医界个别之人,唯名利是务,徒取皮毛而尚问道哉! 望趁此觉悟,于己及人,亦当发奋图强,为荣耀中医药事业而奋斗! 聊塞数言,乐予为序。

路志正

于中国中医研究院　己卯年荷月

(编者注:文中己卯年为 1999 年)

《中华两千年神方秘诀荟萃》序

知医之道,莫离诵解精思。讽诵用解,明义用思,初学尤以歌赋为先。中医借歌赋为舟楫,博学强记,口传面授,由来尚矣。余6岁入学,课余即诵读《医学三字经》《药性赋》《汤头歌诀》等,以其朗朗上口,心口相应,便于记忆,至今不忘。

洛阳孟津许来生老中医,年七十有三,步履城乡,历尽沧桑,广学博识,学验俱丰,行医50余年,编撰《实用医理验方集》和《简明浅释要诀》。以其未得其人,秘而不传。有李氏志兴者,毕业于上海中医学院,与许老中医同受聘于河南省军区专家医院中医二科,尊师敬业,志在岐黄,得许氏秘笈,奉为至宝。朝诵夕摩,而得心得,遂组成编委会,将许氏原稿订正增补,整理注释,历时4年,编撰而成《中华两千年神方秘诀荟萃》一书。是书上参《灵》《素》,中尊仲景,下撷《金鉴》,集中医理、法、方、药于一体,编为歌赋,既便初学诵读,又宜同道参阅。书将付梓,李氏求序于余,是为之序。

路志正

2001 年 1 月于北京怡养斋

《中西医结合防治药物依赖》序

药品对人体的健康和繁衍做出了巨大贡献,然而各种药品、毒品和某些生活嗜好品的滥用成瘾已形成当今世界令人瞩目的医学和社会问题,严重威胁人类健康、社会安定和经济发展。近年来药物滥用问题再次殃及我国,特别是目前我国更普遍、在某种程度上问题也更严重的是,烟草、酒精和精神药物等"合法毒品"的使用和滥用问题,对于大众健康和民族素质的影响至关重要。我国党和政府对药物滥用问题十分重视,采取了一系列禁毒措施,综合治理,坚决打击、查禁毒品违法犯罪活动,并已取得初步成效。目前,我国药物滥用和药物依赖研究尚处于初始阶段,这方面的研究无论对于禁毒工作,还是进行反毒教育,提高全社会的反毒意识,提高中华民族健康水平,都具有重要意义。

中医药学在防治戒毒上已有 120 多年历史,既有理论指导,又有宝贵的医疗经验,并创立了一系列中医戒毒方法,特别重视戒毒后全身气血的继续调补,包括饮食、起居等,是减少复吸率,彻底戒毒的重要环节。目前国内的中医戒毒研究已蓬勃发展起来,但尚处于初期探索阶段,还存在一些问题,如一些纯中药戒毒药,还不能很好地控制前 3 天戒断症状,患者难以接受,而以中药为主,与西药镇静药合用,戒断效果尚可,但有西药镇静药用量欠规范等问题。从目前收集到的传统戒毒方药中,多半是以中医辨证加阿片递减取效,有一部分则以中医辨证论治为主,不含阿片的戒毒方,以及食疗等方法,值得进一步对如何避免新毒源的条件下开展此类方药研究。西药脱毒较好,康复较难,中医药可在康复期发挥较好的作用,尤其是针对困扰患者的长期存在的稽延性戒断症状和心理渴求,发挥中医药综合治疗——针灸、拔罐、推拿、怡情悦志、音乐戏曲、八段锦、太极拳等的优势或采用中西医结合的方法,是当前开展中医药戒毒的重要任务之一。中西医药在戒毒中相互结合,克服西药戒断存在的问题,提高临床疗效,将有助于在国际上推出高水平的中国戒毒模式。

本书是根据药物滥用和药物依赖的问题与现状,参考国内外有关文献编写而成,理论与实际结合,为国内首次编写的有关中西医结合防治药物依赖的专著。较全面地介绍了防治药物滥用和药物依赖的基本知识,国内外现状,以及治疗、康复、预防、管理等方面的最新进展。本书分总论、各论、附录 3 部分。内容涉及阿片类、可卡因、苯丙胺、大麻、致幻剂、镇静催眠药、酒精、烟草等的历史和滥用、药理和毒理、耐受性和依赖性、临床表现和诊断、中西医治疗等,并收录了国内外有关禁毒戒毒的法令法规、控制吸烟法规、药物滥用和药物依赖诊断和治疗文献、汉英-英汉词汇对照、古今戒毒验方、部分中草药的戒毒机制研究等。此书的面世不仅在于具有较高的学术与临床应用价值,并将对我国药物滥用的管制及禁毒、戒毒上起到积极作用。在中西医结合防治药物依赖研究方面做出了突出贡献,实为戒毒史上的一大幸事。爰乐而为之序。

中国中医研究院资深研究员 路志正

2001 年 2 月 4 日于北京怡养斋

《实用中医痰病证治》序

中医药学,历史悠久,博大精深。自《内经》奠定根基,扁鹊捷足先登,创脉诊,精望诊,问中庶子而起虢太子死生,望齐侯之色而决桓侯之疾,世人皆称神医。东汉仲景以六经脏腑论病,开辨证施治先河,树立方药圭臬,后人称为医圣。迨至金元,刘完素倡寒凉,张子和主攻下,李东垣重脾土,朱丹溪善养阴,可谓医家蜂起,诸说竞陈。明清以降,温病学说兴起,使中医理论体系日臻完善。综观其医史,名医辈出,灿若群星,著书之多,浩如烟海,是故伟大领袖毛主席视其为"伟大宝库",号召医务工作者"应当努力发掘,加以提高。"

今有广东省中山市名中医乔振纲,在全面继承前人,尤其是禀承祖传的基础上,对痰病学说倾心研究日久,善于从"痰"入手,诊治疑难痼疾,屡起沉疴,且勤于手笔,论著颇丰;另有洛阳医秀韩冠先,理论素养深厚,亦擅长于辨痰论治,两者携手共济,联笔著述,遂博辑前贤精论,遍采百家名方,结合个人经验,立足临床实践,精心设计篇章,系统进行整理,历时两个春秋,终成《实用中医痰病证治》一书。是书以大量篇幅,突出介绍疑难病从痰论治的宝贵经验,尽力反映现代痰证研究的新成果和新进展,体例新颖,内容丰富,着眼临床,力求实用,既有资料广度,又有学术深度,纵向源流与横向联系互济,经典理论与现代研究相映,个人经验与各家所长交融,知识信息量大,可读参考性强,是一部颇具理论、临床价值和科研、文献价值的痰病专著。临床工作者读之,必眼界大开,疗效增倍;科研工作者研之,可另辟蹊径,步入新境,实为难得之佳作!

如果说,昔日《血证论》奠定了"血证"学说的基础,使活血化瘀疗法在临床中大显神通;那么,随着今日各种"痰证"学专著的问世,从痰论治在中医临床中的运用必将更加广泛,必将出现一个新领域,开创一个新局面,中医学术必将掀起一个新波澜!

有鉴于此,乐为之序。

路志正

2001 年 4 月于北京

《周超凡学术思想与临床经验》序

昔先贤有言,三皇五帝之道,非其人不传,而非人之至者,尤不得其传。何也?盖医以活人,文以载道,医文相倚,而医难言哉。子华子有言:"医者,理也;理者,意也;药者,瀹也;瀹者,养也。"为医者当精通意理,心谙药养,诵其言而不泥其言,寻其法而悟其所以法,方可以济人利命,称之为医。

周君超凡,出身于中医药世家,幼承家学,仰慕岐黄之道;长以负笈,求学于上海中医学院,亲炙于黄文东、程门雪等中医名宿门下,学而有成。毕业后又入国家中医药研究之最高学府中国中医研究院工作,数十年如一日,焚膏继晷,精研医道,临床不辍。对中药药性理论与现代生药药理、药化、制剂体会颇多,尤其擅长应用中医药治疗原发性血管性头痛、高血压、糖尿病、支气管炎、老年性痴呆等疑难杂病,并积累了许多宝贵的临床经验。

周君科研、教学、临床等诸多业务倥偬,又身兼许多社会职务,事务繁忙。对于自己的研究心得、诊疗经验无暇整理。曩昔曾阅其《历代中医治则精华》《中医治则学》两书,获益良多,并欣然为之作序。今有其门人弟子之慕道者,奋抑摩之志,集腋成裘,广搜周君观点言论、临证医案,整理发挥,卒成是卷。

余观是书,然慨良多。概而言之,全书始于中药药性寒热研究而终于师友杂记。就中药药性而言,自《本经》肇始,即有同一药物,寒热同条、温凉互见等问题存在,虽年湮代革,未能统考诸物,近验于人,使群疑冰释,沉怨得雪,实医林之幸事。又闻其研究成果已为《国家药典》认可,并据此修改部分药物之药性,余亦为之钦佩。他如医药新论、临床发微、利弊辨析,亦立论新颖,论据充分,论证有力,于中医药学多有发挥。更有师友杂记篇,精选同志之文,从侧面反映周君之貌,使全书医文并垂,生动活泼。

本书为整理研究中医药专家学者的学术思想做了有益的尝试,作为一名老中医工作者,吾亦感欣慰。古语云:靡不有初,鲜克有终。真心希望中医药学术的继承整理工作如薪火相传,后继有人,后继有术,是余愿也。

路志正

2001 年 5 月于北京怡养斋

张学文教授《疑难病证治》序

中国医学博大精深，绵延两千余年。岐黄肇始，秦汉奠基，唐宋代有发展，明清名医辈出，不仅为中华民族的繁衍昌盛做出了巨大的贡献，也造就了大批医药学家。既有较系统的理论，又有极为丰富的宝贵医疗经验，特别是各种疑难病的辨治经验是中医学宝库中独具特色的精华之一。

随着疾病谱的转变，疑难病日渐增多。在中医学界，对疑难病的专门研究像雨后春笋发展起来。中国中医药学会内科学会疑难病专业委员会召开过多次疑难病学术会议，不少杂志开辟了疑难病专栏，有关疑难病专著也不断涌现，充分说明疑难病的防治正成为医学家关注的一个热点。这是因为疑难病辨治水平集中反映出医者的理论造诣和学识水平，是衡量和鉴别医者业务能力优劣的标尺，也可能是中医药走向 21 世纪的突破口。

明代著名医学家张景岳说过："医不贵能愈病，而贵于能愈难病……病之难也，斯非常医所能疗"（《景岳全书》）。它的实质是强调中医不仅要擅治一般常见病、多发病，而且又擅治一些疑难病，才是中医赖以生存、发展，立于不败之地的关键所在。要达到此目的，中医本身必须有坚实的基本功，丰富的临证经验，能处理疑难病的业务能力。张学文教授从事医、教、研工作多年，特别是长期临床对疑难病的辨治积有独到体验和不少医案。现由其弟子在继承发扬中医学辨治疑难病经验基础上，对张教授治疗疑难病学术思想和经验加以整理，经数年不懈努力，六易其稿，终于完成《疑难病证治》一书。该书从疑难病的概念、治疗思路、常用治法，系统总结其治疗疑难病的经验和规律，重点论述了中医内科的疑难大病的辨治，以自己独到的卓识为出发点，不求其全，但求其深，理论联系实际，着眼于辨疑解惑，确为近年来有关疑难病证治的一部佳作。

我与张学文教授相识多年，经常在一起探讨理论，交流学术，常为其执着追求的精神，严谨求实、谦逊好学的学风，勤于临证、善于总结、关爱患者的诚心所感动。当其凝聚多年心血的大作问世之际，谨表祝贺，并乐而为之序。

中国中医研究院资深研究员　路志正

2001 年 6 月 5 日于北京怡养斋

《痛风的诊断与治疗》序

痛风是人体由于长期嘌呤代谢障碍、血尿酸增高而引起组织损伤的一组疾病,属于中医学中"痛风、历节"范畴。金元时期,浙江义乌的朱丹溪在其所著《格致余论》中,对痛风做了专题论述,认为痛风是血中有热,再受风寒,"热血得寒,污浊凝涩"引起。到了明代,龚延贤在《万病回春》中明确指出,痛风的病因是"膏粱之人,多食煎炒、炙煿、酒肉……所以患痛风",并提出忌食膏粱厚味的见解。这与西医学认为该病的形成与高嘌呤饮食与饮酒等密切相关,是一种"富贵病"的观点不谋而合。

近年来,随着我国人民生活水平的日益提高,饮食谱的改变,痛风的发病率有逐年上升之势。特别是东南沿海地区,气候炎热潮湿,物产丰富,素有"鱼米之乡"的美称,多以鱼虾海鲜、酒肉肥甘等为食,痛风的发病率较高。由于漏诊、误诊致慢性(期)患者多伴有关节痹痛、僵硬、麻木、屈伸不利、痛风石、肾脏病等,给患者造成很大的痛苦,严重威胁人民的健康。所以,积极开展痛风的普查和防治,宣传有关的知识,已成为当前卫生防治和日常保健的重要工作内容之一。

武警部队浙江总队杭州医院原院长赵圣川主任医师,与我于20世纪90年代初相识,他为人朴实,沉潜好学,热爱中医学,毫无中西医门户主见,多年来一直重视痛风病的防治和研究工作。为表支持,中国中医药风湿病学会于1995年曾组织部分专家,在该院与赵院长一起开办了风湿病痛风的专科专病门诊,采用中医药内服外洗、内外同治法治疗痛风,取得了初步效果,特点是疗效好、见效快、未见毒副作用。1996年10月,赵院长所著《中医药内外同治痛风100例的临床观察》一文,在北京首届国际中医风湿病学术会议上做了大会交流,受到与会代表的欢迎,荣获优秀论文奖。此后赵院长锲而不舍,紧密结合临床,认真观察和研究,积累了丰富的治疗经验,取得了显著的成绩。

鉴于积极宣传痛风的预防措施已是当务之急,赵院长在繁忙工作之余,披阅了大量中西医有关防治痛风的资料,结合个人多年的防治体验,历时3年,稿经数易,终于编成《痛风的诊断与治疗》一书。今年7月中旬,我刚从日本归来,即接其来函和稿件,约我写序,读后感到本书内容丰富,编排新颖,语言简洁,切合实际,通俗易懂,具有医学科普性质。本书的出版不仅对广大临床工作者、中西医结合工作者,特别是对从事风湿病防治的基层医务人员起到提高治疗水平的作用,而且对广大痛风患者也颇有益处。

中国中医药风湿病学会主任委员

路志正

2001 年 7 月 28 日于北京

《实用中医免疫病学》序

免疫一词，顾名思义是免于疫病，亦即防病于未然之意。免疫学思想，正是我国人民所创立，早在《素问·四气调神大论》中即有："是故圣人不治已病治未病，不治已乱治未乱……"的论述，实开世界防病医学思想之先河。我国在第 4 世纪即有葛洪以狂犬脑敷治狂犬伤的记载，几与法国巴斯德的防治狂犬病的原则相一致。到 16 世纪中叶（即 1567—1572 年），发明了人痘接种法来预防天花，这是世界上最早的人工免疫法，是我国古代中医学家对世界医学，也是对人类的巨大贡献。18 世纪即传入欧洲，经英国做了改进，采用"牛痘苗接种法"，一直应用到现代。在防病思想方面，明确提出："上工治未病"的指导思想，诸如对风湿病、过敏性疾病、各系统免疫病以及肿瘤防治等方面，均做了详尽的论述与记载，真可谓博大精深，源远流长，是取之不尽、用之不竭的宝贵财富，有待于我们进一步继承与发扬。

发皇古训，融会新知。在科学技术日新月异的今天，学验俱丰的沈丕安医师带领一批中医专家，编著了我国中医第一部免疫病的著作——《实用中医免疫病学》，填补了中医在这一领域的空白，这是一个创举。

本书结合四大类免疫疾病，以中医两大基础理论——脾胃学说和肾命学说等有关内容，系统而概括地进行了阐述。对辨证论治与辨病论治相结合的方法，亦阐明了自己的学术观点，颇有新意。对 40 多个免疫病，既按照中医理论写出了自己的临床体会和经验，又参照西医的研究，对中西医结合治疗免疫病进行了大胆的探索。同时，还针对免疫病的病理学基础如调节免疫、抗血管炎、促进提高肾上腺皮质功能、抗变态反应等方面，以及中药在免疫病的治疗方面的药理作用，包括免疫增强药、免疫抑制药、免疫双向调节药等方面，都做了系统的整理和客观公正的评价。

参加本书编写的人员大多是中壮年中医专家，他们披古览今，有继承，又有发展；有个人的心得体会，亦有老一代中医专家的临床经验。具有很高的实用价值和临床指导意义。

眉须衰老心犹壮！喜看华夏中医药事业欣欣向荣、繁荣昌盛。在中医走向世界的今天，本书的问世不仅在国内，成为杏林中的一颗璀璨的奇葩，而且将以其独特的预防思想和丰富的医疗经验，为众多免疫病患者造福，为人类防病保健事业做出积极的贡献。

中华中医药学会风湿病分会主任委员

中国中医研究院资深研究员

路志正

2001 年秋北京怡养斋

《朱良春杂病廉验特色发挥》序

邱君志济医师,将其 10 年来总结朱老学术思想和经验,并在医学杂志上发表之百余篇文章见寄。拜读一遍,深感邱君沉潜好学,刻苦自励,真有心人也。

文章之多,不可谓不勤,论题单一,不可谓不专。字里行间,处处闪烁着邱君锲而不舍,对中医学术执着追求和对中医事业无怨无悔之献身精神。

中医学之所以历数千年而不衰,在于代有传人,薪火不绝。邱君自学成才,长期在第一线,摸爬滚打,又得名师指点,学业日进,服务桑梓,多有建树,深受当地群众热爱,足堪告慰,心广体胖矣。

予为至友朱老良春有此高足而高兴! 更为中医事业有人而振奋。故欣然命笔而为之序。

中华中医药内科学会副主任委员

廉州医翁　路志正

2003 年 6 月中浣于北京怡养斋

《董德懋内科经验集》序

最近,国务院颁发了《中华人民共和国中医药条例》。这是 1982 年《中华人民共和国宪法》规定"发展现代医药和我国传统医药"以来,我国在中医立法方面的大步骤。继承和发展中医药,保障和促进中医药的发展,保护人民健康,纳入了国家法制轨道,有了具体的法律保障。我们为之欢欣鼓舞。中医药学的继承和发展,历来争论颇多。我以为继承是基础,是发展的条件;发展是方向,是继承的目的。继承和发展,是一组矛盾,又是相辅相成的。正确处理好继承和发展的关系,才能促进中医药的现代化。发展中医药,继承是基础,继承是关键。继承搞不好,发展就成了无源之水,无本之木。记得 2001 年初,我们相继送走了董建华、赵绍琴、刘渡舟三位中医界的泰斗,悲痛和震惊之余,也使我们更加认识到了继承甚至抢救老中医经验的重要性和紧迫性。2001年底,经过多方努力,广安门医院为董德懋老和我的学术经验继承整理课题正式立项。岁月无情,董老又驾鹤仙逝了,我嘱托董老的学术继承人徐凌云和我的学生高荣林主任医师,一定要抓紧抓好董老学术思想和经验的继承整理工作。今天终于看到《董德懋内科经验集》。确如我愿,甚感欣慰。

我和董老相识、相熟、相知已经 50 余年。新中国成立初期,董老积极响应政府号召,组建联合诊所,并与赵树屏先生筹办北京中医学会,做了大量工作。当时尚未成立全国中医学会,国家卫生部凡有大的中医学术和行政会议,各地来京代表和专家,全由北京中医学会接待。鉴于当时急需有一自己的刊物,于是以董老为首创办了《北京中医月刊》(后改名为《中医杂志》),在宣传党的中医政策、介绍各家学术与医疗经验、传递医药信息、团结中西医、交流学术等方面,起到很大的促进作用,为中医药事业的发展做出了较大贡献。

半个世纪的交往,我们同行、同道、同心。董老为业医德高尚,广渡慈航;董老为人恬淡寡欲,不计名利,待人诚恳,温厚谦和,大有长者风度,深受广大中医同仁钦佩! 在培育新秀、奖掖后学方面,更是呕心沥血、不遗余力。读者可以从《董德懋内科经验集》中,领略董老的学术思想、临床经验、治学态度和奋斗精神。今天,在董老去世 1 周年之际,编成是集,早日问世,足见其学术继承人徐凌云主任医师尊师重道、不忘师泽的高尚学风,是对老师的最好纪念,也是继承发扬董老学术思想和宝贵经验的最好体现。董老地下有知,当含笑九泉矣,是为序。

路志正

2003 年 7 月于北京怡养斋

《中医方略论》序

中医药学有丰厚的文化底蕴、扎实的医学理论和广泛的疗效优势,是中国优秀文化中的灿烂明珠,是中国医学领域的重要组成。她有着辉煌的历史,不可替代的贡献和继承生辉的潜能。中医药学是独具中国特色的医学宝库、生命科学。

历经两千余载而不衰,时至21世纪更闪烁着时代光芒,其原动力在于中医独特理论和确切的临床疗效。其取效之道在于"整体综合"和"辨证论治"两根支柱,不仅没有丢,却成为激流中"中流砥柱",历久弥新,永葆青春。随着时序的推移,在继承中发扬,在临证中创新,其疗效优势越来越显露,越来越被世人所瞩目,被世人所接纳。

中国中医研究院主任医师、博士生导师沈绍功教授,毕业于首届上海中医药大学统考生,祖传师授,医德双馨,进德修业,潜心学问,既尊古不泥,又善汲取,学贯中西,而临证以中医为主。在心病和急症方面多有建树,研制新药中成药,总结、编辑不少心病与急症论文和专著。悬壶40余载,为无数患者解厄释困,是深得患者信赖的临床医学家。在全面继承基础上,大胆弘扬与创新。既精研理论,又勤于临证,做到理论与实践紧密结合,学用一致。"一切为了临床疗效"的执着追求,是其一贯的良好医风,也是中医赖以生存的根基所在,值得大为赞扬。如果我们中医界,多重视临证,中医事业就会兴旺发达,何虑后继乏人乏术。

这部《中医方略论》,乃其数十年在临床中求索的心血结晶,无疑对中医学术的发展,对中医疗效的提升,对中医教学的内容充实,均将发挥较大的促进之力。余十分赞赏其尊师爱生,视患者如亲人的可贵品德;严谨不苟的治学风度;求实务是的科学态度以及不断探索的创新精神。故怀喜悦之情,贺本著面世,愿百尺竿头,再攀高峰,是为序。

廉州医翁 路志正

2003年7月6日于北京怡养斋

《强直性脊柱炎》序

浙江中医学院在己卯年建院 40 周年院庆时,我曾以《21 世纪是中医药发展的世纪》作祝词。现从世界中医药学会获悉,已有 44 个国家,120 个中医药团体参加,近又有国际上 18 个中医药团体申请入会,足证卑见,幸而偶中。

闫小萍医师是第一批名老中医学术继承人之一,她有幸师从全国中医内科专家焦树德教授,在老师循循善诱、言传身教培育下,她谦虚好学,精勤不倦,特别是跟师临证,侍诊抄方,认真笔录,善于独立思考,及时总结,亲睹众多疑难疾病,尤其尪痹、大偻等患者,经老师诊治,多能着手成春,解困释缚,康复为初,卓著疗效,使其对中医学增强了自信心、专业心、坚定心。在学习期间,积极参加焦老"补肾强督治尪汤治疗类风湿性关节炎和强直性脊柱炎的临床与实验研究",并总结了《深研辨证论治的焦树德》等学术经验,发表文章 50 余篇,可说是师带徒的丰硕成果,充分显示薪火相传的形式具有不可代替之优越性。

不仅如此,在 2000 年,中日友好医院对中医科室病房进行撤减合并情况下,闫医师却主动请缨创建中医风湿病科,几经周折评比,终于成立,现该科门诊量居该院之冠,病床 30 多张,患者满员。突出表明,有疗效,有真才实学,是中医历久弥新、长盛不衰之根本所在,受到广大患者的热爱。

闫医师是我们风湿病分会之常务委员,做了大量工作,近将其所编《强直性脊柱炎》书稿送来,约我作序,粗阅一遍,感到体例新颖,内容丰富,说理细致,重点突出,实用性强,是理论与实际紧密结合之一部好书,相信本书之问世,对壮大中医防治风湿病队伍,提高专业水平,推动中医风湿病学的发展,将起到很好之促进作用。

在为本书写序当中,正值新华社转发香港《亚洲周刊》,被日本明治维新抛弃 1 个多世纪的中华瑰宝中医药,得到平反昭雪,读后感慨万千! 真金不怕火炼,是金总能发光。前车之覆,后车之鉴! 文中提到日本在研发中药上较有领先水平,可是小柴胡汤事件正是其废医存药之产物。而在辨证论治方面,要想赶上我国,恐需很长时间。在中医昂首走向世界的今天,我们如何保持学术领先地位,值得深思和猛省! 本文开始提到的中医已走入世界,靠的是疗效,而不是时髦口号。若在培养人才方面多带出像闫医师这样的学术继承人,何患中医药事业不能保持领先地位,乏人乏术哉!

路志正　于北京怡养斋

甲申年六月四日

（编者注:甲申年为 2004 年）

《王国三医学文集》序

燕赵山川毓秀,人杰地灵,历代名医辈出,远在春秋战国时期,即有扁鹊;金元四大流派中,河北就有河间、东垣两家。余如元之窦默,清之王清任、魏荔彤,近代张锡钝,当代岳美中先生等,皆蔚然大家,难以尽举。他们为中医学理论之奠基和发展,做出了巨大贡献。

原唐山市中医医院院长、全国优秀医务工作者、"五一"劳动奖章获得者、河北省劳动模范、省政协委员、省中医药学会副理事长、市人大代表、现代临床学家王国三教授,是当代著名中医学家岳美中先生之高足,从师 5 年,尽得真传。他幼年在父兄教导下,打好了古典文学基础,为学医创造了良好条件。在岳老严格要求下,更加沉潜治学,精勤不倦,对《内经》《伤寒杂病论》等医籍,均有较高造诣,历代名家著作,无不穷搜博采,尤对仲景之学,更是情有独钟,熟读精思,背诵如流,紧密结合临床,深入研究其辨证立法、处方遣药、用量加减、服药方法等着力以勤,从而摸索出组方遣药变化规律,总结出不少卓铄见解文章。

在任院长期间,工作扎实,认真负责,在医院管理、科室建立、培养人才、奖掖后学等方面,更是呕心沥血。制定规章制度,带头执行,奉公守法,以身作则,团结广大中西医护人员,默默奉献外,还使他步入"锄云"之门(注1),岳老除责其精研岐黄之外,还令其修读《史记》中有关传、纪之内容。

要使中医学术得以很快发展,须以科研为先导,王教授深知其重要意义。为此,他积极进行选题立项,以临床疗效为切入点,精心设计,既遵循中医传统科研方法,又采用现代实验手段,中西双重诊断和疗效评定标准,设对照组,以求创新。如研制冠心病心气虚损型之补心合剂,通过临床与实验研究,总有效率为 92.15%,心电图有效率达 66.67%,获河北省卫生厅科技进步一等奖,全国中医药博览会"神农杯"优秀奖。共获部、省、市级科研成果奖达 23 项之多,为中医科研事业之繁荣昌盛,起到了很好的促进作用。

提高疗效,是中医赖以生存之本。王教授时刻不忘群众,医德高尚,在繁忙行政工作中,每周挤出两天时间,为患者诊病疗疾。以其医技精湛,对一些疑难重症,积累了丰富经验,特别对有些器质性疾病,如甲状腺囊肿、支气管黏膜结核、食道憩室、子宫肌瘤等,分别采用祛痰散结、化滞软坚、抑毒清热、化结涤痰、补中益气、健运升提、强肾下气、化滞除癖等法,均获得较满意的疗效。对于危急重症,更有胆有识,敢于决断,力争时间,挽危亡于顷刻。如治疗一上行性脊髓炎患者,发病急骤,全身瘫软,自主呼吸停止,经医院气管切开,人工呼吸相维持,意识不清,高热近40℃,多种西药并进,病情未能控制,大便燥结,4日未行,腹胀如鼓,舌苔厚燥,脉来数疾。拟予大剂攻逐,而诸医有谓肠已麻痹,攻之无益,"此刻有谓病情危重,难任攻下者?"他力排众议,辨为阳明燥结、毒热内燔,毅然用大承气汤加蒲公英、连翘投之。药进两剂,排出大量球形便,体温降至38℃,自主呼吸恢复,病势渐趋缓和,但阳明腑实证仍在。得阴津,争得一线生机。故前人早有:"医而无术,则不足以生人"之训。医者徒有热情救人之心,而乏医术,亦难救死扶伤,这点对当前中医临床工作者来说,更有警示作用。

"天增岁月人增寿",王教授年逾古稀,组织上为照顾其身体,于1999年退休,但他依然定期上班,为患者解困释缚,发挥余热。并到家乡丰南义诊,服务桑梓,誉满燕赵大地。一有时间,即提笔写作,总结经验,嗜书成癖,手不释卷,历时四载,稿经数易,编成《王国三医学文集》,寄来书稿,要我作序,读后感到内容丰富,是其50余年学术思想与临证经验总结。可归纳为三个部分:一是临床,以心脑血管、脾胃病为主;二是理论探讨;三是临床科研及实验研究,都是常见病、多发病,文字简洁,议论精要,层次清晰,重点突出,通俗易懂,切合实用,具有广阔之应用前景。相信本书之问世,对从事医、教、研工作之中医、中西医结合人员均有参考、借鉴、启迪作用,特别对科研设计、临床辨证思维、立法处方遣药、提高疗效等方面,更有指导意义。

我与王国三老教授,相识于1953年,当时他来北京中医进修学校学习,我任职于卫生部医政局中医科。我们既是同道,又有同乡之谊,彼此切磋学问,交流经验,受益实多,对其人品、学验等知之较深,故弁言数行,以示祝贺!并盼不久再有佳作问世,嘉惠后学,德莫大焉。

注1:锄云,系岳美中先生在唐山医疗教学所在之名称,亦岳美中先生的号。

廉州八十医翁 路志正
于中国中医研究院
2004年8月上浣

《走出亚健康》序

《黄帝内经·素问·宝命全形论》有言:"天覆地载,万物悉备,莫贵于人。"孙真人《千金要方·自序》亦云:"人命至重,有贵千金,一方济之,德逾于此。"我侪之为医者,操生生之器,负千金之重,可不慎欤? 华元化曰:"人之所病,病疾多,医之所病,病道少",道尽医患双方之心理心态。

诚然,"刺虽久,犹可拔也;污虽久,犹可雪也;结虽久,犹可解也;闭虽久,犹可决也……疾虽久,犹可毕也。言不可治者,未得其术也"(《黄帝内经·灵枢·九针十二原》)。可见,中医早在 2000 年前即强调,与其治病于有疾之后,莫若防患于未病之先,反对渴而穿井、斗而铸锥,主张防微杜渐,救其萌芽的预防思想,即便在 21 世纪的今天,这种观点仍具有强大的生命力。

余认为,当今医学新兴之亚健康医学,亦滥觞于《内经》,其提法不同,但实质则一。如对发病原因之认识,中医强调生病起于过用,嗜欲多、欠摄养所致,这与导致亚健康发病的工作生活紧张、心理压力过大、营养过剩、运动不足等诱因是一致的。在治疗上,中医强调养生、饮食有节,治病当燮理阴阳、整体调摄、轻病不须深治、宽心定志为上等,与亚健康调控之重视心理、饮食、运动的观点一致。余亦坚信,中医学以人为本的思想、整体调节的观点、辨证论治的特长,在当今世界愈发显示其绿色、环保、无害、可持续发展之优势。

近阅世界卫生组织《迎接 21 世纪挑战报告书》,对其中"21 世纪的医学不应该继续以疾病为主要研究领域,应该以人类和人群的健康为主要研究方向"的观点深表同意,对我国医学界已经开始重视亚健康医学的研究深感欣慰。相信中医药学在防治亚健康领域,同样能够发挥巨大作用而造福人类。

于智敏医师,出身于中医之门,基础理论雄厚,临证实践多年,在完成中医科研、临床工作的同时,利用业余时间,积极关注国内外医学的最新发展动态,在精研国内外有关亚健康文献的基础上,将中医学的医疗、养生、保健等理论与防治方法结合起来,辛勤笔耕,为充分发挥中医药优势,做出了可喜的贡献,他们焚膏继晷,集腋成裘,卒成《走出亚健康》一书。

曩者曾为于智敏主编的《周超凡学术思想与临床经验》一书作序,时隔数月,又见其新作问世,深感欣慰! 真所谓后生可畏,岐黄代有后彦出,值得祝贺！祝愿于君等在中医药领域不断探索，认真继承，积极思考，努力进步，不断有新作问世，是为序。

八十叟　路志正于怡养斋

时在辛巳年深秋

（编者注：文中辛巳年为 2001 年）

《颜德馨中医心脑病诊治精粹》序

"江浙人文薮,沪上名医多",颜德馨教授即是其中之一。颜老家学渊源,为孟河学派传人、江南名医颜亦鲁先生哲嗣,幼承庭训,天资颖慧。年十六,即负笈沪上,立于中国医学院之门。毕业后,师从秦伯未等大家,得以亲炙口授,尽得其传。这是早期学院教育与家传、师承三结合之最佳模式。一经悬壶,沉疴立起,求诊者众,企踵相接,名重乡里。

新中国成立后,在党的中医政策照耀下,受聘于上海铁路中医技术中心,为其大展才华提供了广阔天地。鉴于心脑血管病是严重危害我国中老年人的疾病,早在 20 世纪 80 年代,颜德馨教授即对本病进行了长期深入系统的临床和实验研究,取得了丰硕成果。后继承人,薪火相传,由其学术继承人颜乾麟教授将颜老所治心脑血管病经验,编成《颜德馨中医心脑病诊治精粹》,邀我写序,喜先睹为快。余为其年近九旬,自强不息,鸡声灯影,辰窗万字,辛勤笔耕之崇德敬业精神所感动,欣然握管,弁言以贺。

综观全书,分为理论、实践两篇,既突出了中医理论对临床的指导作用,更注重临床实践出真知的重要意义,是不可分割的整体。上卷系博综古籍,采撷百家,阐述了中医学对心脑病的生理、病理、理论认识,重点反映颜老在这一领域长期研究经典,撷其奥旨,敢于创新的独特学术思想、见解、辨证思路、用药特色,以"气血辨证为纲",发明"衡法"之治则,以达到平衡愈疾之目的。在实践篇中,所列 20 种病证,都是在上述理论指导下辨治,疗效显著,附验案可征。这充分表明,"衡"法有着广阔的应用前景,这是颜老穷毕生精力,摸索出理、法、方、药一贯的诊治心脑病的经验,形成独具特色的辨治规律,是该书的最大特点。余认为:在中医理论指导下,按照中医学自身发展规律,在取其疗效的前提下,适当地采取现代一些实验研究,所得数据是对名老中医经验的深化和升华,宏观和微观逐渐交融互补,是值得深入探讨的课题。

这种在继承前人理论基础上,勇于开拓创新之求实学风,来源于颜老博古通今,学贯中西,坚实之中医理论基础,深厚之文化底蕴和长期临床经验之积累。还和数十年如一日之执着追求精神,坚持独立自主,发扬中医学之坚强信念,厚积薄发,汲取新知密切相关。其总结以人为本,注重实用,执简驭繁,辨治心脑病的规律,为济心脑病患者于仁寿,为落实吴仪副总理提出之"要树立科学发展观,坚持中医药继承创新……走一条中医药健康发展的路子来"做出了贡献。

本书主编为颜老长子乾麟教授，治学严谨，秉上启下，在传承工作中做出卓越贡献，为典型的中医接班人，相信本书的出版，不仅对中西医结合人员有所参考和启迪，而且对老中医亦有他山之石可以攻玉的借鉴作用。愿我中医同仁，和衷共济，同德同心，为使中医药学屹立于世界医学之林而奋斗。

路志正

2006 年仲夏　于中国中医科学院

《神医怪杰张炳厚》序

中医学术代有传人,继承与发扬是两个永恒的主题。张炳厚主任医师是既能继承岐黄生命科学之精华,又有创新思想的医林学者之典范,集中体现在其对中医学术思想和临床经验的著述之中。

张炳厚主任上研究《内》《难》经典及历代诸家著作,下至笔录现代13位名老中医临证的经验,足以看出他对中医博大精深医理刻苦钻研求实的精神和勤于实践的学风。同时又勇于探索,大胆尝试,临床用药独具匠心。川芎茶调散本来用于外感头痛,他却圆机活法,变化无穷,内外通用,临证灵活加减应变。《素问·五常政大论》载:"大毒治病,十去其六;常毒治病,十去其七;小毒治病,十去其八;无毒治病,十去其九。"后世医家代有发挥,炳厚同志善用毒麻虫蚁药物治疗疑难重症,全蝎、蜈蚣治头痛;大剂附子、草乌、穿山甲疗痹症;马钱子毒性与解毒的灵活处置,在中医药安全性与有效性的把握上,取舍有度、运用自如而游刃有余。该书所涉及疾病中西俱见,诊断明确,说理透彻,用药精当;中医病证理法方药俱全,在治则治法上提出"顺其性即为补","补其正即为顺"的观点;方剂的使用师宗叶天士,将类方作为基础,以随症加减解决整体与局部及个性问题。书中有临床实践,文采奕奕,题材多样,有医案医话等写作形式;科研方面既有系统设计、临床观察和试验对照,又有学术思想理论的凝练总结和理论升华。

我与炳厚同志相识30多年,他是新中国成立后我国中医药高等院校早期培养的优秀人才,毕业后在北京中医医院从事中医内科临床多年并担任科主任,后到北京市中医药管理局任副局长和北京中医药学会会长,既有深厚的中医理论功底又有丰富的临床实践经验。《神医怪杰张炳厚》一书具有较高的学术价值且蕴含着大量的临床诊疗精华,是广大临床医生和学者可借鉴参考的良师益友。文如其人,该书言辞俭朴,易读易懂,便于掌握,对启迪思路、提高疗效,当能获益匪浅,是以为序。

路志正

2006年8月于北京

《陈可冀学术思想及医案实录》序

　　张京春医师编著的《陈可冀学术思想及医案实录》一书,是我国卫生部和国家中医药管理局倡导的名老中医师承教育的一个成果。这本书反映了可冀院士在临床实践中既重视中医药理论的联系实际应用,也注意联系当代医学成就,病证结合优势互补,经方、古方、时方并用,既不屈古以就新,也不绌新以从旧;发皇古义,融汇新知;在为患者服务中实事求是,取得很好效果,体现了现代中医药学发展的崭新境界;这就是这位在紧挨着颐和园的西苑医院临诊的临床医学家50余年的学术积淀。在临床实践中,在中西医两种不同学术体系优势互补中,做到求同存异,旁采泰西,而不"食洋不化",可谓追求中西合璧,求真求善了。从这里我们看到了可冀院士虔诚的爱岗敬业热忱背后的科学精神和优良学风。

　　我与可冀院士相知多年。斗转星移,对他的人品与学识,鲜明的学术个性,深有所知。我们在一起也时常交谈有关中医药学术方面的思路,津津乐道于中医药疗效对人民大众的感染力;经方派大师岳美中老大夫对可冀院士也十分器重。

　　张京春医师在师承侍诊数年学习中,有恒心,有悟性,很好地陶冶了医德和医术,得到了很大的提高,撰写整理了这部专著,很是可贵。是以为序。

路志正

2007 年 1 月于北京

《名老中医之路续编》序

20 世纪 80 年代初,国家改革开放,百业待兴,中医药事业也迎来了生机盎然的春天。1980 年《山东中医学院学报》创办"名老中医之路"专栏,名老中医的治学经验陆续发表,中医界为之轰动,1981—1985 年,周凤梧、张奇文、丛林主编的第 1~3 辑相继由山东科学技术出版社正式出版发行。当是时也,著名中医学者和名老中医依然寥若晨星,他们的成才之路艰难坎坷,需要认真总结;他们的治学经验非常宝贵,急待抢救和继承;中医后继乏人、后继乏术,中医教育和人才的培养则更是任重而道远。

《名老中医之路》立意新颖,内涵丰厚,应中医振兴之运而生,是时代的迫切需求。我虽侧身其间,但近百篇文章,都认真读过,并推荐给我的学生们。全书载名老中医 95 位,他们学习中医理论,则记诵、精读、覃思、博览,夜以继日;学习中医临床,则尝药、侍诊、求师、省身,未曾停顿;其学术思想和临床经验更是来自实践,丰富多彩,理论创新成一家之言,临证积累殊多真知灼见和独到之秘,诚为中医药学之瑰宝。而他们百折不回、艰苦奋斗、精诚专一的治学态度和高尚的医德医风,更令人肃然起敬,读后感触颇多,赞叹不已。《名老中医之路》对于宣传中医,抢救中医,继承和发展名老中医之学术经验,以及培育新一代名中医,功不可没。

20 多年过去了,事易时移,中医药事业仍在发展和创新。周凤梧老仙逝已 10 年,《名老中医之路》中的诸位名老们在世者也已屈指可数,他们的事业,他们的精神是永恒的、长存的。最近国家《中医药创新发展规划纲要(2006—2020 年)》,提出未来 15 年在继承发扬中医药优势特色的基础上,通过技术创新和知识创新,加快现代化和国际化进程,充分贯彻吴仪副总理在今年全国中医药工作会议上的讲话精神,实施"名院、名科、名医和名厂、名店、名药"的"三名"战略。其中培养新一代的中医优秀人才是"三名"战略的核心。培养优秀人才,国家采取了多方面强有力的措施,取得了可喜的成果,新一代名医在成长。

张奇文和丛林同志继《名老中医之路》之志,编辑《名老中医之路》之续篇,推出新一代的名中医群体,顺应了中医药发展的需要,是一件非常有意义的事情。江山代有人才出,我非常愉快地为《名老中医之路续编》作序,为新一代的名中医们鼓与呼!

廉州医翁 路志正
2007 年仲夏于北京怡养斋

《名医经方验案》序

经方之精由来已久矣。医之为道，源于岐黄，方术至妙，始于经方。后汉张仲景，发"感往昔之沦丧，伤横夭之莫救"之慨，勤求古训，博采众方，广《汤液》《素》《难》，撰《伤寒杂病论》，引黄帝之经典，集前贤之众说，其言精而奥，法简而详，方圆而矩，别气味之相宜，明补泻之造化，昭然表里，别白阴阳，禀药性之主，攸轻重之分，斯见精方之制。其论证立方，莫不精当，实万世之法，群方之祖也。后世西晋王叔和搜采仲景旧论，撰集《伤寒论》方证，首发弘扬仲景之端。皇甫谧有感"仲景垂妙于定方"，誉为"经方"之首。六淫之离合，疾病之变化，皆有论有方，仲景开辨证论治之先河，乃医家之师表也。至宋代成无己，尊崇仲景之学，首开草昧，引用《素》《灵》，以《经》释经，发蒙解惑，使仲景经方大伸，厥功伟矣。许叔微《普济本事方》集平生验案，先引病证，后论治法，间以医案，文辞典雅，剖析颇精，每多新见，阐发仲景辨证论治，书以活人。后世医家，诸多崇随，医案之书，由此而兴。元有罗天益治验案，明有江氏父子《名医类案》，至清代，经方医案已逾数百家，如喻昌、尤怡、柯琴、张璐、陈修园、曹家达等皆为案之良者，诸家阐发精义，各有见述，然集古今医案之大全者，历代诸家则鲜见矣。

今之北京中医药大学聂惠民教授，当代名医也，天资聪敏，业专经方，酷爱仲景之学，勤博览众，不舍昼夜，尽得其传，念经方医案至今无全，遂率弟子，广收博采，辑自古迄今，历代经方之案，名医之验，于仲景《伤寒论》113方，或原方，或加味进退者，一一录之，著成《名医经方验案》。是书先述仲景原文，后附原书方药，继论诸世名医验案，引经据典，释案玄机，有论有法，有方有药，有案有验，有治逆有救误，可谓大全。使后之学者，一览是书，即明仲景辨证论治之经义，心中疑惑，霍然冰释。实乃仲景之功臣也。余崇尚经典，久验仲景之临床，亦多良验，今垂垂老矣，观惠民之书稿，欣欣可喜，谨数弁言，爰以为序。

中国中医科学院广安门医院教授

路志正

时在岁次戊子年辛酉月

（编者注：文中戊子年为2008年）

《中医五十年磨剑》序

中医药学源远流长,历经数千年,薪传不衰,凝结着历代医家的辛勤智慧和心血。从神农尝百草到《内》《难》经典著作问世,奠定了较全面之理论基础,很多具有前瞻性和原创性。张仲景撰《伤寒杂病论》,开辨证论治之先河。金元各家,穷经析义,探微索隐,启医学流派之门户。明清诸家,承先贤之说,温疫防治,日臻成熟实用。至近代,数以万计中医同仁,以振兴中医为己任,为传承中医献出了毕生精力。予怀昔追今,深感欣慰!

今喜读《中医五十年磨剑》,使予看到了当代中医励精图治,弘扬中医的风采。四川乃天府宝地,历代名医辈出。本书作者乃新中国培养的第一批中医毕业生,由刘敏如、李兴培两位主任发起,从中医发展战略、经典及基础理论研究、中医方剂之临床运用经验、医案医话、医史文献、中医科研、教学、管理诸方面,内容广博,立论高远,既承载了前贤之学,又有诸多创新观点,正所谓"后生可畏,焉知来者之不如今也"。

1957 年予曾随郭子化副部长至成都,由卫生厅张华厅长等陪同到成都中医学院调研,当时李斯炽先生任院长,深感师资雄厚,课程设置合理,先中后西,教习有方,会出高才。韶光飞驰,转眼已过 50 余年,在历史的长河中不过一瞬,但对一个人来说,几乎占据了一生的黄金年华,书中作者共百余人(其中有调干人员),已有 1/3 辞世、1/3 风烛残年,反映了中医成才之艰辛,也说明此作是倾注了他们毕生心血而成。

中医是实践性很强的一门生命科学,中医的诊治水平往往从疗效反映出来,然疗效的提高离不开坚实的理论基础。因理论是实践的总结和升华,反过来又指导实践。故不断总结临证经验,不断充实和提高中医理论,是我们继承发扬中医的首要工作。"欲诣扶桑,无舟莫适",熟读经典,自主创新,仍是我们传承中医之金箴。作为一名老年中医,面临疑难重症,亦颇有"书到用时方恨少"、"学而未精"之慨叹?仍在不断读书临证,自强不息!

予今年近九旬,但仍不知老之将至,为发展中医事业,甘做人梯,"应信绿叶乐护花",为中医事业培养新人,是老一代中医之责任。恳望后贤学者发奋努力,以弘扬我中医大业。今看到成都中医学院首届毕业生的专作,大得我心,特推荐中医界同仁一起分享这来之不易的学术成果。欣然提笔以志之。

路志正

2009 年 1 月 18 日

《中医在美国》序

　　我和石国璧、张秀娟两位认识多年,相识相知,我们既是师生,也是朋友。1986 年我应邀去兰州开会讲学,亲眼目睹了甘肃中医药事业的发展。这些成绩有他们的心血在其中。

　　两位医师退休后,去美国讲学。为了要看一看中医药在美国人身上灵不灵,中医能否在美国发展? 他们留在了美国。11 年来,他们用中医药方法治好了许多美国大医院没有治好的病;用中医药疗效事实,宣传中医药,发扬中医药。他们治疗的患者中,有美国的大学教授、公司老板、政府工作人员、医学专家等人。不但美国几个州的患者找他们,而且有些患者从波兰、韩国、波多黎各等国去美国找他们治疗,可见他们影响之大。美国是西医学最发达、设备最全、医疗保险率很高的国家。在这个国家,石、张两位能站住脚,并且取得这些成绩,实在是来之不易。他们为中医药走向世界,积累了可贵的经验。

　　本书所收 100 多个病历,是他们在美国治疗患者中的一小部分,但是也代表了他们的学术思想。用药处方没有大方、奇方,多是轻灵有效,解决问题。尤其是一些经方的灵活运用,反映了他们中医药学的功底和辨证论治的水平。

　　每个病历后面加有按语,既是对每个病患做一总的认识和治疗经过忠实记录,也检讨了他们自己的不足,胸怀坦荡,表现了一个学者的风范和科学态度。

　　他们的实践证明,中医药不但在中国人身上有效,而且在美国人和世界各族裔人群都有效。确实是一个伟大的宝库,不但没有过时,而且在许多方面是比较超前的。我们应当努力继承和发扬,造福中国人民和世界人民。

路志正

2009 年 6 月 30 日

《实用中医风湿病学》(第2版)序

中医药学,源远流长,历数千年风雨而不衰,光华依然。究其典籍浩如烟海,览其药物成千上万,历代医家辈出不穷,沧桑岁月大浪淘沙,千锤百炼,去芜取精,形成了一整套独具特色的医学体系。其理论体系核心是"人与自然和谐统一"的"整体恒动观";"以人为本""三因制宜""辨证论治"等观点处处闪耀着哲学思想的光辉。它对中华民族的繁衍昌盛、防病保健做出了巨大贡献,确是一个伟大的宝库。在党的中医政策的照耀下,它必将为人类战胜疾病、维护健康做出新的成绩。

风湿病学是古老而又年轻的学科。《黄帝内经》中有"痹论"专篇,《金匮要略》有"风湿"之名,历代医家多有发挥,如朱丹溪论湿热,叶天士论温热,各擅其长,独领风骚。更有针灸拔罐、民间单方草药、内治外治诸法,不胜枚举,中医风湿病学是中医学宝库中一朵绚丽的奇葩。

近代以来,西学东渐,西医发展迅速,中医学也在艰难中前进。自20世纪80年代始,我们经历了从痹症→痹病→风湿病的长期探索研究,继承、整理、发展、创新,随着学识的不断深化和经验的积累,按照标准化、规范化的思路,融合新知,不断完善了中医风湿病学的体系,以《实用中医风湿病学》的诞生为标志,我们的工作进入了一个全新的阶段。中医风湿病的专业队伍日益壮大,学术水平不断提高,该书曾获得国家中医药管理局基础理论研究二等奖。

光阴荏苒,转眼14年过去了。自王承德同志担任中华中医药学会风湿病分会第二届主任委员以来,我们的事业有了很大的发展,学术活动日趋活跃,临证与科研风气浓厚,大家开拓进取,与时俱进,并应广大基层医务人员的要求,把修订再版《实用中医风湿病学》的工作列入风湿病分会的议事日程。

承德同志受业于谢老海洲先生门下,尽得其传,对焦树德老、王为兰老和我的临证治验亦颇有心得,谦虚好学,勇于实践,精勤不倦。这次由他领衔主编,与中医风湿病分会的专家和全体委员广泛征集各方面的意见,突出风湿病领域的中医新观点、新认识、新进展、新技术、新成果,在第1版体例构架的基础上,对其中内容进行了全面调整和补充,学术内涵更加丰富,内容更加完善,更好地反映了当前中医风湿病的学术水平。

历时四载,稿经数易,终于杀青。值此版《实用中医风湿病学》付梓面世之时,我作为上一版的主编之一,特将它推荐给广大同道共享。这是我们中医事业进步的幸事,把它作为新中国成立 60 周年的贺礼,奉献给我们伟大的祖国,奉献给关心中医事业的人们,奉献给为我们的事业发展做出贡献的人们,为广大风湿病患者造福。为此欣慰之至,乐为之序。

路志正

2009 年 7 月于北京

《肘后救卒方新解》序

中医药学源远流长,几千年来以独特的学术体系和丰富多样的防治手段,为中华民族的繁衍昌盛,做出了杰出贡献。即使是西医学迅速发展的今天,中医药仍保持着独特的优势,为人类健康事业发挥着重要的作用。《肘后救卒方》为晋代著名道教医家葛洪所撰,是我国古代最具代表性的方书,有许多世界医学史上的最早记录,所介绍的许多诊疗技术至今仍具科学价值。有必要深入系统地研究。过去,中外学者研究道教和中医药。虽然涉及葛洪与《肘后救卒方》,大多只将其作为资料引用。中青年中医刘绪银同志承载历史使命,对《肘后救卒方》进行了系统的专题研究,实开该书研究之先河。

《肘后救卒方新解》不落俗套,在历史唯物主义和辩证法思想指导下,坚持继承和创新相结合,广泛占有资料,详细探讨了葛洪的学术渊源、医学思想和医学体系及成就,提出了新的见解。如从神仙思想及其炼养方术与医学的内在联系出发,认为揭去宗教外衣,道家之学实际上是以维护和增进人体身心健康及开发人体内在潜能为目的,包括预防医学、临床医学、智能医学、抗衰老医学在内的大医学体系。又如黄连解毒汤,过去认为出自《外台秘要》,作者指出其出自《肘后救卒方》,对于《金匮要略》,作者通过对《肘后救卒方》和《金匮要略》及古代文献的研究,发现"金匮""玉函"用于医书名始于葛洪。这些观点虽然值得进一步探讨,但敢于发表不同见解的治学态度和精神值得提倡和肯定。

纵观本书,征引广博,论断精辟,体现出作者深厚的学力和严谨的治学态度,应该是一本有较高学术水平的研究葛洪医学成就的专著。当然,在某些方面也需要进一步完善,希望不断努力,取得更多更大的成就。

继往圣之绝学,为天地立心,为生民立命,是学人的使命,发展中医药,需要中青年中医工作者勤求古训,博采众长,做艰苦的万里之行。看到刘绪银撰著的《肘后救卒方新解》,深感欣慰,故为之序。

路志正

2010 年 1 月 5 日

《继承发挥临证录》序

　　徐凌云早年毕业于北京中医学院,在宁夏六盘山区基层医院工作 10 余年。1982 年,凌云在广安门医院内科研究室进修,跟随我和董德懋、谢海洲先生学习,是我的学生。当时全国各地来进修的学生虽众,而董老独瞩目于凌云。1991 年,国家开展全国中医师承制教育,凌云正式拜师,成为董老的学术继承人。遂传承授受达 20 年之久,尽得其秘。董老病危时,凌云积极参与救治,亲侍汤药,以尽弟子之孝心。董老仙逝后,她不忘师泽,荣获中华中医药学会科技进步著作奖三等奖。

　　我和董老相知,共骧国学,肝胆相照 50 余年。岁月悠悠,董老离开我们已经 8 年。近日,凌云以《继承发挥临证录》书稿请我审阅。全书分继承、急诊、呼吸、脾胃、睡眠、综合六篇。继承篇是历年来整理董老学术思想和临床经验的精华部分,非常宝贵,值得反复研读,也体现了尊师、思源的宗旨。急诊篇突出了中医急症的特点,展现了中医治疗急症的优势。凌云在宁夏所见颇多急症,以后又长期在急诊一线,积累了丰富的危急重症的经验。1985 年,我主编《中医内科急症》,凌云正在我院急诊科工作,是本书主要编著者之一,曾获北方十四省图书优秀奖。呼吸篇是她在望京医院内科临床实践的结晶,呼吸病具有来势急、变化快、易治易愈、容易反复等特点,而她灵活运用董老的学术思想和临床经验,疗效满意,尤显珍贵。脾胃篇更是运用董老调理脾胃的学术思想,治疗脾胃疾病,调脾胃以治五脏,发挥得心应手。睡眠篇根据《内经》理论,总结出中医阴阳睡眠学说、营卫睡眠学说和神主睡眠学说,并有众多的临床验案,可谓理论与实践的结合。综合篇有董老养生调神、站桩功法的应用、杂病的诊治心得等。其他如研读经典的感悟,读前贤名著的摘录,医论、医话、医案,均按不同内容尽纳各篇之中。全书展示了凌云的师承渊源,深厚的中医理论素养,独到的临证思辨和临床发挥,颇有乃师风范,大慰我心。睹是书而思董老,正所谓"善教者,使人继其志",赞其知人善教,后继有人。

　　贤哉凌云！志存高远,名如其人。董老慧眼,得入师门。尊师敬业,悟道修真。学验虽丰,不忘师恩。薪火绵延,传承创新。凌云勉乎哉！

廉州医翁　路志正

庚寅吉月于北京

（编者注:文中庚寅吉月系 2010 年正月）

博与约：内科与专科

——《国医经验录》序

中医内科，在古十三科中是非常重要的一科，它涵盖的病种不仅广泛，而且不少诸如外、妇等科疾患，往往是通过内科初诊而转归他科的，故古人有"大方脉"之称。这种提法，意在强调中医内科学的理论和辨证论治是各科的基础，而绝无贬低或轻视他科之意。

学习中医本不易，而精专某科更难。这不仅因为中医药理论博大精深，广涉天文气象、地理物候、运气历律、人文社会、哲学心理、伦理道德、吐纳养生等多方面知识；亦因医籍浩瀚，而人之精力有限，能博览群书，悟透掌握，进而精专某科，灵活运用者，确实要付出诸多时间和心力；再者，为跟上时代的发展，还要借他山之石，学习一些西医学、计算机等知识。故前人慨叹："做学问博不易，精通难；述古不易，创新更难。"虽说如此，但在中华医药史上，博而精者有之，如远在战国时期的"神医"扁鹊，过邯郸时为带下医（妇科），至虢国则用针灸，而当莅咸阳、入洛阳时，又分别为小儿医、耳目痹医，真是医技高超、随势而变，若非全才，何臻于斯?！而精专某科且多能者更不乏其人，如近代大医家施今墨先生就是代表人物之一，这一点从《施今墨临床经验集》中，管中窥豹，其病种不惟内科而且广涉外、妇、儿等，其中还不乏急、难、危重病症；上海中医学院张赞臣教授，精通喉科、外科，但对内、妇、儿等科亦有很高的理论造诣和丰富的临床经验；北京的周慕新先生，虽以儿科专家闻名海内，但对《内经》《难经》《金匮要略》《伤寒论》等经典医著亦有精深的研究。总之，这些名医大家，无不具有扎实的基本功，在学好中医基础理论和内科的前提下，再结合自己的兴趣爱好以及工作需要，进而专攻某科，而最终成为专家的。可以说"由约而博、由博返约"是造就合格中医人才的必由之路。

随着时代的发展，当前专科专病现象，大有越分越细之势。这固然对"术业有专攻"掘其深度有促进的一面，但也易出现广度不足，思路羁囿形成某种定式，影响到临床疗效和个人的全面发展。为适应满足当前广大人民群众日益增长的、对中医药事业在医疗保健方面的需求，紧紧抓住并处理好博与约的关系，就显得尤为重要。

就博、约而言，我以为：做学问始于约，近于博，博而通，归于约。前一"约"是简略，而后者是事物的共性即规律，和纷繁的具体事物相比，规律的东西总是相对简约的。任何复杂事物都是在简约的基础上发展而来的，"万丈高楼平地起"，基础不牢就很难向更高层次发展。就打基础而言，当耐着性子在"熟"字上下功夫，循序渐进，切忌囫囵吞枣、急于求成；"博"是指知识的广博，多才多艺。"博"能拓宽视野、挖掘潜能、开发智力，更重要的是为本科疾病的诊治提供借鉴、启迪思路。为实现约至博的转化，一要放下架子虚心向学，二要在"思"字上做文章，多读书，尤其是与自己专业相关的书。

《易经·系辞》曰："一阖一辟谓之变，往来不穷谓之通。"做学问当如门户开合，只有勇于实践，勤思明辨，又善于总结经验教训，才能求得食而化、博而通、通则返约。恰如读书，始于薄而归于薄一样，最终取得真经，实现质的飞跃。俗话说："熟能生巧""温故知新"，只要我们牢记使命，把"以人为本，疗效为先"时刻放在心上，在临床实践中持之以恒、勤学不辍，俾学用一致，久而久之，自然水到渠成，成为既专且博的中医专家。

今由王凤岐等主编的《国医经验录》中，既选有九位已逝中医大医的学术思想和宝贵经验，又有基层同仁的临床体会，我认为这是件好事，因为前者可供我们继承发扬；而后者，又为我们提供了一个相互交流切磋的平台，这无疑对提高临床疗效，推动中医药事业的继承与发展具有积极的促进作用。这种从实际出发，从点滴做起之举，真可谓"涓涓清泉汇成江河，其声滔滔来势亦洪"。为造就更多的中医人才，推动中医药事业的发展，我愿以"博与约：内科与专科"代之以序。

陈志正

2010 年 3 月 26 日

《中国贴敷治疗学》序

穴位贴敷疗法，历史悠久，群众基础广泛。数千年来为广大人民的预防保健和疾病治疗发挥了积极作用，积累了丰富的理论和经验。该疗法集药物的治疗作用和经络腧穴的调整作用于一身，通过穴位或局部经皮给药的方法，在充分熟悉药性和穴位的基础上，运用辨证论治的规律，既能治疗皮表的病症，也能治疗多种内脏疾患，并有独特的治未病及预防保健作用。其适应证非常广泛，且临床操作简单，安全灵验，值得大力提倡与推广应用。

《中国贴敷治疗学》主编之一田从豁教授，是中国中医科学院有名的针灸专家、内病外治专家，对穴位贴敷疗法有深入的研究，早在 50 多年前就开始钻研《理瀹骈文》《张氏医通》等大量古代文献，应用冬病夏治消喘膏穴位贴敷治疗哮喘和慢性支气管炎，以后又开展贴敷治疗过敏性鼻炎、冠心病、风湿关节病等的临床观察，都取得了较好的效果。现和同道们一起，广泛收集，系统整理了古今医家在贴敷疗法方面的有效方法和医案，同时充分反映现代临床研究的新发展，广征博采，熔古冶今，不仅着眼于广度，而且在深度上努力反映贴敷治疗的丰富内容，使之既保持和发扬贴敷疗法的特色和优势，又体现出当代贴敷治疗的时代气息。

可以相信，本书的出版将为广大的中西医药学者、针灸医师、社区及农村卫生工作者，提供穴位贴敷疗法的临床应用和科研、教学方面的有益参考，为繁荣中医学事业做出积极的贡献。

路志正

2010 年 3 月

《河北中医名师图录》序

燕赵自古多名医,尽管历史原因很多,但是关键在于有传承。

根据司马迁《史记》的《扁鹊仓公列传》记载,秦越人开了 10 年旅社,才得到长桑君传授的禁方书,成为他日后"名闻天下"的学术来源。

虽然长桑君一再嘱咐"公毋泄",不要轻易把禁方书的内容传扬出去,秦越人扁鹊也一再表示"敬诺",然而为了人民大众的健康,为了医学大道不至于失传,秦越人还是带出了很多徒弟。扁鹊在救治虢太子尸厥的时候,就有子明、子同、子仪、子游、子豹等徒弟协助他一起急救,因此,才有了"生死人"这样不同凡响的医疗成就。扁鹊名闻天下,开创妇、儿各科,惠及九州。汉代公乘阳庆、仓公淳于意师徒,皆传扁鹊之学,张仲景也对扁鹊的事迹"每览而辄叹",《汉书·艺文志》把来于扁鹊的医学著作与《黄帝内经》《黄帝外经》一起,作为"医经七家"的重要组成部分。由此可见,司马迁说扁鹊是中医学的宗师,是名不虚传的。

大家公认,金元医学争鸣促进了中医学的发展,而开创这个争鸣的主要医家就出在今河北省境内。刘完素开创寒凉学派,影响了张子和的攻下主张,也为朱丹溪降火论奠定了基础。张元素培养的李东垣、王好古、张璧等人,被世人称为易水学派。李东垣要求罗天益做"传道医"的大医风范,为后人留下了一段段佳话。

当然,师徒传承是中医学几千年绵延不绝的主要手段,记载于史册的事迹只是千万个故事里的少数几例。新中国成立之后,党和国家每个扶持中医发展的政策里,都会有重视中医师承的有关论述。在学校教育深入发展的同时,国家又连续出台了多个中医师承措施,"名师带高徒"已经成为中医人才培养的重要方法。河北省中医药管理局坚决贯彻党和政府的有关政策,一贯重视中医师承工作,连续培养了多批中医骨干人才,在全国优秀临床人才的选拔和培养过程中,几次独占鳌头,可见工作之踏实,成绩不一般。河北省中医药管理局的领导多次选拔优秀学员,到我所在的地方跟师学习,也是这种尊师重道精神的体现,其中很多学子大有青出于蓝而胜于蓝的气势,可见"自古燕赵多名医"的优秀传统,正在逐渐得到恢复。

近来,欣闻河北省中医药管理局欲集中人力物力出版《河北中医名师图录》,褒奖名医名师,激励后学俊彦,把中医学的师徒传承之风,在新时代继续发扬光大。消息传来,令人振奋,余虽老骥伏枥,喜见万马奔腾,岂不乐哉!因以为序。

路志正

庚寅年春月于北京

(编者注:文中庚寅年系 2010 年)

《河北中医五千年》序

中华民族五千年的文明史,装不下医药发展的全部内容。因为人类的历史已有几百万年,疾病的历史也有几百万年,中华大地上的先识自身,探索医药规律的历史,口耳相传一定会超越有文字记载的五千年。而这有文字可考的五千年医药史,许多历史细节也是扑朔迷离的。因此,要想写好《河北中医五千年》谈何容易!就是这样一个艰巨的任务,燕赵医界的同仁们竟然敢为天下先,不辞辛苦搜集资料,组织一大批热心的同道认真编写,最终把这件事做成了,实在值得庆贺。

燕赵大地是一方热土,中华先民们很早就在这里留下了他们的足迹。根据专家考证,张家口泥河湾文化距今已有 170 万年,北京猿人距今 50 万年,这些史前文明只有通过考古资料可以窥见一二。国家地震局的专家通过卫星遥感技术,研究华北平原古地貌特征,极有可能是外来星球撞击造成的。《淮南子·览冥训》说:"往古之时,四极废,九州裂,天不兼覆,地不周载,火炎而不灭,水浩洋而不息,猛兽食颛民,鸷鸟攫老弱。于是女娲炼五色石以补苍天,斩鳖足以立四极,杀黑龙以济冀州,积芦灰以止淫水。苍天补,四极正;淫水涸,冀州平;狡虫死,颛民生;背方州,抱圆天。"这个发生在古代冀州的英雄故事,也许不完全是出于虚构。大禹划定九州时,"河内曰冀",西汉之前黄河由天津入海,东汉之后才改道向南。所以,冀州就是今河北地域。人们传说的伏羲、女娲尽管有神话色彩,但是中华民族的子孙一向自认为是龙的传人,也绝非毫无根据。

炎帝神农氏尝百草,重农业,说药性。轩辕黄帝论医理,做舟楫,服牛马,利天下。他们与蚩尤一起来到河北大地,"聚于涿鹿,战于阪泉",既有民族的融合,也有文化的交流,中医药学就奠基于那个时代。当然,这个时期是"传说多于史实"的时代。

司马迁《史记》在"扁鹊仓公列传"中做了考证,认为春秋末期家在渤海郡郑(现河北沧州任丘市)的秦越人,继承了长桑君传授的禁方书,成为"名闻天下"的"方者宗"。《汉书·艺文志》记载的"医经七家"之中,《扁鹊内经》《扁鹊外经》占其二,而且他是唯一可考、可证的历史人物,相比之下的黄帝、白氏尽管也有《内经》《外经》流传于世,但大多是出于托名和传闻。秦越人"在赵者名扁鹊",他在行医四方的同时,把四诊结合起来运用,而且逐渐创立了妇科、儿科、耳目科、骨痹科,是一位临床大家。他突出的临床成就,曾经令医圣张仲景"每览而辄叹"。

《四库全书总目提要》说："儒之门户分于宋,医之门户分于金元。"金元医学争鸣促进了中医学的创新和发展,这个医学争鸣就起源于燕赵大地。明清时期西医传入我国,也影响了中医学发展的进程,河北医家王清任著《医林改错》,率先革故鼎新,尽管得失不尽如人意,但是其初衷出于创新,影响深远。张锡纯《医学衷中参西录》不仅临床成就不凡,他开一代新风的精神,足资后学。

新中国成立后,卫生部第一次表彰中医研究的四项成果,河北省竟然占有其中两项,由此可见当时的河北中医事业之一斑。

近日,欣闻河北省中医药管理局集中人力物力,编撰出版《河北中医五千年》,述说悠久历史,激励未来学人,把中医学的优秀传统,在新时代继续发扬光大。消息传来,令人振奋,余乐观其成,因以为序。

路志正

庚寅秋月于北京

(编者注:文中庚寅秋月系 2010 年秋)

《古今名医五部经典心悟》序

中国医药学源远流长，是中华文明的瑰宝。我已年逾耄耋之年，越来越深刻地认识到：经典著作是中医之"根"，大医精诚是中医之"魂"，临床疗效是中医的"生命线"，历代名医是中医学长盛不衰的"功臣"。因此，精通经典、德才兼备、提高疗效，是每位良医永远追求的目标。

关于如何精通经典，我认为要讲究三法：一是通读原著，参阅注释明文意；二是溯源析流，尊重历代求发展；三是狠抓要点，深钻精研重实践。先说第一点，常言道："书读百遍，其义自见。"学经典，一定要熟读原文，熟到对重要章节朗朗上口，达到背诵才好。熟读之后再看注本，明辨正义，引申发挥。第二点，学习中医学要知其源流，明其发展。例如，《内经》之源是最系统的古籍，而《内经》又为《难经》《伤寒杂病论》等之本源。仲景书传承《内》《难》等古训之精华，创立了辨病脉证治之体系，为后世辨证论治、立法处方之指南。温病学家在"四部经典"的基础上，对温病诊治深入探索，有所创新而自成体系。第三点，所谓狠抓要点，是说对于经典之重点内容，要深入进去，刻苦钻研，勤于临床，在提高疗效上下功夫，才能达到学用一致。上述学经典三法互为一体，不可或缺。

长江后浪推前浪，青出于蓝而胜于蓝，这是我们这些老翁的期望。今日收到吕君志杰教授寄来的邮件，打开一看，首先让我惊喜的是他编著出版的《伤寒杂病论研究大成》，洋洋巨著，一人编写，其用功之勤奋、个中甘苦，可想而知！吕君还寄来他新近主编的《古今名医五部经典心悟》书稿之目录、编写说明、导言及样稿，邀我为之写序或题词。阅后，深感体例新颖、内容丰富、意境高远。所谓体例新颖，是将"五部经典"合为一书，综合探讨，令人耳目一新。所谓内容丰富，是每部经典先列概论，对其成书年代、历史沿革、基本内容、注家注本、学习方法、学术价值等方方面面做一简要论述，使读者有个概括了解。

随后为辑录该部经典之古今医家的相关研究论文，论文内容以及学习方法、经典求源、理论研究、临床实践、注家注本、衷中参西、医德修养等方面。每篇论文之前加"编者按"，对该论文作者之简历、学术成就及论文内容做一简介。对所辑录的每篇论文都做了"精细的加工"，篇篇如是，这种认真负责的精神确属难能可贵！所谓意境高远是："传承经典之精华，珍视名医之成果，弘扬中医为己任，造福苍生为目的。"令人感动！本书主编吕教授邀请全国同仁共同参与，这种通力协作共谋大事，实乃中医事业之希望矣！是为序。

廉州医翁 路志正
2010 年 11 月中旬于北京

《杏林散叶》序

南朝刘勰在《文心雕龙·序志篇》中云："振叶以寻根,观澜而索源。"译成白话是:"摇动树木即见到落叶归根,看到水流波澜就能追溯其源头。"我个人体会,"振叶"寓有振兴、发扬光大、根深才能枝繁叶茂之意。中医学之所以历久弥新、长盛不衰,就在于植根于中华优秀文化之中,文化是土壤,中医是大树,枝叶是新生。对于中医人才培养来说,应从基础做起,打好基本功,师德是滋养培育出新型高级人才的关键之一。

王庆其教授出身于上海中医世家,幼承家学,酷爱岐黄,是中国中医科学院首届中医研究生,在校期间,师从我院名医方药中先生,刻苦砥砺,好学不倦,对经典著作打下了良好基础,以优异成绩毕业。返沪后在上海中医药大学,从事经典著作教学和临床工作,又得到国医大师裘沛然先生青睐,收其为学术继承人。裘老是位年高德劭、才富五车之儒医大家,不仅在学术上造诣深邃、医泽广被,尤擅治疑难杂病,饮誉国内外,其所作《疑难病证治八法》,颇多卓见,被医界评为"源于实践而高于实践"之佳作。裘老工诗善书,博古通今,学贯中西,医文俱佳。庆其教授有幸师从裘老,实是其平生莫大造化。

近年来,从报纸杂志上,经常看到其所写跟师论文,多有创见,从中可窥其用功之深、好学之勤!所著《内经临证发微》,尤有新意。现已成为"上海市名中医",这是其长期潜心求索之结果,是集家学、研究生、师承教育相结合之人才培养模式所结之硕果。

庆其教授近将其新作《杏林散叶》样稿见寄,索序于余。阅读之后,感到内容丰富、立意新颖。内容包括"跟师札记""临床走笔""耕读拾遗""医余闲话"四部分,虽自喻为"散叶",实是跟师、临证、读书心得与体悟,每片杏叶都凝聚其苦读、深思、析疑,善于总结之心血结晶,散发出沁人肺腑之芳香,是理论联系实际、学用一致之又一成果。欣喜之余,乐为之序,并为之推荐。相信本书之问世,将受到同行读者之欢迎。期望庆其教授继续努力,落实科学发展观,为中医药事业发展做出更大贡献!

廉州医翁　路志正

辛卯仲春于北京怡养斋

（编者注:本文辛卯仲春系 2011 年 3 月）

《朱氏中医世家学验秘传》序

《黄帝内经》为中医理论奠基之巨著。历代医家将其与临床实践相结合，创新纷呈，不断推动中医药学向前发展。汉代张仲景撰用《素问》《九卷》，著成《伤寒杂病论》，创立六经辨证；金元刘河间据《素问》病机论，倡"六气皆从火化，五志过极化火"学说，创寒凉学派；李东垣遵《素问》太阴阳明论等篇，倡脾胃元气论，治病自成体系，成为补土派之代表；清代叶天士宗《内经》气血营卫生理，创卫气营血辨证；吴瑭依《灵枢》及叶氏之说，结合己见，开创三焦辨证。正是由于历代医家在继承前人基础上，大胆创新，才使中医学术的发展不断充实和完善。

余与朱子祥麟主任医师，相识于 1997 年国家中医药管理局在长春举办之首届中医高级讲习班。后不断有书信与著作交流，对其渐有较深入了解。知朱子乃湖北名医，执业 40 余年，读书临证，精勤不息，善于总结，笔耕不辍。曾先后出版《论内经风病学》《奇经证治条辨》《医学发微》等著作，各有特色。近将《朱氏中医世家举验秘传》书稿见寄，余为其严谨治学精神而感佩，深为赞赏。

全书共分五篇，以缕述医传六世执医概况开篇，与下篇医案部分相互辉映，可见其家学渊源，学验宏富。上篇学术研究，有风病、伏气病论，乃继《医学发微》之余绪；而突出在研究前贤外感伏气致病理论之启示下，结合家学，提出内伤伏气致病说，强调消除伏气于萌芽，注重先期防治之学术观，实与《内经》"治未病"思想相契合。可贵者，在中篇临证经验，对相关疾病之早期防治予以论述，便于操作。下篇医话部分，对前贤所定方剂及药物运用经验做了深入研究，实是继承与弘扬中医学重要途径之一。附篇为其先世医方秘录，弥足珍贵。

朱子所倡六气化风论、八脉辨证论、内伤伏气致病论等学术观点，皆滥觞于《内经》，参考前贤诸说。结合己见，归纳总结，升华成篇。非积睿智与学力者，莫可为也。其成果不断丰富中医病机、辨证论治理论，且紧密结合临床、学用一致等特色，将为中医史增添光彩一页。

朱子治学遵循中医自身发展规律，故能在继承和弘扬中医事业轨道上稳步前进。余嘉其焚膏继晷，兀兀穷年，弘扬医道，媲美前贤，自强不息之精神，曷幸如之！诚今日中医事业健康发展之所亟需者也，故乐为之序。

路志正

2011 年 5 月中浣于北京

《房定亚治疗风湿病传真》序

《房定亚治疗风湿病传真》一书,为西苑医院风湿免疫科集体编著,其书来源于"十一五"传承课题,辑录内容采撷了房氏治疗风湿免疫病的学术思想、诊治特点以及临证思辨经验,还有大量的病案,可谓名副其实的传真。全书反映了房氏治病追求疗效、重视中西医结合、辨病与辨证相结合,以及西为中用的学术观点。

网络时代,各种专著纷然面世,卷帙浩繁,内容重复者居多。但此书文风朴实,理论清晰,观点明确,单刀直言,如实反映了房氏的学术思想和治病经验。

本书系房氏治风湿免疫疾病匠心独运,圆机活法,方药精专,经验丰富,给广大中西医风湿病工作者予以借鉴或启发,为振兴中医,促进风湿病学的发展,势将起到推动作用,故欣然推荐。

国医大师　路志正

2011 年 9 月 21 日

《永炎医说》序

《永炎医说》一书系王永炎院士传承博士后于智敏研究员在其博士后出站报告基础上整理而成。我曾有幸参加其出站报告答辩会。复阅读此书，深感是于王永炎院士之学术思想做了较为完整的概括、整理与提升。尽管王永炎院士多次强调"不轻言学术思想"，认为所谓"学术思想"，应该是学者高层次的学术成就，是长期锲而不舍坚持读经典、做临床，在取得若干鲜活的诊疗经验的基础上，凝聚的学术闪光点与创新的生长点，其中蕴含着中医原创思维和原创优势。但就本书所研究表达的内容来看，《永炎医说》具备了时代性、历史性、连贯性、传承性、实践性等特征，可以作为王永炎院士的学术思想内容之一，把此心法、技艺传授给学生、门人、弟子，使之薪火相传，生生不息，可谓"仁人之言，其利溥哉"。

中医师承教育由来已久，是中华优秀文化长期与中医药学文脉相承，水乳交融的丰硕成果。历代中医大家辈出，为中华民族之繁衍昌盛做出过巨大贡献。党和国家对此非常重视，但尚未纳入正规教育之中。对中医学家学术思想的归纳整理与治学观念方法的研究也较常见，临床经验总结整理更多，但较少以传承的形式将两者有机结合起来。《永炎医说》是一本将理论与实践、观念与方法、思维与创新相联系的学术著作，创新思维与创新观点在书中可谓俯拾皆是，并且贯穿始终。特别侧重于思路、理念、方法层面的解析，强调立言、立德、立功，主张知行合一，合而不同，这正是王永炎院士推崇国学大师陈寅恪倡导的"独立之精神，自由之思想"的体现，也是对陈寅恪"不忘本来，吸取外来，创造将来"的另一种诠释。"不忘本来"是中医学的大义与灵魂所在；"吸取外来"是中医药振兴，为全人类服务的必需；"创造将来"是吾侪中医学人义不容辞的责任与历史使命。《永炎医说》通过所载验案方药，强化中医理论之于临床的指导作用，辨证精细，遣药巧妙，突出理、法、方、药的紧密相联，浑然一体的中医药文化，对指导临床实践具有较高的借鉴性和启迪性。后学若能涵泳其中，深加揣摩，当有所获。

本书作者于智敏研究员，系中国中医科学院中医基础理论研究所病因病机研究室主任，首批出站的传承博士后，中医功底扎实，治学勤奋，善于思考，刻苦钻研，笔触敏捷；另一作者王燕平，系中国中医科学院中医临床基础医学研究所副研究员，跟随王院士多年，孜孜以求，审慎求实，对其学术和经验均有较深体悟。

昔亚圣孟子有言:"大匠诲人必以规矩,学者亦必以规矩。"否则,纵有离娄之明,公输子之巧,师旷之聪,而不以规矩,不能成方圆;不以六律,终不能成五音。足见规矩之于人,大矣哉!然规矩何来?巧由何出?世有百业千行,其状更仆难数。仅就中华瑰宝中医学而言,"读经典、做临床、参名师、承妙道"实乃后学提高之捷径,成功之规矩,登堂入室之妙要。此三者,永炎院士语之详矣,甚至可谓要言不烦,不厌其烦。然谈论者多而躬行者少,以至于能"怀百家之言,故能治百族之乱"者几稀。我年届九秩,每有感于此,深以为憾!

成为"良医、上工"是件艰巨而复杂的系统工程,院校毕业仅是开始,尚需焚膏继晷,手不释卷,勤于临证,旁及百家,还需要心灵的开启和理性的提升。人们常说:"大匠示人以规矩,而不能教人以巧。"作为新中国培养出来的第一批中医学家,王永炎院士以亲身经历告诉我们:可行的捷径是打好基础理论再跟师传承,即为规矩;而巧之所出,实乃长期临证的领悟,好学不倦,厚积薄发。由是观之,《永炎医说》所言所论,既示人以治学规矩,又示人以诊疗技巧,体现了《永乐御制大方广佛华严经》序所谓:"至道无形,至理有要。盖要者,以一而为众,以众而为一;以大而为小,以小而为大;愈烦而愈简,愈多而愈约"的道妙无穷。

我从事中医医教研工作近60年,带出数十位进修生、研究生、中西医结合学术传人,他们大多数已成为中医临床、科研、教学的骨干中坚。在传道、授业、解惑过程中深深体会到中医师承教育对现在院校教育仍具有无法替代的作用,如何将两者有机结合起来,以培养实用型的高级人才,就显得紧迫和必要。当本书即将付梓之际,邀余作序,有感作者不忘导师培养之苦心,欣然提笔抒略数语,愿岐黄薪火永炎,乐观厥成。

路志正

辛卯榴月于北京怡养斋

(编者注:文中辛卯指2011年)

《望目辨证诊断学》序

《黄帝内经》是中医理论的渊薮、指导临床之圭臬,是中国特色原创思维的源泉,是取之不尽、用之不竭的宝贵财富,有待我们认识和发扬。《素问·五脏生成篇》"诸脉者皆属于目",《灵枢·大惑论》"目者,五脏六腑之精也,营卫魂魄之所常营也……是故瞳子黑眼法于阴,白眼赤脉法于阳也。故阴阳合抟而精明也",《黄帝内经》中更有多篇经文(如《灵枢·根结》)记述"命门者目也"之论。在中医学发展过程中,历代不少医家对"命门"学说非常重视。考"命门"内系元阴元阳,为水火生命之源,目窍乃精气出入之门户,医家通过"生命之门"可以观察人体气血精气等生命情状。由此可见,早在《内经》时期,我们的前辈医学家已经十分重视目窍。新中国成立以来,在党的中医政策照耀下,一些医家(如朱老良春等)依据上述理论而有"观眼识痔""肝炎与眼血管变化"等报道,充分表明,内脏一有失调即可从眼中表现出来,故《灵枢·五癃津液别》篇云:"五脏六腑……目为之候"。

望诊在中医四诊中居于首位。《难经·六十一难》云:"望而知之谓之神"。"望目辨证"属于望诊范畴,具有神奇与传神之处。色者,神之旗也。可见望诊具有十分重要的意义。《景岳全书·论难易》云:"望闻问切,欲于四者去其三,吾恐神医不神矣。"因此,我们如果既能准确掌握"望目辨证"理论和方法,又能熟练运用四诊合参,自能更好地分析病证,更有效地解决患者的病痛。

《望目辨证诊断学》全书五卷,第一卷为望目辨证概论,从目之解剖结构、目与全身脏腑经脉关系,记述"望目"的组织基础及中医学理论基础;第二卷为望目辨证通论,记述著者总结发现的与传统习用的"五轮八廓"等多种关于脏腑分布部位明显不同的五脏六腑、奇恒之腑在白睛的分布部位,记述白睛特征、白睛血脉特征的解剖组织基础、中医学原理及其临床意义;第三卷至第五卷为各论,从中医学角度客观具体阐述目裹、黑睛、白睛的颜色、形态特征,白睛上的形态特征如点、条、斑、雾漫、月晕、结、包、丘、岗、岛、泡的分布部位和临床诊断意义,白睛血脉分布部位、颜色、形态、粗细、长短、浮沉、相互关系及其变化等具有的临床诊断意义,记述望目辨病位、病因、病机、病性、病势,十六纲及脏腑证候,揭示出"目"与全身各脏腑客观存在的联系和脏腑"辨证"规律,指出通过"望目"可以"辨证",即著者首创之"望目辨证"。"望目辨证"在同一疾病中能诊断不同患者的个性证候特征,而在不同患者中可以体现同一证候的共性,从而为临床诊断提供一个新的理论和方法。全书记述翔实、直观、客观、容易学习，便于掌握，图文并茂，十分难能可贵。

王今觉教授是中国中医科学院中药研究所研究员、主任医师，2003 年以师承导师来我院授业解惑，得以相识，知其毕业于北京中医学院（现北京中医药大学）中医专业，业医 50 余年，曾带研究生，他嗜经典如甘旨，沉潜好学，勤求古训，重视临床，善于总结，博采众长，淡泊名利，性格直爽，心胸坦荡，以患者为亲人，疗效卓著，《内经》说"志闲而少欲，心安而不惧"恰似对他的写照。早在中学时代起，即拜其父及其友名老中医两人为师，对望诊产生好奇，工作后，以钻研望目诊病为己任，朝揣夕摩，寒暑不辍，经过 50 余年研究总结，终于历经十二寒暑，在继承《黄帝内经》《中脏经》、华佗望目诊病理论基础上，著成具有浓厚中医特色、并融汇西医学知识的专著——《望目辨证诊断学》，这是自华佗以来的重要发现。在本书出版之际，得以先睹为快，诚所谓"有志者事竟成"，故乐为之序。

中国中医科学院广安门医院主任医师　路志正
2012 年 7 月 8 日于北京怡养斋

《中医心血管疾病医案荟萃》序

盖人禀天地之大德,参神机之化育,有生必有病者,有病必有治者。第病有所因,人人自殊;症有真假,种种不一。至虚有盛候,大实有羸状,疑似之间,生死反掌。变化生克,若易道之无方;虚实奇正,如兵家之有纪。必精研《内经》,穷究仲景者,乃能登堂入室。然梓匠轮舆,能与人规矩,不能与人巧。临证审机,圆融活泼,则存乎其人也。欲广其见闻,知其变化,得乎环中,超出象外者,必广阅医案以为临证之一助。

医案者,医者临证之实录也。医之有案,如史之有传。以史为鉴,可以知人事之得失;以案为鉴,可以知临证之得失。医案之最古者,如《史记》仓公治案。凡十有余人,历疏病状,备陈方论,余阅之,未尝不叹功多也。嗣后历代告有佳作,尤以明清为盛。若《寓意草》《临证指南医案》《洄溪医案》者,皆脍炙人口之佳作也。诸前贤论证则援引群经之精义,拟法则选集列古之良方,实足以上绍岐轩、下开来哲。

《中医心血管疾病医案荟萃》由中华中医药学会心病分会诸位委员编著。编委诸君皆年富学博、养邃识纯、勤求博采、明德尚行之士也,更联合全国多位优秀中医心血管临床专家遍览诸案,择善求精,精心编纂,乃成是书。该书充分展现了当代中医名家治疗心血管疾病的水平,是一部与时俱进的佳作。诸名医审证则卓识绝伦,处方则简洁明净,洞悉原委,立起沉疴。精选各案,采据既多,变证咸备,堪资考核。是书集群贤之长,开后人心法,诚岐黄之功臣,青囊之盛业也。若能将每案细细把玩,触类引申,进而求其所以然,庶不致临证有望洋之叹,则此帙实济世之慈航也。阅者识之,庶不负编者一片金针渡人之心。

欣闻书成,展而阅之,是书启灵兰之秘,泄玉版之文,使前贤之美不坠于地,而后世得以近而至远。孔子云:"三人行,必有我师"。余信也,是为序。

路志正

壬辰仲夏于北京

（编者注:文中壬辰为 2012 年）

《记者看中医》序

认识周颖同志是在 1990 年初，那时《中国中医药报》刚成立不久。作为记者，她来中国中医研究院广安门医院采访我。当时，我在内三科出诊，诊务很忙，无暇讲话，她就静静在一旁看、听、记；利用插空休息，问我几个问题，或采访前来看病的患者以及侍诊的学生。

不久，她在报上发表了《路志正坚献岐黄》通讯。文章从"鸡声灯影求真谛""轻清灵通起沉疴""雪融青松知高洁""九万里风鹏正举"为小标题，详细叙述了我求学、出诊、施教等方面经历。其构思缜密，文笔细腻，语言朴实，并将我的名字巧妙地镶嵌在文章题目之中，一展其高超的文学功力和写作水平。

1990 年代初，一位来自新加坡的自费生黄雅固，慕名来跟我、谢海洲、董德懋三位老师学中医。为什么年过半百还千里迢迢来中国学习？为什么生活优裕还拜名医求教？为什么在西医为主的新加坡还对中医有着浓厚兴趣？周颖同志凭借职业习惯和政治敏锐性，立即捕捉到这一新闻，并剖析新闻背后的深层次问题，发表了《社会主义造就一代名医》消息。此文强调，社会主义制度下的中国，是培养和造就一代名医的摇篮。文章分析，中国名老中医的思想觉悟和技术水平明显高出国外名医，他们以振兴中医药事业为大任，潜心钻研，大胆实践，广泛交流；他们没有生存的后顾之忧，培养后人诲人不倦，传授经验津津乐道，使得后起之秀层出不穷。

我送给周颖同志一本由人民卫生出版社出版的《路志正医林集腋》，随后，她以《中医书坛一奇葩》为题做一书评。此文篇幅不长，特色突出，文辞清丽。她从读者角度，谈了自己的主观感受与评介。如"全书 137 篇文章，20 余万字，反映了路氏 200 条临床经验。其内容之翔实，病科之广泛，见解之独到，论述之精辟，理论与临床联系之紧密，实乃中医书坛之奇葩"。由此看出她读书之认真，评价之恰当，比喻之形象。

记得曾向周颖同志推荐济南建联中药材店的服务宗旨和做法，她随后就去"微服私访"，并发表了三篇系列报道。《僻巷酒香人自来》叙述了该药店艰苦创业、重视质量以及独特的经营方式。《药德垂世颂泉城》反映了该药店处处为民着想、事小德大的济世活人理念。《夕阳未必逊晨曦》报道了退休老药工献余热、献爱心、献事业的平凡小事。

周颖同志所写的《医林耆硕魏龙骧》，图文并茂，故事性强，整整占了一个版。这也是我举荐她专门采访写成的。文章从儿子、同事、学生、患者、朋友不同角度,记述了这位当代颇具声望的中医学家、临床家、我国中医行政管理工作先驱的博大胸怀、耿直性格和精湛医术。

之后这些年,她多次采访我,陆续发表了《路志正谈中医名家培养》《名医的一天》《鸡声灯影觅新知》《将优秀的传统教育方法继承下去》《走进国医大师——路志正:杂病圣手》《承名师,悟大医之道》等文章。尽管承受了许多委屈与不公,但她热情不减,工作不停,笔耕不辍。

生活是文学创作的源泉。周颖同志先后担任《中国中医药报》总编室主任、记者部主任,有许多事务性的行政管理工作,但她勤奋好学爱钻研,走南闯北下基层,写下许多脍炙人口的好文章,多次获得全国中医药好新闻奖。

此次出版的《记者看中医》一书,是她从记者的独特视角,对中医的认识与总结,对自然的感知与敬畏,对养生的理解与体验,对人生的反思与领悟。

这本书,有儿时记忆、插队生活、大学轨迹;有亲身体验、采访经历、情感流露;有异国风光、民族之花、边陲景色;有生存顾虑、发展担忧、"破冰"之喜;有不惑感慨、针砭时弊、警省自身……作者医海拾贝、沙里淘金的心路历程,直抒胸臆、坦诚直爽的性格特点,摒弃浮华、归于平淡的人生态度表露无遗。

值得一提的是,此书两个细节富有特色,极具韵味。一是每个章节都有提示语,言简意赅,提纲挈领,总结归纳了所要表达的主题。二是右边页脚处有一句格言,短小精练,含义深刻,是作者日积月累、集腋成裘的心灵火花和人生感悟的佐证。

传播中医药,需要像周颖同志一样的新闻工作者,兢兢业业,恪尽职守,也需要致力于弘扬光大中医药事业的出版者,独具慧眼,出版此类好作品,以飨读者。

路志正

2012 年 11 月 25 日于北京

《上海中医名家膏方经验集》序

膏之成剂久矣。考之《内经》《五十二病方》《本经》已见端倪,后世用之,增益药味,广扩功效,遂分内外两途,具有发挥递进。然服食膏方之风盛起当世。一则民力丰而思卫生保健;二则当世之疾迁延顽固者众,虚实错杂,非一方一法、一时一剂之可图也。膏方为秋冬养阴而设,以助春夏之阳,其味众功全,效宏力缓,长养虚赢,扶助正气,缓祛病邪,用治顽疾,颇有效验,诚医家祛病之利刃,病者养生之良法!

江南久为华夏富庶之地,其民多有冬令进补服食膏方之习,其医亦精于此道,累世相传,治验丰硕。今海上诸贤,各有擅长,出示验案,汇成此集,涉内、妇、儿、外、伤等诸科,蔚为大观,实为医林之一大盛事。其稿论理述治,示人以规矩,佐之脉案,昭人以圆机活法。可为初学涉猎之门径,亦可为辨证论治制方之参考,实为研习精进之阶梯,善莫大焉!

以往北方经济较匮乏,服膏者寡,当今经济发达,膏方渐兴。当前中医药事业之发展,如丽日中天,河北岭表,关外蜀中,冬令服膏之风渐兴。当地医家,常涉猎古籍或求道海上,然终不能窥其全貌,不无一鳞半爪之憾。故本书之成,适其时也!展一方之精彩,呈九州而同览,启杏林之争妍;集今贤之学验,示来者之真谛。是可为研习膏方之借鉴,日求精进,臻于至善,祝愿膏方在预防保健方面,发挥更大作用,是为序。

廉州医翁　路志正

2012 年冬于北京怡养斋

《向癌魔挑战》序

癌症是危害人类生命和健康的头号杀手，人人畏之如魔。在癌症面前，人们惊慌失措，或者病急乱投医，失去了正规的、科学的治疗；或者心灰意冷、消极面对，在病魔面前放弃了抵抗；或者过度医疗，采用过量的放、化疗，造成"癌未灭而正气先败"，反而加速了患者的死亡……一个个鲜活的生命，在癌魔的折磨下，日渐凋零，怎不令人目击神伤！

而有些"科学主义"者，由于对气功疗法的不理解，一概斥之为"迷信"，对于综合疗法取效者，不做调查研究，要么就认为是"个案报道"、缺乏统计意义；要么就武断地认为"诊断错误"。总而言之，对气功的有效性不仅不予承认，还竭尽嘲讽之能事。众所周知，气功简、验、廉、便，对于广大患者来说，无疑多提供了一种防治癌肿的有力武器，作为医学工作者，我们有责任抱着科学、严谨的态度加以研究、规范，而不能将"和氏之璧"弃之山野，如此"拔一毛而利天下"之事且不愿为，将上愧古人、中愧患者、下愧子孙。

当然，倡导气功治疗癌症，并不是排斥西医治疗手段，而是为气功争取应有的地位。西医对癌症医疗主要采取手术切除、放疗、化疗三大治疗手段，确使相当一部分早期癌症患者痊愈。而对晚期失去手术机会，癌细胞转移扩散者，仍束手无策。气功在参与、探索对癌症的治疗康复中却发挥了独特威力和神奇效应。有些晚期癌症患者被医院判了"死刑"，存活只有 3 个月或 6 个月了，被迫走上了气功抗癌道路，绝境逢生，如今存活下来或延长生命的，有 5 年、8 年、10 年、15 年，甚至 20 年的癌症康复者。

美国德克萨斯州癌症研究中心物理化学博士雷久南女士来中国考察郭林气功后认为："气功是科学的，拿我们对癌症的认识，我愿意从肿瘤科学研究者的立场供给您一些例子……郭林气功治癌强调大量吸氧，这是完全合乎科学的……气功治癌强调松静自然，心情平静，不受任何刺激，这是完全合乎科学的……有文献报道，如果用正电治疗，可以消灭肿瘤。练气功的人能放出一种磁或静电（场能），这又说明气功治癌是有科学根据的。练功的癌症患者比不练功的患者，免疫球蛋白含量有明显提高，白细胞与吞噬细胞也有明显提高。而人体免疫因素在肿瘤的发生、发展、治疗、康复中有着重要作用。"可见，真正的科学工作者，是实事求是的，就是在西方，也有很多学者承认气功抗癌的疗效。

原第一军医大学珠江医院的郎江南和司徒朴两位教授，早年是学习西医的，在工作中，对中医产生了浓厚的兴趣，因此在 20 世纪 80 年代，参加了西学中的研究生班，系统学习中医，郎教授曾在实习中跟随我临证。他们既受到严格的西医训练，又继承了名老中医的一些经验，在临床工作中，他们坚持以中医治疗为主，在实践中体会到了中医学的伟大！更难能可贵的是，他们不遗余力地弘扬中医、弘扬中国优秀的传统文化。作为西医出身，能正确认识中医和气功，既不盲从，也不动摇，以一个医学工作者严谨求实的态度，数十年来坚持随访一个个气功抗癌的患者，得到了翔实而准确的第一手资料，这种对中医学的热爱，对工作的执着，严谨的学风，都令我感到敬佩！

数十年来，我和两位教授始终保持着联系，在多次学术会议上，倾听他们的发言，读到他们的大作。他们已经学验俱丰，还虚心向我请教一些理论和临证中的问题，共同探讨，教学相长，对我来说，是最快乐的事情！

郎教授和司徒教授的大作《向癌魔挑战》，是他们心血的结晶，更是一位位抗癌斗士的宝贵经验的总结，他们扎扎实实的工作，必将对气功抗癌事业起到一定的推动作用。书成问序于余，拜读一过，深有感触，聊弁数言，不敢云序，而是一位老中医工作者的心声而已。

廉州医翁　路志正

壬辰初冬于京城怡养斋

（编者注：文中壬辰初冬系 2012 年初冬）

《张琪临床医学丛书》弁言

吾友张琪教授天性敦敏,无涉虚浮,皓首穷经,师而不泥,诊病疗疾,出奇制胜,化险为夷,诚吾辈之翘楚,国医之栋梁。近闻张老于 90 大寿之际,又将其学术思想和宝贵经验系统整理成书,即将付梓,欣喜之余,谨弁言数行,以表贺忱。

张老系首获国医大师殊荣之一,但其素性谦和,毫无骄姿,而是愈感不足,团结同道,唯善是从。不尚空谈重疗效,知行合一。常曰:"医乃活人之道,余不自欺,亦不欺人也。"故博及各科,尤精研肾病数十载,救人无数,成果丰硕,蜚声华宇。医之大者天下为公,寿臻耄耋,常思中医之振兴,多次建言献策,可谓用心良苦。年虽九十,犹亲临一线,为民服务,实杏苑之楷模。

夫名垂青史者,非独名钟鼎于庙廊,垂竹帛于殿堂。《左传》有言:"太上有立德,其次有立功,其次有立言……此之谓不朽。"而张老利济苍生 60 载,起民之夭札,而增其寿者,难以数计。自轩辕尊岐伯为天师,探鸿蒙之秘,阐生生之机;制九针,尊养生;神农尝百草,医药始成,开世界医学之先。厥后仲景、皇甫、思邈等历代医家,纷纷著书立说,使中国医药学不断发展,日臻完善。至于近代,运气有别,习性有异,新知不应束之高阁,古论不能弃之不用,发皇古意,融汇新知,为治学之道。张老于鲐背之年,医湛德高,仍好学不倦,立言以传后世,毫无保留,公之于众,乃龙江医派今之旗帜。

张老养生有术,守恒有节,90 高龄仍耳聪目明,心广体健,实大德者有其寿,为中医之福。研索经典,老而弥坚,博采众长,推陈创新,临证思维,跃然纸上。叹书之宏富,辨病与辨证之精,立法处方遣药之妙等,足可为后世登堂入室之舟楫。

吾与张老既是同乡,又是同道,相知相交数 10 年,互相砥砺,切磋学问,日有所益。惜吾辈年事已高,不觉间年近期颐,忆往昔民生之多舛,国医之浮沉,感慨良多。曾几何时,中医将废,幸中医同道奋起反抗,仗义执言。看今朝,中医药事业蒸蒸日上,国泰民安,不仅国内繁荣发展,且走出国门,跻于世界医学之林,为人类造福,吾辈欢欣鼓舞,难以言表。

祝张老福体康泰,传承后学,再续佳作。愿我后学,若能参阅本书,捷足先登,步入大医之途,则幸矣!

路志正

壬辰年孟冬于北京怡养斋

(编者注:文中壬辰为 2012 年)

《国宝奇珍——北京同仁堂中医大师名方手迹荟萃》序

中医药学是灿烂中华文化中的瑰宝,曾为中华民族的世代繁衍和昌盛做出了不可磨灭的贡献。可谓是我国能够影响世界医学史的第五大发明。医之与药,如影随形,医必知药,药为医用,医药一家,密不可分。北京同仁堂向以道地药材、精良工艺,营制"国药"而名扬天下。当今,正值中医药振兴大发展之际,同仁堂集团以发展中医药事业为己任,聘专家、兴医院,医药结合,广布恩泽,惠济民生。北京同仁堂是最具有特色的中医发展之路。

自 2008 年北京同仁堂实施三位一体发展策略以来,集团在产、销、医诸方面均取得了许多可喜成果,为彰显集团实力,展示各位中医大家的辨治风采,更为了记录这一特殊时期中医文化史,集团决定出版《国宝奇珍——北京同仁堂中医大师名方手迹荟萃》一书,邀吾为序,有鉴于:

一、所选医案,多出于当今京都地区国医圣手,如金世元、张炳厚、陈彤云、柴松岩等。所选医案又为临证一手原始病案,能真实地反映各位医家的综合素质和临证特点,为后学揣摩中医辨证思维提供了借鉴。

二、案前附有医家简介、案后附有"评注"或"按语",这无疑对一般群众了解普及中医知识,赏析各家医德、医技,提供了方便。

三、这些专家,不少已步入耄耋之年,为什么至今仍奋斗在中医临证一线? 我以为在他们的内心深处,都有一颗"中医心",一个"振兴中医,造福桑梓"的中医梦! 但愿我们在欣赏赞叹之余,以他们严谨治学、奋发敬业的精神为榜样,勤勤恳恳、兢兢业业做好各自的本职工作,为"中医梦""中国梦"的最终实现而奋斗不息!

本书现已杀青,即将付梓,得以先览,受益良多,欣然提笔,是为序。

中国中医科学院 路志正

2013 年 6 月 13 日

《厅级郎中张奇文》序

欣然阅读周颖女士的新著《厅级郎中张奇文》,一种亲切感蓦然涌上心头。这不只因为书中所写的张奇文先生乃是当今著名的中医儿科专家,是我的老朋友;也不只因为此书作者周颖女士是我相识多年活跃在医学界和新闻界才华不凡的佼佼者。更重要的,是我从这本书中,看到了我国中医药事业在发展前进中的缩影。奋斗与艰辛相伴,辉煌与追求相因,其中事迹,看可圈点而感人至深。中医药作为中华民族的国宝,以其数千年不朽之生命,矗矗乎前行,与人类历史同步,她对生命科学与人类文明的贡献,为世界所瞩目,她的影响,超出国界,早已成为人类文化的重要组成部分。

人们看到,在中医药学发展的历史长河中,多少医学大家,英名垂于千秋,盛德传乎乡里,甚至被奉为神明。如华佗、孙思邈等,千百年来,百姓民众是把他们当作神来看待的,这反映了中医药学在人民心中的地位是如何的崇高。新中国成立以来,中医药事业蓬勃发展,中医名家辈出,承前继后,成就卓著,张奇文便是其中之一。我与张奇文相识30余年,或促膝交谈,或鸿雁传书,深知其术业之专精,人品之醇笃。记得甲申秋月,张奇文与柳少逸主编的《名老中医之路续编》一书出版,我曾写诗祝贺,其中有句云:"传播国粹赴海外,弘扬哑科力建功。老骥伏枥雄心壮,余热济世丹心红。"诗意祝贺与共勉俱在,主要是表达了我对张奇文的相知之情。张奇文当时已经作为访问学者赴海外讲学,名播中外,此诗乃纪实也。

张奇文重实绩而不务虚名。而是在医学实践的成就中赢得的。当时他刚过不惑之年,就以著作宏富而誉满杏林,其中《幼科条辨》《实用中医保健学》等医著10余种,几乎有口皆碑,闾里相传,无论在医学界和民间社会,都产生了广泛影响。

《厅级郎中张奇文》一书,以优美的散文笔法,书写张奇文的感人事迹,或通过友人之亲历,或采集报刊之记载,妙笔摘藻,展舒成章,将张奇文的行医从政之路,娓娓道来,既具史传之严谨,又有文学之情趣;故事生动而无虚饰,文字雅正而重实录。如此特点,洵为可喜!我相信此书的出版,对于沾溉医林,嘉惠后学,必有大益。

尚有值得称道者,全书以"立德""立言""立功"三章统领全篇,而每章又以有关人生之古今名言为之冠,文史涵蕴,堪签猜妙。由此亦可彰显出传主的人生理念与创新建业的步履轨迹,在平凡中发现新奇,于微末处解悟道心,作者之文心,亦可贵矣。

奇文共赏,先睹为快,乐为之序。

路志正

癸巳荷月,时年九十二岁于京华

（编者注：癸巳系 2013 年）

《中国古代外科文明》序

李经纬研究员,学贯中西,术通岐黄,毕生从事中医医学史的研究,出版过《中国医学发展史》等力作,享誉国内外。近作者不顾85岁高龄,积60年对中医外科的钻研、学习,获得数以千计的珍贵资料,撰成《中国古代外科文明》一书。书成约序于余,以地址不详,2个月后退回,复于9月27日来信,余被其为中医学术执着精神所感动,欣然命笔。

作者运用中西医学理论,结合临床实际,以历史唯物主义为指导,经过长期对中医历代外科名著、综合医籍、经史子集中有关外科内容广搜博采,综合归纳,在现代外科学以手术治疗为特点的总要求下,就其学术成就、实用价值、历史经验、发展规律,将体现出中华民族光辉文化与现实发展中国医学有参考价值者,按时代进步做出了条理性论述,俾能成为"古为今用"之学术论著。

本书以丰富的史实、史料,将中国古代外科学之先进学术思想、光辉成就、杰出的外科手术水平,使几近被湮没千年的伟大发明,呈现于今人面前。如原始社会行过多个穿颅术——头颅骨实例之分析研究,战国时期应用穿刺放腹水,汉代腹腔肿瘤切除术、胃肠吻合术之麻醉,成功进行先天畸形——唇裂修补术、连体婴分离术……充分显示出中华民族具有聪明睿智、勇于开拓创新的精神,同时出现了不少做出卓越贡献的外科学家和专著,有着辉煌的业绩。

惜由于种种历史原因,中医外科特别是手术技能方面,未能随着时代发展而进步,当前中国外科、骨科等面临式微,出现了所谓的中医外科不如西医外科的现象,大有一蹶不振之势。究其原因并不在中医学本身,而是由于清末民初的腐败政治丧权辱国,民国时期,不仅不关心中医学的发展,甚至要取缔的悲惨境地等因素造成的。

本书除作者所做的系统论述外,我认为中医外科尚有整体恒动观、经络脏腑辨证(如辨阴阳虚实、辨肿痛脓痒等)、治法多样的独特优势。前人总结为"消、透、托三法"。以消法为例,疮疡初期,在表者散之,里实者通之,热毒者清解之,寒凝者温通之,痰结者祛之,湿滞者芳化之,血瘀者和营化瘀等,均能消疮疡于无形。而高年久病体虚,不能敛疮收口者,非大补气血不为功。天津中西医结合疮疡研究所李竞所长,经多年研究,总结了"洞式排脓法"用于急、慢性脓肿,"偎脓长肉"治疗窦道、瘘管,取得了很大成绩。所有这些都值得我们认真继承,挖掘整理,发扬光大。否则将对党和人民造成巨大损失。

本书内容丰富、史料翔实、综合分析、说理细致、编排有序、清新可喜,可说是经纬先生毕生心血结晶。通过大量外科历史上真实手术之研究,充分说明中华民族在医学外科学曾有过辉煌的成就。相信本书的出版,必将引起中西医学家,特别是外科学家的重视,为学习、钻研中医外科起到很好的推动促进作用,为创造具有中国特色社会主义的卫生事业,为中华民族的伟大复兴做出新的贡献。

路志正

2013 年 10 月中旬于北京

《三通疏筋疗法》序

中医药学源远流长，中医按摩就是这灿烂中华医药文化中的一枝奇葩，早在 2000 多年前成书的《黄帝内经》中，就有"导引""按跷"等文字记载。据考证 1400 年前的隋唐时期，太医署就已将"按摩"单独列科，到了明代，"按摩科"更是太医院设置的 13 科之一。

按摩属中医物理外治疗法之一，它和中药外敷、针灸、拔罐一样是以中医脏腑、经络、五行学说为理论基础，并借鉴西医学的解剖、生理、病理和诊断知识，采用一定的手法作用于人体肌表的某些部位，调节机体生理、病理状况，以达到愈病或防病目的的。由于其简便易行且收效较快，因此在民间广为流传，成为人们在医疗保健中不可或缺的一种方法或手段。

我不曾专事按摩工作，但我却始终是自我保健按摩的实践者和受益者，更不乏从事此行的大师级朋友。在医疗实践中，我深深体会到，不独中、西医，即便是中医各科之间也各有短长。比如在《素问·生气通天论》"因于湿，首如裹"一症的治疗过程中，就发现用针灸或按摩来治疗，疗效远比服中药来得快捷明显；况有人怕"痛"，有人怕"苦"，这就为"按摩"行业预留了广阔的用武之地，尤其对儿童来说更是如此。故而，我向来主张发挥中医的整体优势，把"按摩"包括在内的"外治疗法"也纳入对"内科病"的治疗中。力倡"针药并施、内外合用、药食相配、身心同治"的综合诊疗观。

流派纷呈是中医药事业，尤其是中医各科发展的源泉和繁荣昌盛的标志。随着科技进步、经济全球化和西医学的快速发展，我国中医药发展的环境发生了深刻的变化。面对这些新情况、新问题，采用优才、优术的策略，广纳年轻人做好流派传承工作，将成为学科建设的关键。令人欣喜的是，在正骨按摩领域有新秀，沐时代之春风而生机勃发。高峻医师在总结"三通疗法"的基础上，不断进取，探索并挑战现代疑难病症，将注意力集中于当代最常见，但又难愈的颈、腰、胸、背疾病方向。以"大脊柱"的概念，从学术思想与临床实践相结合的层次上，精微阐释了"三通疏筋疗法"的原理，这可谓是一种大胆的尝试。但我以为其本意仍在于"抛砖引玉"，因为她是搞临床的，在众专家和读者面前，"三通疏筋疗法"的原理到底何在？还有很大的争鸣空间，也还有时间由后人加以斧正或完善。不过，我要着重说明的是，作为正骨按摩领域的一支流派，看着她的书稿，仿佛她正用清晰流畅的语言，将本门派的关键技艺层层剖析，有条不紊、娓娓动听地向你一一道来；不仅如此，书中还有诸多她的体会经验,乃至清丽规范的插图等。由此可见,她对同行、读者是认真的、真诚的。同时也一改人们脑海中,按摩师那膀大腰圆、身大力不亏的剽悍模样;催人遐想:莫非"上下循按,找准病灶或反应点,进而推拨分挑,提拉捋按,轻重缓急,刚柔相济,四两拨千斤……"乃"三通疏筋疗法"手法之不二法门欤?

为传承"三通疏筋疗法",高医师已尽了力,我真诚地希望她勇担"大任",再接再厉,在医理、临床疗效等领域有更多的积累和突破,争取为人民的健康做出更大的贡献!是为序。

廉州医翁　路志正

2013 年 10 月 20 日

《全养生》序

所谓养生,保命全形者也。《素问·上古天真论》有云:"上古之人,其知道者,法于阴阳,和于术数,食饮有节,起居有常,不妄作劳,故能形与神俱,而尽终其天年,度百岁乃去。"故中医养生乃以形神兼具为目的,以天人相应为宗旨,三因制宜、食饮起居、情志调摄为手段之"淳德全道"。此与世界卫生组织所倡导的"健康不仅是躯体没有疾病,还要具备心理健康、社会适应良好和有道德"相得益彰,相互印证。形者,脏腑经络、气血津液、四肢百骸;神者,精神情志、脏腑功能。形为神之宅,神为形之帅也,形与神俱,形神兼养,可谓为"全"。中医养生以养神为主,如《黄帝内经》所云:"处天地之和,从八风之理,适嗜欲于世俗之间,无恚嗔之心,行不欲离于世,被服章,举不欲观于俗,外不劳形于事,内无思想之患,以恬愉为务,以自得为功,形体不敝,精神不散,亦可以百数。"

《庄子·养生主》认为:"可以保身,可以全生",《吕氏春秋·贵生》提出"全生为上",故"全"乃养生之核心。本书依据中华文化的精髓,提出"全养生"理念,以全程性、原典性、基础性进行论述。全程性,注重生命全周期,介绍生命的每个阶段,其生理特点以及养生的关键;原典性,追寻理论全包容,探讨儒释道的"全养生"思想根源;基础性,涵盖生活全方位,养生需要生活中的每一件小事构筑坚实的身体基础。"全养生"具有理论的高度,纲举目张,更具实践的厚度,简单实用。从理论到实践,都给中医养生提供了一个很好的蓝本,可以称之为中医养生的白皮书。中医学是宝库,这些古代智慧应认真继承并发扬应用于西医学体系,可以说东西方两种认知交融,能够为西医学提供更多的选择和更广阔的视野。中医养生是中医学的璀璨明珠,不仅属于中国,更属于世界,将必对全世界的健康长寿做出巨大的贡献!

本书作者刘焕兰教授潜心治学,正道岐黄,心怀天下,有志于为全人类的健康事业播散中医养生的种子,他以数十年的研究心得,提出的"全养生"理念,其源清,其论正,理论体系完整,深入浅出,行文流畅,通俗易懂,实用性强。人生最宝贵的是生命,生命最重要的是健康,健康最关键的是养生,"全养生"有利于大家获得健康信念,并身体力行。中医养生需要一批有识、有志、有行之人,一同为全人类的健康事业努力,刘焕兰教授正是其中的佼佼者!我相信,本书的出版将有无数人融入"全养生"的洪流中,奔向健康、长寿、美好、幸福的未来!

路志正

2014 年 6 月 28 日

《名儒大医——邹云翔书法集》序

邹云翔大医家，儒医兼修，融会贯通，一代名医大儒也。曾任南京中医学院副院长、江苏省中医院院长，一级教授，博士生导师。在中医学领域，成绩突出，医著多部，被誉为肾病宗师。

邹老早年从文，师从国学大师唐文治先生精研国学。在从事教育工作期间，曾有文学著作百万言，惜战争年代，多有散失。邹老近世后，他的后辈因感念于先考的国学修养及惠及子刊、后代的家风德泽，为传承中华文化，历尽艰辛近10年，广为搜集邹老的遗文墨宝，精心整理编纂成文学、书法两集，现已杀青，即将付梓。今有幸先睹为快，其洋洋洒洒，蔚然大观，鸿儒大医，名副其实。

邹老的国学论著，博古通今，宏观纵横；其散文随笔，琳琅满目，文采华盖；诗词歌赋，儒雅风流，落纸烟云。其书法宗师二王，追贤晋唐，遒劲俊秀，圆润清正，书卷气厚重，兼有儒学雅士之风韵、医家中和之风范。他还是五段围棋手，"观弈老人"，在其任小学、中学校长期间，还广涉音律，一生酷爱京剧、武术等国粹，可谓跨学界的文化传承大家。

余与邹老相交弥深，他担任中央保健工作30多年，常来往于金陵、北京之间。因余供职于中央卫生部中医司，故其来常多会晤或协诊。忆当年京都一高年妇女，常年便秘，特请邹老高诊，邹老以调补肾阴助阳之剂治，药剂未尽，豁然收功。在感叹邹老经验丰富、医术高超的同时，不仅揭示出《内经》"肾主二便"医理之博大精深，同时也深感邹老经典娴熟，经验丰富，堪称大医精诚，普济苍生之典范，值得我们学习和敬仰。

邹老仙逝后，其女燕勤教授秉承邹老衣钵，勤勉不辍，学验双馨，亦成为当代肾病专家。多年来与吾之子女常相往来，交流经验，切磋学问，传承家学，令人欣慰。邹老哲嗣孚庭先生，虽未承岐黄，却天资聪慧，深得邹老国学和二王书法之真谛、松雪道人之俊逸；退休后，潜心绘画艺术，尤擅达摩画，其神韵古朴自然，风格独特。如今其画作被人广为收藏，誉满海内外，是当代国画名家。

今年夏月，孚庭先生将邹老早年诗文，"济南之行"医行纪，亲笔恭录长卷，邀我题字，余对其不忘先人培育之恩深深感佩！虽不善书，然"天涯南北逢知己，敢不虚心笔墨酬"，为缅怀邹老，竭尽后学之谊，题前跋后，今已封笔。岁月迁延，不胜感慨，人神殊途，诗文尚交流，阴阳相隔，翰墨犹通衢。值得告慰者，邹老生前所倡"创造新医学，为全人类服务"的宏大理想，在党和国家重视与支持下,正以坚定有力步伐,走向世界。

中国中医科学院 资深研究员

后学 路志正 虚度九十有四

二零一四年秋月于北京怡养斋

《方和谦论著集》《方和谦医案医话集》序

吾与方老相识于20世纪50年代。他任职于北京市卫生局中医科,我则在卫生部中医司,均做行政管理、技术指导等工作。20世纪70年代他当选为北京市中医药学会会长,我任副会长。我们常就中医药发展之大计,促膝相谈,砥砺切磋,亲密合作,感情深厚,可谓志同道合。尤其"文革"后百废待兴,中医药面临后继无人后继乏术,吾等深为中医药前途担忧而焦虑不安。为尽快走出中医药发展之困局,我们积极向有关部门建言献策,组织北京市同仁,开展各种学术活动,加快中医后继人才的培养。并联合巫君玉、谢海州诸君,利用业余时间,与一批同道,复习中医经典著作,开办全国中医急诊研究班等。不仅使北京市的中医药如雨后春笋,出现了欣欣向荣的大好局面,即在全国亦产生了积极的影响。

方家衣钵相传,世代为医。其父方伯屏为京城名医,方老自幼耳濡目染,酷爱岐黄,熟读经典,下汲百家,数十年临证成就了方氏医学之精华,学验俱丰、疗效显著是其最大特色。在党中央的关怀和各方面努力下,发展中医药的一系列政策文件出台。特别是"首都名师""国医大师"的授予,确立了中医在社会上和医学界的崇高地位,促进了中医药学术传承和人才培养。总结和研究名老中医的学术经验蔚然成风,研究成果不断涌现。

方老学术继承人李文泉、范春琦、权红、高剑虹、曹锐等医师,感谢恩师培育之德泽,缅怀其医德医风,弘扬其学术经验,乃组织同门弟子,将其学术精要及讲稿、内外妇儿临证各科医案医话,以及弟子学习心得体会40余篇,整理成《方和谦论著集》《方和谦医案医话集》。稿成我先睹为快,深感内容丰富,特色鲜明,论述有理有据,讲稿生动活泼而通俗易懂。尤其《伤寒》讲稿,方老将《伤寒》《金匮》之难点同《内经》紧密相连,深入浅出,条分缕析,举一反三,融会贯通,使深奥之理论变得简明晓畅,让读者顿开茅塞。方老虽精研仲景之学,但从不自诩为"经方派",主张"经方""时方"不可偏执,需视其脉症,随证治之,始能获效。方老为临床大家,而其所述,皆有经典理论依据;视其所论,均有临床验案为例。将经典理论和临床密切结合,为其学术之精华所在。两书的出版,必能发皇古意,融汇新知,传承启迪,嘉惠后学。

长江后浪推前浪。老一辈虽然离我们而去,但他们对中医药的执着追求和奉献,济世救人的高尚品质,独特的学术思想和经验,是留给我们的宝贵财富。当前中医药事业面临极好的发展机遇,我们要认真研究名老中医的学术思想,传承他们的学术经验。值得高兴的是,方老学术继承人和众弟子,不少已成为当代中医大家,医教研工作都很繁重,他们都能不忘老师多年授业解惑之劬劳、早日登堂入室之期望,将其医德医风医技,加以整理,传承后世。在两书即将出版之际,益增思念老友之情,方老地下有知,当亦告慰。吾等虽年届耄耋,但壮心未已,为中医药竭尽全力,使其发扬光大传承不息,愿与诸君共勉。

廉州医翁　路志正

甲午年孟冬于怡养斋

（编者注:本文完稿于 2014 年 12 月）

《陈宝贵医案选粹》序

医案,最早见于仓公诊籍,之后历代皆有发展。新中国成立后,党和国家极其重视中医药事业,医案整理也得到较快的发展,尤其是名家医案,更是受到各部门的重视。医案乃医家之真言,活人之明证,更是医家毕生心血之结晶。历史上大家无不是从精读名家医案中寻找智慧,受到启迪,用于临床,终成一代名医。可见,医案之整理,对于指导临床,乃至继承和发扬中医药事业,都有着非常重要的意义。

陈宝贵教授,师承于津门名医柳学洙先生,侍诊20余年,尽得其传。从悬壶济世至今,已近50载,每天坚持临证,几无间断,活人无数,誉满津沽,可谓学验俱丰,在中医界享有很高的声望。今由其弟子和学生精选其临证验案,编辑成册,分为外感、内、妇、儿、五官等篇。余观其医案,辨证思路清晰,理法完备,遣方用药,常能见微知著,案后附有精辟按语,大有画龙点睛之妙。其中有些疑难顽疾常能收到良效。本书较为全面地反映了陈教授的中医临证思维及学术经验。后学如能认真研读,必能受益匪浅。

整理老中医经验,已上升到国家战略层面,被列为国家级课题。为继承中医这门独具特色的瑰宝,发扬光大就有着非常重要的意义。《陈宝贵医案选粹》一书的面世,必将嘉惠后学,泽及中外。承陈教授示,邀序于予,欣然提笔,乐为之序。

廉州医翁 路志正
虚度九十有五乙未春月于北京怡养斋
（编者注:本文完稿于2015年春）

《陈彤云中医皮肤科经验集要》序

中华民族五千年的繁衍生息,中医药的作用功不可没。传承国家级名老中医的经验是发展中医的前提和基础。

陈彤云教授出生于中医世家,少时读私塾、女子中学,毕业于辅仁大学,国学修养深厚,中医家学渊源,其父陈树人业内科,系温病大家,她自幼耳濡目染、背诵中医方剂等,结婚后又深得翁公哈锐川和师叔赵炳南先生亲授真传,哈锐川、赵炳南皆丁庆三之高足,乃皮外科名医,她还先后师从秦伯未、任应秋、陈慎吾、赵绍琴、宗维新等中医大家,理论扎实,临证丰富。

自 20 世纪 50 年代初,我与陈彤云教授相识。国家大力发展中医药事业,我就职卫生部医政司,与北京市一道筹办北京中医药学会和北京市中医药进修学校(北京中医学院前身)。1950 年哈玉民先生(其爱人)作为著名中医药专家受邀负责筹备工作,他们夫妇以极大的热情投入工作,将自己家的三层楼腾出一层,作为北京中医药学会的办公地点;1951 年筹建北京市中医药进修学校,哈玉民先生任副校长,其间工作异常繁重,陈老亦到学校担任教务主任,1956 年北京中医学院(北京中医药大学前身)成立并招收首届学生,这期间他们两人付出了大量心血,为国家培养了大批中医药人才。

20 世纪 80 年代,随着国家改革开放,许多海外侨胞特地来京求名老中医看病。1985 年由北京中医学会和全国侨联华侨文化福利基金会联合创办了北京中医华侨咨询部,陈老出任咨询部主任,组织开展疑难病症诊治和养生健身指导,同时为海外中医师举办多期培训班和学术讲座。当时一起工作的专家除陈老和我,还有关幼波、董建华、赵绍琴、祝谌予、董德懋等 20 余位名医专家。陈老热心公益,早来迟退,任劳任怨,接待患者满腔热忱,工作细致周到,大家团结合作,强烈的服务意识和弘扬中医责任感,使我们在海外侨界不仅获得赞誉口碑,作为面向海外第一间中医门诊部,更是向国际传播中医药文化技术瑰宝的窗口和桥梁。

时值 2000 年初,年愈八旬的陈老在工作岗位上退而不休,荣获全国名老中医药专家学术经验工作指导老师,成立"陈彤云全国名老中医传承工作室",将中医仁术,特别是皮外科的学术经验倾囊传授,培养子女及入门弟子、学生 20 余人。

陈老现已 94 岁高龄,仍活跃于临床一线。今逢陈老行医 65 周年之际,其所编《陈彤云中医皮肤科经验集要》即将付梓,问序于予,得以先睹为快,深感内容广博,临证丰富。她医德高尚、医术精湛,倡导辨证与辨病结合,重视脾胃,内外兼治,师古不泥,传承创新,积极改进中药剂型,开发研制特色制剂,深受广大患者的喜爱。为学生能及时全面总结陈老的临床经验而欣慰。

全书共分四部分:第一部分医案篇,收录皮肤疾病20种,均附医案,所选医案为临证一手原始病案,真实地反映陈老的临证特点;第二部分经验效方篇,总结陈老临床常用的41方;第三部分医话医论,共17篇,为陈老的读书体会、用药心得及行医感悟等,其言发自肺腑,感受到陈老内心深处的一颗"中医心";最后附成才之道,详细介绍了陈老学医从医生涯、其学术思想形成及成才经验。

本书由首都医科大学附属北京中医医院皮肤科陈教授的弟子,及"陈彤云全国名老中医传承工作室"的全体人员共同完成。它对传承名老中医的学术思想与经验,指导临床医师诊治皮肤疾病,造福于广大患者,将发挥极其重要的作用,乐为之序。

廉州医翁　路志正
乙未年端午于北京怡养斋
(编者注:本文完稿于2015年端午节)

《御医袁鹤侪医学存真》序

袁鹤老为京门医界前辈,其渊博的学识、精湛的医术和高尚的人品为医家称道,而周济贫苦、济世活人的高尚医德,在病家之中也争相传颂,有口皆碑。在京城享有很高的声誉和威望,是位颇受人尊敬的老前辈。

袁鹤老以擅长伤寒而著称于世,他善于取历代诸家之精华,熔各家学说于一炉,兼收并蓄,同时结合临床实践,逐渐形成了自己独到的学术观点。《伤寒方义辑粹》及《太医院伤寒论讲草》就是袁鹤老研究伤寒的结晶。其中,以伤寒类方为主线,以方中药味加减为重点,根据脉证的不同予以辨析,并选择经典理论、历代医家见解说明其要点,将每一类方中的加减变通系统地联系起来,使人能清晰地感悟到诸方之间的内在联系,通过阴阳虚实之辨,以药物的加减变通体现出理、法、方的灵活运用。不仅能加深对《伤寒论》的理解和认识,使人读后可得其要,更便于在临床上应用,用之即得心应手,足以启迪后学,这是难能可贵的。

袁立人教授是袁鹤老的曾孙,多年来,他在继承和发掘老中医经验方面做了不少工作,例如,《燕山医话》就使得许多京都老中医的经验得以保存,十分宝贵。而整理袁鹤老医学经验,则是他传承先辈学术思想和经验的重要内容。

我与袁老交往有年,他谦虚谨慎、平易近人、低调朴实的作风,至今记忆犹新。希望能将袁鹤老的学术思想和临床经验进一步发扬光大,使后学能更多地了解,为振兴中医、传承前辈的宝贵学术经验做出更大的努力。

廉州医翁 路志正

2016 年 1 月 7 日于怡养斋

《扶阳理论与临床实践》序

《易乾卦象》:"大哉乾元,万物资始,乃统天。"《素问·生气通天论》:"阳气者,若天与日,失其所则折寿而不彰……"《春秋繁露·阳尊阴卑》:"阳始出,物亦始出;阳方盛,物亦方盛;阳初衰,物亦初衰;物随阳而出入,数随阳而终始……"《医法圆通》:"人活一口气,气即阳也,火也,人非此火不生……阳行一寸,阴即行一寸,阳停一刻,阴即停一刻……阳者阴之主也,阳气流通,阴气无滞,阳气不足,稍有阻滞,百病丛生。"阳气是一身之气中具有温热、兴奋特性的部分,是人体内具有温煦、推动、兴奋、升腾、发散等作用和趋向的极细微物质和能量。阳气能增强脏腑组织器官功能活动,促进机体新陈代谢,化生人体所必需的阴精物质,有抑制体内阴寒之气、防御外邪侵袭以及祛邪外出等作用。人体一旦阳气不足,则内脏功能衰减、代谢低下,抗病及抵御致病因素能力减弱,对外界环境适应性降低,神经系统活动受抑制,甚则致机体功能失调,百病丛生。

"扶阳"从广义来说,是对维护人体阳气功能具有普遍指导意义的原则和理念;从狭义角度来讲,扶阳是特指以运用温热药物为主,或以其他各种手段和方法达到扶助阳气作用的治法。中医"扶阳学术"可追溯到先秦两汉以前,尤以方书之祖仲景之《伤寒杂病论》为代表,后经历代医家,如王叔和、韩祗和、许叔微、成无己、张介宾、张璐、柯琴、徐大椿、尤怡、郑钦安、吴佩衡、祝味菊、刘民叔、范中林、唐步棋等医家的发挥,在近现代逐渐形成"一源多流、流派纷呈"的格局,如"伤寒派、温阳派、火神派、扶阳派"等。其学术宗旨多以附子、干姜、肉桂等辛热之药为主组方,达到温扶阳气、祛病强身的作用。云南吴佩衡先生是其中杰出的代表;擅用大剂附子治疗阳虚阴寒等证,屡起沉疴,世誉"吴附子",其扶阳学术思想受到海内外学者们推崇,广泛用于内、外、妇、儿等科常见病及疑难危重病的诊治,疗效、特色优势明显,历经四代传承,逐步形成了云南独特的扶阳学术流派。

当今社会,高强度的生活节奏和社会压力,"亚健康"人群普遍增多。各种疾病也应运而生。阳化气,阴成形,无阳则阴无以生,阴阳失调,必致机体多种疾病发生。故通过"温扶阳气、协和阴阳",调节机体功能,增强体质,防病治病,已得到人们的普遍共识,但是如何调治,以祛病延年,则需要通过广大医护人员来宣教和实施,有鉴于此,云南吴佩衡扶阳学术流派第二代、第三代传人吴生元教授、彭江云教授精心策划,将多年的《扶阳理论与临床实践》一书奉献给广大医务工作者。该书从扶阳理论的渊源、历代医家对扶阳理论的论述、扶阳法在现代临床疾病中的运用，以及扶阳养生调摄等方面，用纵横比较的方法，系统而全面地阐述了中医扶阳治疗疾病的思想，且突出理论与临床的有机结合，具有较好的实用性和可读性，必将为广大中医药工作者及中医爱好者喜爱。

　　该书最大的特色在于由云南吴佩衡扶阳学术流派主要传人任主编，理论阐发深刻明了，临床实践具体适用，优势特色鲜明，不失为一本有极其临床指导价值的实用专著，余乐为之序。

廉州医翁　路志正

2016 年 4 月于北京怡养斋

《医法心得十讲》序

任何事业的兴旺发达，都离不开"人才"这个群体，中医事业的振兴更是需要优秀人才的支撑。"教书育人"，培养一支高素质的中医人才队伍是中医药事业蓬勃发展的关键。自新中国成立以来，"院校教育"已成为培养一批批中医药人才的主力军，但实践又证明"中医师承式教育"是补充、完善院校教育不足的有效教育形式。

阎小萍主任医师，1970年毕业于天津中医药大学中医系。1992年，工作多年后的她，有幸成为第一批全国名老中医焦树德教授的师承弟子。在跟师阶段，她尊师重道，刻苦学习，成绩优异，深得老师好评。由1995年她在"全国继承老中医药专家学术经验出师大会"上被选为毕业生代表，做学习心得汇报一事，就可见一斑。弹指一挥间，如今阎主任已从一个羽翼未丰的青年学子，成为一名医技老道的国家级第四、五批名老中医。其地位虽有了很大变化，但她初心不改，始终把恩师"你不能放下对痹病的研究，一定要把中医药治疗痹病的大旗扛下去！"的嘱托牢记心头；不但扎根临床、勇于实践，创建了中日友好医院中医风湿病科，带出了一支由博士组成的优秀人才梯队；而且不辞劳苦，在国内外四处奔波，传播推广中医药治疗风湿痹症的经验；还辛勤耕耘，笔耕不辍，先后完成了《焦树德学术思想临床经验综论》《焦树德临证百案按》《从师实录与心悟》等医著，为中医药事业的传承和发展做出了积极贡献。

今阎主任再接再厉，将其近50年来对风湿痹病学的研究心得和临证经验汇集成《医法心得十讲》，现即将付梓。作为焦老的同乡和共同主持"中华中医药学会风湿病分会"工作近20年的同事，看到70余岁的阎主任，承焦老衣钵，也把主要精力投入到中医传承工作中来，我很高兴！有鉴于中医药事业"薪火传承，永辉不衰"。

故爰为序。

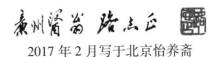

广州潘崗　路志正

2017年2月写于北京怡养斋

《蒲辅周家传中医录》序

中医论著汗牛充栋，医经、医论、医案、医话、随笔、发挥，书不同，形式互异，其宗旨皆为穷尽医理，精研方术，治病救人。古往今来，能以家传中医录撰著面世者，殊为难矣！

一代宗师，中医昆仑，蒲老辅周，名闻遐迩，蜚声中外。自其祖父蒲氏国祯先生为医，历三代传至辅周先生，厚积薄发，熔伤寒、温病于一炉，集外感、内伤之大成，精通内科，兼涉妇儿，上救染疫之黎民，疗效卓著，四海共鸣。其治瘟疫之法，至今仍为传染病指南之参考。蒲老一生，不为良相，则为良医，以治病救人为己任，以临床疗效为指圭，时时感念病家之性命相托，穷其一生，如履薄冰，不敢松懈，认真实践；勤于读书，时有心得，每有发挥，虽学富五车，因忙于诊务，无暇著书立说。至 20 世纪 60 年代，由其门生高辉远、薛伯寿等整理出版了《蒲辅周医案》《蒲辅周医疗经验集》，使蒲老的不少经验得以传世。

幸蒲老以降，其子志孝，专事岐黄，承继祖业，为蒲氏四代传人。志孝幼承庭训，在自家医馆中，耳濡目染，每日见习父辈从制药到诊病。16 岁即阅《本草》诵《汤头》。19 岁高中毕业后，遵"易子而教"之规，拜梓潼名医陈新为师。为打牢中医基础理论知识和临床辨证处置能力，蒲老常与陈师以书信往来的方式，制订或调整每年的学习计划，对志孝提出的问题也是每信必复，悉心指导。除此之外，蒲老每年还安排一定时间让志孝到京汇报学习心得，释难解惑。在陈师和蒲老的双重关怀带教下，待其结业入职梓潼县医院中医科工作时，不但中医基本功扎实，而且还积累了一定的临证经验。因此，当其独立应诊时，已能很快上手，从容以对。

光阴荏苒，如今志孝先生业医已逾 60 余载，学验具丰。其所撰《蒲辅周家传中医录》，为广大中医同道全面了解蒲老学术思想提供了难得的资料。尤其是"蒲辅周医话"篇，乃对志孝耳提面命之作，内容涉及中医健康、疾病、治疗、预防、养生等内容，可谓蒲老切身感悟，学术之精华，弥足珍贵。是书与前两书合参，相得益彰，可为领略蒲老学术思想精髓之门径！

蒲氏中医，传承至今，已历 170 年，跨越 3 个世纪，其上崇《内》《难》经旨，以《伤寒》《金匮》为经，后世医家及家传经验为纬，去粗取精，疗效卓著，常常立竿见影，尤在危难急重险症大病，彰显其不凡功力。

该书第二部分，尚有志孝先生医论、医案，其中有对医理的探究，也有对经典医理的发微;医案部分尤其是对危重疑难病的医治,无不显示出志孝先生深厚的临床功底及蒲氏中医辨证准、用药精、疗效好的特色,更昭示了中医的生命力在于临床疗效这一永恒的真理。

20 世纪 50 年代,蒲辅周老在中医研究院广安门医院工作,而我就职于中央卫生部中医司技术指导科,故就中医学术问题与蒲老多有接触。1954 年夏,河北冀中地区,洪灾过后突发"乙脑"疫情,经石家庄市传染病医院中、西医专家不懈努力,取得了接诊 31 例,无一死亡且很少留下后遗症的佳绩。由于在治疗过程中,中西医专家都有所参与,且分别使用了中西药物。因此,在到底是中医还是西医起到了关键的作用这一问题上产生了重大分歧。卫生部派出包括我在内的三人工作组赴石市展开了第一次调查。我依据中医温病学说和自己对热性病的治验,以及所用西药均非治疗"乙脑"专用药这一基本事实,力倡中医药是取得佳绩的关键。为慎重起见,卫生部后来又先后两次派出专家组进行论证调研。经过三上三下,最终于取得了"在对'乙脑'的治疗过程中,中医药起到了决定性的作用"的鉴定结果。

天有不测风云,谁想 1956 年北京亦发生"乙脑"疫情,据"石家庄经验"初起疗效尚可,但不久却如失去"魔力"一般,小儿高热不退。焦急中人们甚至对石家庄"乙脑治验"的真实性产生怀疑。情急之下,卫生部特邀"老中医药专家"进行会诊。蒲老在仔细辨证、认真分析后指出,不是"石家庄经验"有假,而是两地"乙脑"证候有异。两地虽近,但天地人群毕竟不同,以致前者多热,后者偏湿。最后蒲老只在"白虎汤"中加入了一味健脾燥湿的苍术,四两拨千斤,使问题迎刃而解,尽显大师高超的技艺和风采。中医治疗"乙脑"的石家庄和北京经验,是新中国成立后,在党和人民政府领导下,面对重大疫情所取得的首战胜利,它有力地说明,中医不但善治"慢性病"而且善治"急症";在重大疫情和卫生突发事件中,中医是一支不可或缺的生力军和中坚力量。

蒲氏中医世家,医术精良,薪火相传,不忘初心,矢志不渝,代有传人,功在千秋!

乐之序!

广州暨南　路志正
2017 年仲夏　于北京怡养斋

《膏方的临床应用》序

膏方，又称膏剂，是中药丸、散、膏、丹等八种剂型中的一种。广义上膏剂有外敷、内服之分，外敷者除用于外科皮肤、疮疡等疾患外，还在内、妇等科病症中有所使用。内服者即《中国药典》所定义为饮片用水煎煮，取煎煮浓缩液，加炼蜜或糖制成的半流体制剂。由于此类膏剂多具有调补阴阳、滋养润泽、强体补虚等综合作用，因此，又被称为"膏滋药"。当前，人们常说的"膏方"多指此类。

"膏方"多适用于久病体虚或先天不足、年老体弱等而病情相对稳定的人群。然近年来，随着现代社会人们生活水平的提高以及疾病谱的改变，其适用范围正在向失眠、抵抗力不足易发感冒等处于亚健康状态的年轻族群迅猛发展。需要指出的是开具"膏方"须照顾到方方面面，一般说来其药味较多，属大方、复方范畴。因此，制订膏方应在汤剂的基础上，针对当前疾病的性质和病家的体质，运用中医"阴阳和合""天人相应"整体观，辨证论治，一人一方，量体选药配方制膏，方能达到增强体质、祛病延年的目的。当前，社会上有一种错觉，认为凡是补剂就是好东西。其实不然，对病家来说，首当考虑其脾胃消化、吸收功能，例如脾虚湿盛体质，大便溏薄、舌苔厚腻者，既不宜服用含参补气之品，也不宜服用含糖、含胶滋阴调味之品，因为前者易令湿从热化，而后者因含味甘之品，致湿从寒化而腻膈。故一切当从实际出发，先请医生调理脾胃或有针对性协调膏方配伍，以利愈病，切莫自作主张或道听途说任选补剂。

"业精于勤，荒于嬉；行成于思，毁于随。"张洪州主任医师勤奋好学，拼搏向上，扎根基层，治病救人，悠悠五十载，终由一名乡医，成长为县中医院院长、河北省名中医、全国基层名老中医药专家，实为德艺双馨，成绩斐然。不仅如此，其退休后，仍不忘初心，潜心学术，总结经验，将多年研学及应用膏方的体悟，编写成《膏方的临床应用》一书。鉴于本书融中医知识、学术、实用性于一体，通俗易懂，简便易学，为广大医务或中医爱好者提供了很好的借鉴；同时有感于其一生向学，不断进取，实为我们的楷模。试想：如若我国基层医生，尤其是农村医生，都如张洪州主任一样，不用扬鞭自奋蹄，学中医、爱中医、用中医，自强不息，努力进取，那么中医药事业振兴之日定会早日到来。是为序。

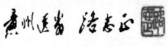

广州医学 路志正

2017 年 7 月

《李国勤教授行医45周年学术思想研讨会论文集》序

一丛金桂,万里飘香。在这喜庆丰收并期许未来的日子里,恰逢我院李国勤教授行医45周年。李君医德高尚,学验俱丰,多年来身居杏林,扎根临床,以解除民众疾苦为己任,早年即声名鹊起于心肺内科,并先后主持我院急诊科、呼吸科的工作,为我院相应科室的建设发展立下汗马功劳。曾赴坦桑尼亚、韩国等国家,进行援外医疗或学术交流,为岐黄之术的海外传播做出了积极贡献。

李君为人,有如其名,勤勉敬业,数十年如一日,精研岐黄医术,在中西医结合治疗心肺疑难、危急重症,哮喘、肺痿、肺痹等领域,颇有建树,屡起沉疴。近年来潜心研究古籍,锲而不舍,以岐黄之术妙解当今西医之肺间质疾病、儿童闭塞性细支气管炎等痼疾,疗效显著,深得中西医同道的敬佩和病家之爱戴。

近日李君将45载所集临证心得,尤其是在治疗肺间质疾病、哮喘、慢阻肺、肺部感染等疾患方面的经验,汇集成《李国勤教授行医45周年学术思想研讨会论文集》,奉献给广大中西医同仁,以为大会学习交流之用。这对于拓宽中西医同道的临证思路,进而提高疗效,最后造福于桑梓百姓,无疑将是一件功德之举。特为序!

广州医者　洛书正　丁酉秋月　于北京怡养斋

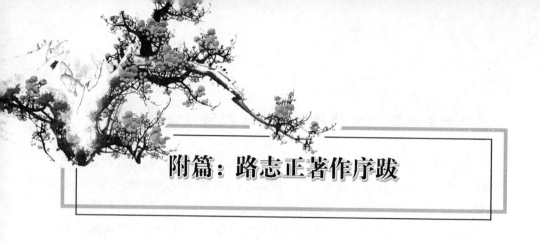

附篇：路志正著作序跋

《中医内科急症》吕序

中医治疗急症，几千年来积累了系统的理论和丰富的医疗经验。上自《内经》《伤寒论》，下迄明清温病学派，代有发展。然自西医传入我国以后，近半个世纪来，由于多方面的原因，中医治疗急症的阵地日趋缩小，中医治疗急症的宝贵经验渐致湮没，形成了"西医治疗急性病，中医治疗慢性病"的不正常现象，极大地影响了中医学的发展。近年来，随着党的中医政策的逐步落实，各地相继建立了一批中医医院和中医病房，中医治疗急症再次被提上日程，使治疗和研究各种急症都取得了可喜的成绩。

路志正等同志多年从事临床，有志于中医急症的研究，编写了《中医内科急症》一书。本书突出中医特点，博采众家，简明扼要，注重中医综合抢救，强调辨证论治，并首次把中医护理内容纳入中医内科急症学范畴，为中医治疗急症做了有益的工作。虽然书中还存在一些不足之处，但瑕不掩瑜，我高兴地向大家推荐这本书，以此来抛砖引玉，期望有更多更精更高水平的中医急症书籍问世。

目前研究中医治疗各种急症，首先要打破中医不能治疗急症的偏见，要树立自信心和决心，把散佚的学术经验收罗起来，加以发扬光大。全国中医医院，中医病房都应开展中医对各种急症的治疗，这是中医的本职工作。一个医生不掌握急症的诊治，是一大缺陷。现在是从头搞起。中医抢救急症的办法很多，要善于灵活运用。开始经验少，可以先抓一两个有把握的病种，逐步扩大。要积累经验，总结对各种急症抢救处理规律。进行急症治疗，相应的中药要跟上，当前这方面的条件太不具备，大大影响了急症的抢救。迫切要求恢复一批传统的急救成药，适当地稳妥地做必要的剂型改革，以利成效。中医抢救急症，有它的特色和优越性，希望多方面重视起来，使它在急救方面做出更大的贡献。

吕炳奎

1984 年 6 月

《路志正医林集腋》张序

中医药学是伟大宝库之论断，业为世人所公认。其所以被称为宝库者，实缘涵有历代医家长期实践而获得之丰富经验焉。其中部分内容已由现代实验研究所证明，确具科学依据，尚有更多行之有效之经验，现代科学迄今未能予以阐明，苟能进一步发掘、继承、研究、发扬，则对于世界医药之充实具有巨大之潜力也。

中医经验之传播，或为口授，或为笔述，唯前者时暂而受益寡，欲使遍及广袤而耐时久远者则非著之纸墨不可。纵览古代方书、医案、医话之类，无一非经验之寄，循此钻研则每获启迪而收事半功倍之效，其有益病员可弹言哉！基于同一道理，当今医家凡有治疗心得者亦当广为介绍，以期造福更多，乌可秘而不发，任其湮没耶？是以余尝愿莫以一己之见而不宣，莫以点滴之效而不为，盖大海之汪洋乃涓滴之所汇，高山之巍峨乃块垒之渐积也。况今人之经验，为时代之产物，定胜于古人而切合实际之需乎！

然则，医非卓见灼知者不足以鸣世，书非立言严谨者不足以为法，凡故使人开卷有益者，务必实事求是，言之有凭，必以临床实践为依据，始能达发扬中医之目的。挚友路志正先生从事中医工作已近 50 年。新中国成立初期即在中央卫生部工作，为开展中医学术，推动中医工作，做出不少努力。1952 年春因公来沪，并遍访上海中医界人士，与余得以会晤，畅谈之下，籍悉家学渊源，复又博采众长，熟读中医经典，却能师古而不泥。在临床治疗上尤精内、针两科，相互配用，每奏卓效，为病家所赞扬。一见折佩大有相见恨晚之慨。嗣后，虽京沪遥隔，然鸿雁相传，并未间断，自中医动态、学术探讨乃至思想认识无所不谈矣。越 10 年，籍鲁省中医学术会议，是机又喜重逢，相聚半月余，切磋医理，交谈之深，更甚于笔墨也。1979 年，中华全国中医学会成立，余至北京，蒙告已专从事临床，并拟数十年经验汇之成册，不胜为之欣喜，亟欲先睹为快。近接奉《路志正医林集腋》书稿，知已杀青告成，即将付梓，然又已 6 载有余矣。观其体例有类昔贤之医话。每篇虽文字不多，然皆论述精辟，切中肯綮十数万言，为文朴实，不尚空谈，尤其是所述皆源于实践，且又独具创见，内容繁茂，生动活泼，为当今罕见之作，医学之津梁也。阅后不胜欣忭，有感于此书出版之时，定能获广大读者之欢迎，故乐而为之序。

乙丑孟秋武进蓉湖老人张赞臣谨识

时年八十有二

（编者注：文中乙丑孟秋系 1985 年农历七月）

《路志正医林集腋》钱序

我怀着喜悦的心情向读者推荐——《路志正医林集腋》。

我在卫生部工作期间,路志正大夫在中医司工作。由于他医术精湛,医德高尚,平易近人,热心为干部和家属看病,受到大家的称赞。30 多年来的接触,使我了解到他幼承家学,继而从师,谦虚好学,功底很深。他对中医经典著作颇有造诣,临床经验丰富,以内科、针灸见长,对妇科、儿科的疑难症也屡起沉疴。

担任中医行政工作期间,他没有门户之见,博采众长,既尊重各家学派,又善于发掘和吸收民间有效疗法。对中西医结合热情支持,大胆尝试。在参加防治血吸虫病的工作时,曾提出了中西医结合治疗晚期腹水的方案,在血防工作中发挥了重要作用。

“文革”中,他身处逆境,仍不忘为大家治病解难,对“靠边站”的老同志热情精心治疗,更是可贵。他相信党,热爱党,政治信念坚定。党的十一届三中全会以后,他得到了平反。为了夺回失去的宝贵时光,10 多年来他一直以“不待扬鞭自奋蹄”的精神忘我地工作着,出色地完成了医、教、研各项任务。

《路志正医林集腋》是他从事中医近 50 年学术见解和临床经验的总结,也是他对祖国、对人民、对中医事业的毫不珍秘的无私奉献。本书说理透彻,言简意赅,病种广泛,内容翔实,理论与实践紧密结合。“文如其人”,《路志正医林集腋》像作者一样朴实无华。它的出版,对探讨中医学继承与发展的辩证关系将给人以启迪。

钱信忠

1986 年 11 月于北京

《路志正医林集腋》余跋

我和路老相识近 30 年,当时他任职于卫生部中医司。在晤面以前,《中医杂志》社董德懋总编曾向我介绍说:"在我们编委中,志正同志针药并擅,医技精专,是中医界一位不可多得的人才。"1960 年初,受卫生部派遣,路老和我一行 10 余人参加包钢医疗队,我们在包钢第一医院共事 1 年,是年该院收治大面积钢水灼伤患者数名,路老运用温病学术理论进行辨证论治,取得良效。我们合作撰写了《中医对大面积灼伤的辨证论治》,发表于 1961 年的《中医杂志》,可以说是有关专题的第 1 篇中医论文,受到中医界的重视。1961 年春,卫生部两次派路老和我到包头市,主办 1 年制的西医学习中医班,我俩承担全部课程兼带实习,加上门诊和病房会诊,工作很忙,但彼此合作得很好,相处极为融洽。当时包钢领导安排我俩同住专家招待所,由于朝夕共处,使能有机会深入地了解路老,特别是他的诊疗基础扎实,好读书,临证思路活泼,化裁古方,变创新法。回忆我和路老共事的 2 年中,深感得益匪浅。

近 20 余年,特别是路老提出重返临床,由中医司调我院附属广安门医院后,我们之间接触日多,过从甚密。彼此的关系,也就更深了一层。

翻阅《路志正医林集腋》,读者宜从以下几个方面加以体验。其一,路老学术经验之"源",在于对经典名著之精读与消化;其二,其学术经验之"流",在于熟谙后世诸家理法,能灵活有效地应用于临床;其三,路老立法施治,不拘成法,经方、时方择善而从。尤为可贵的是,他善于融会古方,创制新方,其自拟方理法可取,配伍精当,方药专擅,易学易用。可以说是对临床医学新的探索和贡献。

综上所述,路老这本"集腋"之作,反映了他对中医学学术理论的见解和主要的临证心得,可供读者借鉴、参考。今特忆旧并书管见以为跋。

中国中医研究院

余瀛鳌

1985 年 12 月

《路志正医林集腋》编后记

余侧身岐黄，倏近 50 年，叹韶光之易逝，慨医学之难穷，遂以《尚书·大禹谟》"满招损，谦受益"作为座右铭，孜孜以求，不敢少懈。除对内科、针灸进行深入钻研外，妇、儿等科亦广为涉猎，以满足临证之需。积之既久，亦偶有心得，惜多年来，忙于诊务，无暇整理，殊为憾事。

十一届三中全会之东风，使中医政策又得到贯彻。我院内科研究室为继承余之学术思想与医疗经验，于 1984 年特列入室内科研规划，组成以余之研究生和子女在内之编写班子，要求"理论联系实际，务期实用；形式多样，生动活泼，力求突出本人之学术见解和临证独到之处"，定于 1985 年 6 月底交稿，承人民卫生出版社亦列入出版计划。不意刚开始工作不久，内研室突被取消，编写人员纷纷调离，余亦转至内三科，仅余之毕业研究生高荣林主治医师同来，使这一工作处于停顿状态。

幸得荣林同志一再催促，但他门诊、病房、急诊等工作非常繁重，不得不利用业余时间进行，余被其主动精神而振奋，忙中抽闲，挥毫写作。不巧的是，1987 年余先后被派往菲律宾、泰国进行医疗和学术交流，达半年之久，而影响了本书之进程。高兴的是，我院李玉玲等主治医师和所有带过之研究生，都积极参加；余之子女，亦均协助整理和誊写。特别是随余临证进修之医师、北京中医学院来实习之同学，亲眼看到治愈或失败病例，深深认识到中医药学确是一伟大宝库，有待继承和发扬，从而激发了他们主动协助总结之热情。所有这些同志，对本书的完成，均付出了辛勤的劳动，值得赞赏！

本书承蒙中央顾问委员会副主任薄老一波，在百忙中予以题名；原中央卫生部部长钱信忠医学博士，上海中医学院中医学家、喉科专家张老赞臣教授分别作序；中国中医科学院中国医史文献研究所副所长余瀛鳌研究员作跋，并费神审稿；山东中医学院院长张灿玾教授，中国中医科学院针灸研究所针灸专家程莘农教授，中华全国中医学会常务理事、北京市卫生局原副局长巫君玉主任医师，北京中医学会常务理事、内科专业委员会主任委员、北京红十字朝阳医院方和谦教授等，予以审查指谬；我院副院长姚乃礼给予大力支持，使本书在极困难情况下得以完成，在此一并致以衷心的感谢！

路志正

1988 年 5 月

《痹病论治学》自序

痹病，是常见病，多发病之一。其中顽痹、尪痹、五脏痹等更是疑难重症。它不仅危害着广大劳动人民的健康，影响着工农业生产，且严重地阻碍着四化的建设。为此，充分发挥中医药学对本病防治的优势，进行积极的临床和科研工作，交流治疗经验，就有着重要的现实意义。

中华全国中医学会内科学会，自成立之日起，即把防治常见病、多发病列为首要日程，建立了痹病在内的 12 个专题学组，集中全国力量进行研究。1983 年 9 月，在山西雁北举行了第一次痹病专题讨论会，制定了诊断和疗效评定标准，拟订了统一科研观察方案。1985 年在北京召开之第 3 次会议上，鉴于从事痹病研究队伍已初步形成，防治水平有了较大的提高，遂与全国中医理论整理研究会、中国中医研究院广安门医院共同组织全国力量，本着"全面继承、整理提高"和"双百"方针，进行了《痹病论治学》的编写工作。

当前，中医学术基本建设工作，如证候规范的研究等，正在积极地展开。在编写过程中，除对前人有关痹病资料进行较系统的整理外，特将其归纳为"风寒痹阻证""湿热痹阻证"等 23 个证候，试图使痹病的辨治向着证候规范化迈进。这是一个大胆的尝试，能否完全符合临床要求，有待今后在实际运用中检验，予以不断地修改和补充，冀其日趋完善。

新中国成立以来，随着中医政策的深入贯彻，不少中西医学专家，以中医理论为指导，利用现代检测手段，在治疗痹病与西医学中有关疾病的研究中，做了大量工作，取得了可喜的成果。对此，我们亦做了搜集和整理，放在附篇，力图做到既继承，又重今，更要有创新，进而达到"古为今用"之目的。

参加编写的同志，都以"认真负责，实事求是"的精神，克服种种困难，忘我地耕耘，付出了辛勤的劳动，使本书得以按期完成。但他们的本职工作——医、教、研等任务，都非常繁重，此书的编写都是利用业余时间进行的。由于时间仓促和限于学术水平，不当之处，在所难免。我们恳切期望中西医学专家及同仁，多多提出宝贵意见，以便再版时修正。我们相信本书的出版，对全国痹病的防治和研究工作，将起到很好的促进和推动作用，对国际上的学术交流，亦将产生深远的影响。让我们中医、西医、西学中的同志团结起来，为继承发扬中医药学，把它推向世界而共同努力！是为序。

路志正　焦树德
1985 年 5 月于北京

《实用中医风湿病学》自序

中医对风湿病之研究,真可谓源远流长,可追溯到远古。既有系统理论,又有丰富医疗经验,防治方法更是丰富多彩,这在历代浩瀚医籍中,俯拾皆是,不胜枚举。远在马王堆汉墓出土的竹简《足臂十一脉灸经》中,即有"疾界(痹)"等记载。在《黄帝内经》中更有大量论述,并有痹论专篇,是我们取之不尽、用之不竭之宝贵财富,有待我们认真地继承、整理和提高,为现代四化建设服务。

振兴中医,关键在于发展学术,提高理论水平,更好地指导临床,取得良好效果。只有卓越之临床疗效,养生有术之保健的方法,中医才有旺盛之生命力,否则就失去存在价值。中医学历数千年而不衰,几经摧折而不夭,就在于理论紧密指导实践,从整体出发,辨证论治,疗效好、副作用少,深深扎根于广大人民群众之中,为其乐于接受和喜爱。

痹证学组,在中国中医药学会和内科学会正确领导下,自成立之日起,即以发展学术,提高自身素质为首务。10余年来,先后召开过7次全国性痹病学术会议,举办了痹病研讨学习班,出版了《痹病论治学》专著;率先与辽宁本溪第三制药厂"医药结合",研制出符合辨证论治思想之防治痹病系列中成药,无疑对繁荣中医学术,交流医疗经验,互通科技讯息,提高专业水平,保障人民健康,起到了一定推动作用。

随着医、教、研工作之不断深入,我们渐感到以痹命名过繁。据不完全统计,以痹命名者达190多种,存在着一病多名、界定不明、概念欠清等情况。既不符合中医辨病与辨证相结合之命名传统习惯,又难以囊括所有风湿类疾病。事实上在中医古籍中,早有风湿病的名称,只是限于《黄帝内经》中有痹论专篇,后人奉为经典,约定俗成,不便更改而已。

风湿病之名,首见于《金匮要略·痉湿暍病脉证治》:"病者一身尽疼,发热,日晡所剧者,名风湿……"《神农本草经》中,不少药物均有治疗风湿痛的记载,特别是下卷明确指出:"(疗)风湿,以风湿药,各随其所宜",可说是专病专药的记录。《诸病源候论·风湿候》中进一步说明:"风湿者,是风气与湿气共伤于人也……若地下湿,复少霜雪,其山水气蒸,兼值暖,腶腿人腠理开,便受风湿……"首句系指病名,末句为病因;宋代朱肱在《活人书》中,以问答形式提出:"支(肢)体痛重,不可转侧,额上微汗,不欲去被,或身微肿(者何?曰:)此名风湿也"。此后,清代喻嘉言亦以风湿专篇立论。上述表明,以风湿作为病名,已有两千多年历史,理应为其正名,以复其庐山真面目。同时应该了解,中医所谓的风湿病,与西医学所说之风湿病,其病因病机等不尽相同。

1993 年第 7 次全国痹病学术研讨会上,经全体与会专家认真讨论,一致同意将痹病改为风湿病名,并对其概念、内涵和外延,制订出明确标准,详见本书概述之中,兹不重复。这是一个大胆尝试,有待于在临床实践中和理论研究中不断修正和完善。为了进一步提高防治风湿病之学术水平,会议决定在《痹病论治学》之基础上,编写一部《实用中医风湿病学》专著,以适应广大医务人员和患者之客观需要。

本书力求保持和发扬中医特色,系统全面反映中医风湿病之学术成就和经验。在编写过程中既注意学术之继承性,又强调发扬与提高。特别是新中国成立 45 年来,在防治风湿病理论与实践方面之新成果、新进展,包括中西医结合临床研究成果,以及最新具有权威性之国内、外对本病在诊断和疗效标准等方面,均予以充分地反映。同时,我们采取"自报公议"办法,结合作者临证体验,对某一类证有专长者,分给其编写内容,俾理论结合实践,而具有实用性,给读者提供较多之思路与方法,更有效地应用于临床。书中对西医学有关内容,亦进行了介绍,以利于临床医师参考,但突出中医辨证论治为主。

本书从拟出编写大纲,分配编写篇章,到审稿、修稿、统稿、定稿,前后用了 3 年时间,这是全体编辑人员以改革开放精神,辛勤耕耘,忘我工作,始得完成。但限于我们学术水平和业务能力,加之时间仓促,未得精雕细琢,谬误之处在所难免,诚恳希望中西医学家和广大读者不吝赐教,俾再版时予以修正。

我们深信,通过本书面世,必将提高从事风湿病专业人员之学术水平,有利于中医学识之普及与提高,有利于临床和科研工作,有利于中西医学术交流,有利于国际间学术交流与传播,有利于中医药学术之发展,有利于广大风湿病患者之防治和康复,为振兴中医药事业,起到重要之促进作用。谨弁数言,以志巅末。本文刚结尾收笔,又传来令人鼓舞之消息,即痹病专业委员会,经国家科协批准,已升格为中国中医药学会风湿病分会,这对我们全体从事风湿病学工作者来说,是一个很大鼓励。我们将更加团结,鼓足干劲,勤奋地工作,为争取获得更大成绩而共同努力!

路志正　焦树德

1995 年 4 月于北京

《实用中医心病学》前言

中国医学历史悠久,是中华民族优秀文化的重要组成部分,内容非常丰富,是一个伟大的宝库,它以其独特的理论体系和优异的医疗效果屹立于世界医学之林。

中医学的理论来自于我国古代劳动人民对防治疾病的实践经验的提炼升华。她以脏腑、经络、病机作为理论核心,以阴阳五行学说作为认识论和方法论而形成独特的理论体系。通过阴阳、气血、营卫、脏腑、经络等理论,把人体的五脏六腑、毛发七窍、四肢百骸、精神器质等连接成一个互相联系并与外部的宇宙环境、四季变化保持着统一平衡的有机整体,古人称之曰"天人合一"。

它那朴素的唯物论、辩证法的哲学思想和认识论,源于殷周以前,系统整理阐述在《黄帝内经》,具有通贯三才,包罗万象的多学科思想,对于宇宙和人、人和病、寿和夭等均有精辟论述,其体大,其用宏,其思深,经历了数千年的实践应用,时至今日,它越来越发出灿烂的光辉,受到世界人民的瞩目,被今人誉之为东方生命科学,可见古人所说"道经千载更光辉",确实不是一句空话。近代著名科学家爱因斯坦也曾说:"如果一个自然科学的理论,没有认识论作依据是站不住脚的。"

中医学既能自成体系,博大精深,历数千年不衰。它那天人合一、整体观念、脏腑经络、荣卫气血、动变制化、治病求本、升降浮沉等理论和辨证论治的医疗体系,自然就会与建立在解剖生理学和分析研究方法等基础上的西方医学的基本概念,有较大的不同。

清代后期,西学东渐以来,新学说猛然兴盛,而旧学说遂为世所讥诟,医学也不例外,多认为西医学是科学的,中医学不科学。然而,医学不能偏重其理论与学说,而应兼观其实践与疗效。有些理论在当初视之是正确的,等经过多年实践后再视之,则并不正确。反之,有些理论初视之认为不正确,经过多年实践后再视之,则是正确的。这就是实践出真知之理。古人甚至有"知今是而昨非"之论。例如,近些年来有些病,从西方医学论述、诊断均甚清楚而认为是难治或不治之病,经中医治疗却往往疗效惊人,受到世人瞩目。再如中医学理论说"心者君主之官,神明出焉",认为人的精神状态和思想活动与心的关系非常密切,故称"神明出焉"。前些年曾有些中医学者,提出中医学中的"心主神明"之说不仅陈旧而且不科学,认为大脑是主思维和精神活动的,故主张改为"脑主神明"。但是,经过考证研究,发现古人在殷商时代,即认为"心与脑在思维方面具有同等重要的意义"。例如,纣王曾说:"吾闻圣人心有七窍",也就是说有学问的人之所以足智多谋,是因为他们用七个心眼思考问题(《中国医学起源新论》第58页)。"在甲骨文中有一个❀字,它是囟(xin)字的初文……李学勤在《西周甲骨的几点研究》中释❀为思。王守信《西周甲骨论述》一文分析这个❀字后指出:我们认为'❀'字即《说文》之囟,这里读思或斯……《说文》思字条讲:'❀,睿也,从囟从心',这个思字,意指心与脑在思维方面具有同等重要意义。项长生等指出:思字取意心囟相贯之义……是古人认为心脑共主思维的证据"(《中国医学起源新论》第64页)。道家名著《列子》书中,也曾有记载:公扈、齐婴两人有病,同时请扁鹊先生诊治。扁鹊对公扈说,你志强而气弱,故足于谋而寡于断;对齐婴说,你志弱而气强,故少于虑而伤于专。把你们两人的心脏,互换一下,你们两人的病就都好了。扁鹊即给两人喝麻醉剂,剖胸探心,互换而置之,又投以神药,醒后,完好如初,两人即告辞而回家。于是,公扈却回到了齐婴的家,齐婴的妻子不认识,同样,齐婴却返回了公扈的家,公扈妻子也不相认,两家妻子告官而打官司,两人又求扁鹊进行了解释,讼才告结束(《列子·汤问》,焦树德语译)。据美国医学博士Deepak chopra 在 *AGELESS BODY,TIM-LESS MIND:THE QUANTOM ALTERNATIVE TO GR OWINGGOLD* 一书中所载,1988年5月美国耶鲁大学纽黑文医学院为47岁的戏剧教师克莱亚·西尔维亚·西尔维亚做了心脏移植手术,术后患者自身的性情改变了许多,除了心境较开朗外,饮食嗜好也如器官捐赠者生前所为。西医学研究证明,脏腑变化对于七情产生的作用是巨大的,国外学者提出了"心身医学"的概念。可见,中医学的理论来之于长期实践,并非臆度空谈,是经得起实践考验的。

中医学虽然早在汉代如《伤寒论》中即有灌肠,《金匮要略》中即有人工呼吸、心脏按摩,历代医籍中又有导尿、口对口呼吸等急救方法和医疗技术;近些年又有不少中医治好了西医学难治病的报道。但是,我们不要在前人的成就上自我陶醉、停滞不前,要在前人成就的基础上按照中医学术自身的发展规律,大胆创新发展,要运用新的思维搞好我们对中医学的继承与发扬工作。正如恩格斯所说:"一个民族要想站在世界科学的高峰,就一刻也不能没有理论思维。"近些年来,通过多学科专家们的研究,认为中医学的经络理论思想与当代自然科学发展的前沿合拍,有广阔的发展前景;并且在生命科学的研究成果中,认识到:"人体还可能存在某些现代科学尚未发现或还不能解释的潜在功能。对中国传统医学有关的人体生物学问题和人体潜在功能的检验和探索研究是一个充满争议和发现机会的领域"。

最近在"99 巴黎中国文化周"上指挥中国编钟音乐会载誉归来的武汉音乐学院(前院长)著名音乐理论家董忠良教授,回答记者问"为什么唯独中国的音系和西方的音系是那样的相近相似"时说:"西方音乐的根基是 12 平均律,而首创 12 平均律的是中国 16 世纪的明代乐律学家……如果再往前溯源,更让人惊奇的是,中国的编钟就已经有了 12 个半音。唯独中国和欧洲音系是那样同一……我和巴黎音乐人士(一样)觉得非常神秘。正是这种神秘的同一性,促使他(我)多年来极力把中国的编钟音乐推向西方。"他还打比方说:"现代和传统好像一根长绳的两头拉开来时遥远,倘若把两头结成一个环,传统和现代就很近很近了。我们这次在巴黎举办的编钟音乐会,就是远古和现代相连的一个大乐环。"记者问:"编钟乐团是怎样把传统和现代'结环'的呢?"董教授说:"首先忠实于传统。全部古乐器都是在科研基础上复制……"(《参考消息》1999 年 9 月 17 日第 8 版)这些研究和讲话,对我们继承发扬中医学很有启发。

中国文化和中国医学,虽然古老,但是,我们的继承发扬和研究的工作,所要解决的却是当代生命科学研究领域中的一些重要问题和某些理论上的问题。所以我们必须运用辩证唯物主义、历史唯物主义的认识论和方法论澄清思想上的混乱,更新观念,深入认识中华民族灿烂文化的内涵,继承发扬中医学,吸收现代多种学科的科研成果,经过大家刻苦努力,让我们把传统和现代、东方和西方、旧说和新说等分离成的两极,结成极富创造性的大圆环。

在即将告别 20 世纪迎接 21 世纪之际,中国中医药学会内科学会心病专业委员会的诸位同道,深刻体会到对中华民族优秀文化重要组成部分的中国医学,必须全面认真地继承。继承的目的是发扬,有了深入全面的继承,才一定会有研究创新的发扬。因而经过 3 年的酝酿商定编写一部既能反映比较全面地继承又能体现一定程度发扬的、临床实用的中医心病学,又经过 2 年多的制订编写计划、体例要求,和多次开会统一思想、提高认识、编写样稿、统稿、审稿、定稿等工作,于 1999 年 10 月才完成了这部《实用中医心病学》。它共分为心病基础篇、心主血脉篇、心主神明篇、心与其他脏腑疾病关系篇、心病急症篇、心病进展篇等来论述中医学诊治心病的系统理论和临床经验,发挥中医学在防治心病方面的特色和优势,特别是从临床疗效和学术思想上来创建并完善中医心病学,尤其是在心病急症篇和心病发展篇,不仅论述中医对心病急危重症的诊治特点,更紧密地结合临床实用介绍了中西医结合的抢救治疗方药和方法,以促进临床学术发展进程,并对今后中医心病学的进步与发展谈了我们的展望。

由于中医心病学的建立,是一项新的工作,除我们没有经验外,再加我们的水平有限,所以它一定存在不少缺点和错误,敬请同道们不吝指教是幸。

焦树德　路志正

2000 年 10 月

《中医湿病证治学》欧阳序

叶天士《外感温热病篇》特指出："吾吴湿邪害人最广"，意在示人治温莫忘湿。湿邪伤人或湿与热合，治之不当，确多缠绵难愈。路志正教授认为，湿有内外之分，外湿"不独吴地多湿，北方湿病亦不少"，"当今饮食情志不节，内湿所致之病尤为繁多"，所以辨治湿邪为病，无论外感、内伤，皆当引为重视。《中医湿病证治学》一书，即为有见于此之专著。

本书根据路志正教授对湿病的全面认识及长期医疗实践，上篇从湿邪产生之病因病机、湿病源流、诊断特点、辨治方法等方面进行系统论述，阐明饮食、情志不节，痰瘀相互影响，与患者素质及脾胃、肝胆、心肺、肾三焦各脏腑功能失职，升降、运化气机失调，皆可产生湿病，非仅感受外邪所致。湿病在诊断方面，有与其他疾病显著不同之点。因湿邪致病，较为复杂，辨证应从阴阳、表里、寒热、虚实、上下着眼，选取芳香、苦温、清热、淡渗、辛开及益肺、健脾、疏肝、温肾等法。中篇论述湿病、与湿病有关疾患及湿病见于内、外、妇、儿各科疾病之特点与相应之治疗措施，由此可以充分看出湿邪为病之广泛性。下篇汇集了全国 10 位著名中医专家治湿病的经验，非常宝贵。尤其是路志正教授的丰富经验，识有独见，学有专长，故抓住湿病的要害而独树一帜。而湿病常用中药及中成药，则示人以大要，供读者参考。

《中医湿病证治学》一书，不仅反映出路志正教授治湿病的学术经验，也为继承发扬老中医经验树立典范。通读本书之后深有体会，故欣然命笔向读者推介。

欧阳锜

1995 年 4 月

《中医湿病证治学》颜序

"湿"无专著，但其渊源深远，影响大小方脉、内外各科。

《素问·阴阳应象大论》云："中央生湿"，六气致病理论的构建，是从运气学说衍化而来。五行中金、木、水、火各居四方，而土属中央。中者四方之所交，央者阴阳之所会，《河图》亦示：一水二火三木四金，土居四行之末，独能旺于四季，五行为土，六气应合为湿，所以袭人之湿也，不一而足可称最繁。又阴阳的生化源于水火既济，上下相召，一升一降，运行不息，依仗中央脾胃之枢纽为之斡旋。故后人又有"脾统四脏"之说，所论皆为中医基础理论之核心思想。

历代中医学家对湿邪十分重视，如朱丹溪宗罗知悌之说，认为"湿热相火为病最多"，"东南之人多是湿土生痰，痰生热，热生风也。"清代大医学家叶天士认为："湿邪害人最广，如面色白者，须要顾其阳气，湿盛则阳微也。"薛雪也认为热为天之气，湿为地之气。王孟英治霍乱分寒热，皆以治湿为第一要务。以上各家论点，在发热性疾病中无处不在，许为经典之论。

曾忆学医时随师出诊，尝见治湿温发热，多投连朴藿夏，不以辛凉清热，引为不解，先师曰："热深湿则更缠绵，湿与热合则更胶着"，并引薛雪所云为告诫："湿轻热重则归阳明，热少湿多则归太阴。"着重宣化湿邪，正所谓分化湿热，病即易瘥。这是一种有非常内涵的治疗法则，临床以来作为不易之心得。70年后的今天，用治"非典"而获胜利。曾治上海一非典患者，不用激素，初起时即用川朴、苍白术、半夏、陈皮祛湿，以芩、银退热而获治。在辅导粤、港之抗非典战役中，发现其症状与吴又可所称"寒湿疫"颇为相似："始则昼夜发热，日晡益甚，头疼身痛，舌上白苔如同积粉"，吴称之为半表半里证，达原饮在这次战役中也显示了功效。中医学浩如烟海，书到用时方恨少，才知继承无止境，信然！

"湿"证论治，为中医治则的基本要素，不仅治热性病需要关注，中医常用"八法"也须处处注意"湿"之滞留，实为中医论治之至要关键，我于1939年毕业于上海中国医学院时，即以"湿论"作为毕业论文，当时深得同学称颂，尝有整理发扬之想，今垂垂老矣，对"湿"未有作为，引为内疚！

《中医湿病证治学》之问世，为我所不能为，我亦欣然！该书包括病因、病机、诊断、辨治等内容，还对各科湿病举例佐证，颇多见解，发前人所未发，尤可贵在书后附有路老与现代各大家治湿之宝贵经验，可作为研究者参考，不仅启迪后学,可作为每位中医案头之师,且其编排合理,实属中医整理发扬之范本,具有科研内涵之巨著。路老为中医界之儒医也,善文精医,上自经史百家,下及现代生命科学,皆及所深。近年潜心研究疑难病、心血管病、风湿病,各具创见。路老为我之良师益友,见书之出,焉可无言。乐为之序。

颜德馨

2004 年元旦于上海餐芝轩

《中医湿病证治学》徐序

中医药学是我国人民长期同疾病做斗争的经验总结和理论概括,凝聚着中华民族智慧,是我国优秀传统文化的重要组成部分。不仅为中华文明的发展做出了重要贡献,而且对世界文明的进步产生了积极影响。

中医学认为,人与自然是一个有机整体,须随着季节气候的变化,调节起居,始能防患未然,益寿延年。《灵枢·岁露论》:"人与天地相参也,与日月相应也",说明季节气候变化与人类健康关系至巨,故一再强调人与自然要保持和谐的统一,"逆之则灾害生,从之则苛疾不起"。

《黄帝内经》中的运气学说,是古代医家汲取当时的天文、气象、地理、历法、数术、养生、脏象、经络、物候等多学科知识,结合中医病因学等特点,总结出预测气候变化对人体影响、发病与防治规律的一门学科。随着现代边缘学——时间生物学、医疗气象学的发展,运气理论亦得到普遍关注。

路志正医师,经数10年临床研究,提出:"百病皆由湿作祟"的论点,以湿与水属类,雾露霜雹,雨霰冰雪,皆源于大气中所含的水气(中医称为湿气,现代气象学多以"相对湿度"表示),太过或不及,均可伤人引起疾病。

湿邪致病范围甚广,涉及内、外、妇、儿等科,散见于历代医籍之中,惜专著较少,检阅不易,系统钻研更难。路志正医师有鉴及此,乃勤求古训,博览诸家,与学生一起,以10余年时间,辛勤耕耘,稿经九易,终于编成《中医湿病证治学》一书。

该书泾渭分明,文字简洁,说理细致,重点突出,既有湿病源流,以继承前人理论和治验,又有近年湿病的临床观察和实验研究,既厚古更重今,既继承又发展,每一证候之下均附有医案,俾理论联系实际,学以致用。特别是邀请邓铁涛先生等10余位全国知名专家,毫不保留地介绍其治湿病经验,供广大读者参考,弥足珍贵,也是本书一大特色。我认为《中医湿病证治学》的出版,对繁荣中医学术,交流经验,攻疾防患,摄生延年,均将起到很好的促进作用。

是为序。

中华人民共和国国务院副秘书长　徐绍史

2005 年元月

《中医湿病证治学》余序

我与路志正教授相识已 30 年,他既是德高望重、精通经典、医术精湛的全国著名中医药专家,又是热爱中医药事业、富有经验的中医药管理干部,更是我尊重的师长和挚友,我敬重他的品德,仰慕他的学识,他对发展中医药事业的责任心和无私奉献精神深深激励着我。

在从事管理工作时,他认真落实党和国家的中医政策。在 20 世纪 50 年代中期,他调研河北中医治疗乙脑临床研究,坚持用实践检验真理,实事求是地评价其疗效,坚持发挥中医在防治急性传染病中的重要作用,推广了中医治疗乙脑的经验。在防治晚期血吸虫病工作中,他随徐运北副部长深入调查,提出先由中医治疗腹水,再用西药锑剂杀虫,发挥中西医各自优势的治疗方案,为治疗晚期血吸虫病做出了贡献。现在他不顾年事已高,积极为发展中医药事业奔走呼号,经常对关系中医药的重大问题建言献策,使我们受益匪浅。

路老临证经验丰富,理论颇多建树,如 1995 年"路志正调理脾胃法治疗胸痹经验的继承整理研究",提出了中医治疗冠心病的新思路、新方法,获国家中医药管理局中医药基础研究二等奖。他临床积累丰厚,尤其擅长湿病的诊治,对不少疑难病,每从湿论治,疗效显著。

近 10 余年来,路老潜心于湿病的著述,以八旬高龄,主编《中医湿病证治学》,呕心沥血,精研不倦,殚精竭虑,数易其稿。现书稿杀青,我得以先睹为快。本书分上、中、下三篇,上篇总论,概述了湿病的源流、概念、病因病机、常见证候、诊断、治法和环境湿度对人体健康的影响;中篇各论,分述内科、妇科、儿科、皮外科、眼科湿病的证治;下篇则介绍路老和现代诸多中医名家湿病证治的经验及现代研究进展。全书系统总结继承中医湿病理论和临床证治经验,并有许多创新和建树,具有较强的学术性、实用性,对广大中医工作者提高理论水平和临床疗效具有重要意义。

值此著作付梓之际,谨向路老表示崇高的敬意!

中华人民共和国卫生部副部长

国家中医药管理局局长

余靖

2005 年 1 月

《中医湿病证治学》自序

六淫致病,历代医家皆有所论。风、寒、暑、火、热之邪向为人所重视,而对湿邪则论述较少。丹溪虽有"六气之中,湿热为病,十居八九"之论,但亦详于热而略于湿。叶天士曾根据江南水乡,沟渠纵横,暑期较长,热迫湿蒸,人处其中易得湿病的特点,发出"吾吴湿邪害人最广"之叹,实补前人之未备,但对北方湿病未曾论及。一般认为,北方干燥,刚劲多风,湿邪不甚,而多忽视。可是通过多年的临床实践,参阅大量的文献资料,我认为湿病不仅南方独有,北方亦不少见,只是感邪途径有异,受侵脏腑有别而已。特别是现代,人们工作节律加快,生活水平的提高,饮食谱的改变,致使饥饱不调之人增多,过饮茶酒冷饮、过嗜肥甘之人日众,冰箱、冰柜、空调的普及,恣食生冷者随处可见,致使脾胃受损,中阳困遏,水湿停聚之证有增无减。同时,当今人类对大自然掠夺性开发,造成生态环境改变,致大气、水源、食品污染等又时刻在威胁和侵蚀着人们的健康,使现代疾病谱不断发生改变,其中也不乏湿病。

为了深化对湿病的认识,我曾指导研究生于 1987 年在石家庄市对常见湿病之一的湿阻病进行了流行病学调查。结果表明,湿阻是临床常见病、多发病,其人群患病率为 10.55%。病因学调查显示,饮食不节(饥饱失常、常食快餐、餐时无规律、进餐过快、嗜食肥甘、嗜食生冷)是导致本病的主要因素,占已知发病因素的 1/2 强,有这种不良习惯的人群患病率为 22.57%,而饮食有节人群患病率仅为 6.42%。两者相比,有非常显著的差异。另外,居处潮湿、性格急躁、忧郁、过嗜茶酒、冷饮等,都与湿阻的发生密切相关。而年龄、性别、职业的差异与患病率无明显相关性。结果也充分说明,随着社会的发展,人们的居处环境、工作条件得到极大的改善,身体素质有了明显的提高,抵御外邪能力明显增强,外湿致病应较古代为少。但随着人民生活水平的提高,防暑降温设备的应用,衣服追求时尚,短衫短裤、轻纱短裙,肌肤失于防护,在家中有电扇、空调,出门所乘地铁、汽车有冷气,食则冷饮加冰,凉菜冰糕、浓茶醇酒,不仅外湿致病,又增加了新的感染源,而损伤脾胃导致内湿引起的病证亦明显增多。这也是湿病在当今社会发病学上的一大特点。

人是宇宙万物之一,是大自然的产物。大自然不但为人类的生存提供了最基本的物质条件,而另一方面,它的各种变化也无不在影响着人的生老病死等生命活动的全过程。诚如《素问·宝命全形论》所言:"天地合气,命之曰人","人以天地之气生,四时之法成"。故从"天地一体"的整体观出发,历代中医名家无不重视对四时阴阳、气象物候、天文地理的观察和研究,以探求它们对人体生理、病理及疾病的发生、发展和转归的影响。两千多年前,《素问》所提出的"异法方宜论"及"五运六气"学说即是明证。

在人类社会进入 21 世纪的今天,与以往相比,人们的生活水平和质量都有了长足的改善和提高。本来追求居住环境的舒适化、交通的便利化、饮食营养的科学化无可厚非。不过,自工业革命以来的 200 年间,科学技术虽得到迅猛发展,但由于世界人口的激增,城市化进程加快,它并未阻止人们对自然资源掠夺性的索取和对自然环境的破坏性开发。其所造成的严重恶果,近些年来也凸现出来,例如过度地砍伐、垦牧、采掘,致森林尤其是热带雨林急骤缩减,水源枯竭,干旱肆虐,草退沙进,沙漠化日重,沙尘暴天气频作,大气中可吸入颗粒物浓度居高不下;又如工业废水、废气、废渣及汽车尾气肆意排放,不仅导致水源污染,酸雨横流,而且引发了温室效应。从大方面来说,它表现在北极冰雪融化,厄尔尼诺和拉尼娜现象频率加快,飓风、暴雨、大旱等突发性自然灾害频作;从局部看,它引发了城市中五岛效应(混浊、热、干、湿、雨)。

凡此种种说明,人在变,环境在变,而这些变化对人体生理、病理及疾病的发生和转归有何影响? 程度又如何? 对我们每个中医工作者来说都是一个新的课题,新的挑战。我们既要继承前人有关"六淫"致病的理论和宝贵的诊疗经验,更要善于汲取现代科学研究成果,扎扎实实地按照中医自身的理论和发展规律,开拓创新,不断前进,以便为人民群众提供更好的防病治病、养生保健服务。

廉州医翁 路志正

2004 年 8 月于北京怡养斋

《中医湿病证治学》编后记

白驹过隙，逝者如流，《中医湿病证治学》的编写走过了近 20 个春秋。稿凡九易，许多篇章都经过了数次增修删改，终于杀青定稿，心情无比喜悦。编写本书使我们深切地体味到了著书的甘苦，其中有继承的欣慰，而更多的是扎实做学问的不易和创新的艰辛。

1987 年我院内三科为继承整理我在诊治湿病的学术思想和临床经验，拟编写一部湿病的专著。由我的学生们完成了编写大纲，初步组织了编写班子，1988 年完成了初稿。由于湿病内容庞杂，前人没有系统的论述，著述整理难点很多，初稿的内容和质量均不尽人意，其修改、补充、完善，反复推敲颇费苦心。1989 年国家中医药管理局将"路志正调理脾胃法治疗胸痹经验的继承整理研究"课题纳入了国家科研计划，学生高荣林主任医师为课题负责人，专心致志于全力完成课题工作；1992 年 5 月中华中医药学会风湿病分会召开常务会议，决定编写《实用中医风湿病学》，由焦树德教授和我任主编，定于 1995 年 10 月完成；1998 年 11 月中华中医药学会心病专业委员会商定编写《实用中医心病学》，由焦树德、沈绍功教授和我负责；厥后《中国名老中医经验集萃》《砭石集》各册的编写任务，亦限期交稿。时日迁延，编写人员变动也很大，前后的衔接亦颇费周折。

针对上述任务繁重、编写者都是业余的实际情况，我本着先国家科研课题，次学会、集体，后个人的办法，逐步落实，致本书迟迟不能按期完成。当然，我终日匆匆，忙于诊务、会议等日常事务，坐不下来，不能专心地抓此项工作，也是影响其进度的重要因素。

值得欣慰的是：以上所承担的任务，除《中医湿病证治学》一书外，均已先后完成。国家科研课题"路志正调理脾胃法治疗胸痹经验的继承整理研究"，经全国 10 家三级甲等医院同仁的辛勤劳动，通过国家鉴定，荣获国家中医药管理局中医药基础研究二等奖；《实用中医风湿病学》于 1996 年出版，获中国中医研究院（现名中国中医科学院）优秀图书三等奖，国家中医药管理局中医药基础研究三等奖。尽管本书一再延期是美中不足，但这 10 余年间，全国中医和中西结合医务人员对湿病的研究有了长足的进步，取得了丰硕的成果，给我们提供了大量的宝贵资料，为编写本书创造了良好的条件，故本书增加了近 10 年来"中医湿病临床和实验研究新进展"一节。

本书的编写：湿病总论，包括病因病机、诊断、辨证、基本治法，由易瑞云负责组织人员编写,高荣林、李连成、路喜素、刘秉昭、朱建贵、李俊德、王承德、路京华、李廷俊、路京达等协助而成;"湿病源流"由我和李连成编写;"环境湿度对人体健康的影响"一节,系李方洁和我完成。各科常见病的编写:内科肺系疾病除湿咳外,由易瑞云负责;肝胆疾病除黄疸由朱建贵撰写样稿外,均由杨春波同志负责,包括瘅气在内;其余内科稿件由高荣林同志负责组织草创,详见编写人员名单,在此不一一列举;妇科疾病由赵秀勤、王九一执笔,王小云、路洁亦参与部分工作;外科、皮科疾病系路喜素编写初稿,北京中医医院张苍部分协助;儿科疾病由王彩凤执笔,高荣林厘定;眼科疾病由冯俊撰稿,蒲永文协助;艾滋病和传染性非典型肺炎由杨凤珍编写。全部书稿,我都进行了认真的审阅和修正,既有继承,又有所发展,突出了时代感。我们在完成部分初稿时,曾请人民卫生出版社张虹副编审审阅,承其在百忙中提出了不少宝贵意见,对提高本书的质量起了很好的作用。由于时间的推移,虽未能由该社出版,但对其热情指导表示深深的谢意。总之,在本书编写过程中,既有分工,又充分发挥集体的力量,通力协作,始终本着虚怀若谷、认真学习的精神,为保证本书的质量而一心一德,共同努力。同时,本书的编写得到了我院各级领导的关怀与支持;卫生部副部长兼国家中医药管理局佘靖局长对本书的编写非常重视,多次询问有何困难,包括人力和经济等具体问题,都给予了大力支持。对此,我们谨致以衷心的感谢!

非常遗憾的是:为本书题字的原全国人大常委、北京中医药大学董建华教授,为本书赐序的湖南中医药研究院欧阳锜研究员,为本书审稿的原北京市卫生局副局长、内科疑难病专家巫君玉教授,为本书作跋的原中国中医研究院何绍奇教授,不幸先后离世,未能亲睹本书的出版,我们深感愧疚和不安,缅怀之情不能自已。

令人痛心的是:我的研究生李连成副主任医师,为本书做了大量的工作,1998年被香港浸会大学中医药学院聘为客座教授、访问学者,他授教有方,疗效显著,受到学校、学生、患者的称颂,故而归期一再延期,2001年12月在香港突然病逝。连成才华横溢,我依为衣钵传人,不幸英年早逝。我深切地体会到《论语》中"颜渊死,子哭之恸"的心境。子曰:"噫!天丧予!天丧予!"我和老伴多次为之恸哭不已。我的长女路喜素主任医师,幼承家学,早年先后拜师原北京中医学院李重人、任应秋先生和原中国中医研究院王文鼎先生,1990年人事部、卫生部、国家中医药管理局批准了中医师承制教育,始正式成为我的学术继承人,1994年以优异成绩出师。她较全面继承了我的学术思想和临床经验,在中医老年病领域颇多建树,学验俱丰,医声鹊起,后继有人,大慰我心。喜素虽身患重症,仍克己治学,10 余年来为《中医湿病证治学》耗费了殊多的心血。2005 年 5 月喜素亦舍我而去,痛失爱女,我悲痛欲绝! 作为副主编,喜素承担了我的大部分工作。在病重期间她还代我撰写"沉痛缅怀吕炳奎司长逝世 1 周年"等文章,她临终前仍念念不忘《中医湿病证治学》稿件的终审,这是她对中医药事业不懈的追求和女儿热爱父亲满腔的孝心!

正如苏东坡词"人有悲欢离合,月有阴晴圆缺……"一样,我只有化悲痛为力量,尽快完成《中医湿病证治学》的出版,就是对他们最好的纪念,是为记。

廉州医翁　路志正

2005 年 12 月于北京怡养斋

《中医湿病证治学》何跋

《素问·至真要大论》云:"百病之生也,皆生于风寒暑湿燥火,以之化之变也。"湿为六淫之一,而为病甚多,湿与风合,则为风湿;湿与寒合,则为寒湿;湿与热合,则为湿热;湿为长夏之气,暑多夹湿等,不一而足。此外,《内经》又有同气、客气之论(见《素问·标本病传论》),客气指新受之邪,同气则指原在体内之邪,这就是后世"内六淫"说的理论依据。脾胃有伤,则湿自内生,湿性黏滞,阻遏气血运行,或为气滞血瘀,或变生痰浊、水饮。诸多病变,皆缘于湿邪为患,或以湿邪为其主因,如许慎《说文解字》释"痹"为"湿病也",仲景《金匮要略》有"痉湿暍病脉证治"专论,叶天士《外感温热篇》说"吾吴湿邪害人最广"。

医林耆老路志正老先生,正是有见于此,穷 10 余年之力,而有《中医湿病证治学》之作。或谓淮杨荆湘川黔滇粤,多见湿病,固天气地势之使然也,而黄河以北,山陕甘新,天干风劲,何湿病之有? 即因不明《内经》"同气"之论而生疑者。此书既详述外湿内湿之原委,更对内妇儿外诸多湿病,提纲挈领,条分缕析,其间融进了路老先生数十年读书心得和临证经验。为湿病之理论与临床别开生面,诚空前之杰构也,可喜可贺!

我结识路老已经 20 余年。路老不仅是温文尔雅、品德高尚的谦谦君子,又是饱读医书,勤于临床的学者和医生。先是我们首届中医研究生毕业之时,要搞一本纪念册,我去请老先生题字,并请他代书钱信忠部长的题词;其后路老的两位公子京华、京达双双考上研究生,成为我的同学。而我在 20 世纪 90年代初编写《现代中医内科学》时,更蒙路老赐稿,使拙编增辉。直到新世纪初,路洁夫妇创办"三芝堂",邀我加盟,使我才真正有了近距离接触路老的机会。犹记去年我离京赴港之时,八十多岁的老人为我在蟠山设宴送行,高谊盛情,没齿难忘。最近路老来港讲学,提出要我为《中医湿病证治学》作跋。余何斯人也,冒敢言跋! 然而,推辞不得,只好粗略地谈谈我对中医湿病的认识,以及我对老先生由衷的敬仰之情。读者诸君如能借此对路老及其大作多一些了解,我就很高兴了。

后学 何绍奇
2000 年于香港

《走近中医大家路志正》王序

《走近中医大家路志正》即将付梓，邀我写感言代序。细读书稿，品味精神，屡屡感动，然惶恐良久。

古人云：夫医之为道，君子用之以卫生，进而推之以济世，故为仁术。中医济世济人，成就者良相良医。上至天文，书禅儒道，下以地理适宜，中以人情世道，理论联乎实践，启发而至康平。医者"上以疗君亲之疾，下以救贫贱之厄，中以保生长全以养其生，是为大家"。

国医大师路志正先生，少承庭训，正步杏林，历经磨砺，功业有成。新中国建立后，在国家扶持中医、发展中医的政策指导下，建学科，做科研，倡疗效，育英才。书中路老亲历的学医行医、参政议政、建言献策的大医经历，及随国家发展而成就的道路给我们提供了一份深刻启示及成功蓝本。阅路老之书，"望龙光，知古剑，觇宝气，辨明珠"；观路老之人，"睟然貌也，癯然身也，津津然谈议也"，始知大家风范。感路老焚膏继晷，皓首穷经，敬重名家，团结同道，更明成就源自意志与品格。

路者道也。宋代徐铉校《说文解字》云："言道路人各有适也。"中医大家之所成，各由其路，各有所适。适其人，适其才，适其势，适其实践，适其国家之兴盛！中医名家之路，可从而不可泥也！后学欲有所成要在适今之才，适今之用，适今之势。"夫人之才情有限而医道无限，人之道路有限而前途无量"。中医大家路老之路，从古典，师名家，遵正道，循规矩。守端直以长行，终志正而圆满。值路老八十八寿诞，后学曾有一联一诗颂路老："路遥情长妙手施药言济世，志正圆满寿与才齐谱华章"。"路遥彰显身辉煌，志诚业精贵圆方，正气运来乾坤满，寿宴开福福绵长"。是由感言，是以为序。

后学　王阶

二零零九年夏初于北京百草园

《路志正诗书墨迹选》许序

自古儒医不分,迄近代皆然。何以故?吾国医学与西方医学异,非唯人体是察,乃以天、地、人为一体。其视人也,无非全人,不以机体为机械也。至若其论表里、寒热、湿燥、虚实诸证,脉之沉浮、洪细、数迟、滑涩诸象,治之补泻、扶祛诸法,咸符于阴阳,实乃辨证耳。而欲明此理,运用自如,则需熟知且服膺中国传统哲学;欲达此境界则必习儒、道经典。然则或出儒而入医,或从医而入儒,岂非历代名医必由之户乎?

当代国医大师路老志正,年十二入医校,拜徒于名师,随诊临证;五年,悬壶乡里,至今七十载矣。毕生以"满招损,谦受益"自励,昼则医,夜则读,未尝少辍。其诗云:"八十寒暑业未成,医籍博览尚欠精。论著虽有卓砾少,园圃争妍慰平生。频频出访有新悟,盛世激发再攀征。同道老幼皆师友,继承弘扬力建功。"其所言"功",乃以医济世、术传后进,广收博取,弘扬国粹也。其志之高远,胸之宏阔,仁之无疆,盖皆源于儒、道之熏溉欤?至其临证,则重主证,不忽其余,综合时、地而辨之,而医之,斯岂非俱得益于中华学术哉!所谓"功在医外",其是之谓耶?

路老诗书俱佳,以其九秩犹不懈于典籍、不离于临床之精神体现。其书法虽为业余,然既得楷书之凝重端正,复显行书之一气相贯,隐然得见晋人风骨,诚如其人也:其诗,不拘于格律,以今语、今韵入句,直抒胸臆,确乎其心之写照焉。观其字,醇儒也;吟其诗,上医也。儒医一家,其犹在是矣!路老之为路老,余知其所以然矣!

集成,路老命余序之。呜呼,以学论,余未扣医之门墙;依齿序,则余为后生。序长者之书,何敢以谫陋辞?或适可略摅鄙怀以达敬慕之忱!中医振兴,乃时代之大势。如就医言医,则终将陷于狭,沦于滞;必也,放眼中华文化,广览要典,直悟中医之根,方可渐登岐黄之堂,或曰首明其道,继之以砺其器耳。得此集而品味之者,或可悟个中三昧欤?

许嘉璐

庚寅六月初一日,时 2010 年 7 月 12 日夜

谨拜序于日读一卷书屋

《路志正诗书墨迹选》赵序

中医与书法似乎是相距甚远的两个话题，但细究起来，两者却有着密不可分的渊源联系。

追溯五千年的中华文明史，伴随中华文字的诞生和衍变，中医与书法就相伴而行，逐渐形成了独具中国特色的中医学和书法艺术。中医随文，文以载道，一为国医，一为国书，两者皆为传承、展示中华文明的独特载体，故中医与书法经久弥彰，博大精深，实可谓优秀中华文化中两枝隽秀高雅的不凋之花。

古往今来，中医与书法两者兼通者代不乏人。唐代的孙思邈、清代的傅青主均是中医与书法俱精的大家。近代医家中萧龙友、秦伯未、李重人……颜德馨等名家，无不是医术精湛、书艺独到的楷模；而历代书法家中，对中医有浓厚兴趣者更是大有人在，如北宋著名文学家苏东坡既擅长书法又兼通医道，后世医家将其医药杂说与沈括所集医方合辑为《苏沈良方》就是明证。我们认识和尊重的国医大师路志正先生，即是国学与书法兼备的双馨人物，医术学问当此不论，简其书法而言，可谓功底深厚，自成一家。他自幼临池，经几十年磨砺，摹柳公骨力之矫健，仿右军之洒脱，精勤不倦，已臻应手。其行书笔力刚劲清秀，风格古朴，使人赏心悦目，给人以美的享受。

中医使人康健、益寿延年，书法可宁心怡志、陶冶情操，两者大有异曲同工之妙。我深知路老是令人敬仰的大家，他幼承家技，于中医经典、医案无不熟读弥精，20 岁即响名乡里，后博采众长，勤奋探索，在东垣脾胃论的基础上，提出了新的见解和湿病证治之说，并用之于疑难杂症的治疗，每起沉疴，救人于危顷。今窥其书法、读其诗作，更觉书如其人。先生年虽耄耋，但笔力尤健、奕奕有神，犹似壮年。当今医者，能将医道、书法践行弘扬至此境界者，路老先生应是其中代表之一。

在《路志正诗书墨迹选》即将付梓之际，吾得以先睹为快，欣赏之余，聊寄数语，是为序。

中国书法家协会分党组书记、驻会副主席兼秘书长：赵长青

2010 年 6 月

《路志正诗书墨迹选》张序

中医者,中国传统文化之瑰宝也,而文则表诸义,医虽为文,而文犹道也。医而复能文,则堪为大匠。非复执技之流者也。

古人有云:诗言志,歌咏言。故古今学者,于敬业之余,或遣兴于山水名迹,或寄情于友朋闲趣,或有感而发,或应事而题。尽可抒怀,以吐肺腑,犹赞颂,以示祝贺。而我杏林之辈,善于此道者,亦代不乏人。今有挚友路公志正,既明乎医,又善于文,既成是集,索序于余,遂不揣愚陋,以应屈邀。谨为序。

山东中医药大学　张灿玾
2010 年 5 月

《路志正诗书墨迹选》王序

前年春节看望路老时，一进屋立即被占据半壁墙面的《黄帝内经·素问》节录大型牌匾所吸引，那遒劲端丽的字体，原来竟出自路老之手。交谈中又知其自幼喜研书法，曾有诸多题赠。恳示所藏，虽寥寥数篇，然细品之，则更生爱意，遂成路老90华诞暨从医70年之际，出版"书法作品选"之动议。如今，书将付梓，字映眼中，慨从心来，合其著述，搜勒精要，有感其幼承家学，刻苦研读，精文史，通经典，重临证，求实效，医史并重，融会贯通；更感路老书法及个中的文史哲，天造地设，蕙心兰质，充分展现出老一辈"中医大家"之无限风采。

路老名尊国医大师，崇尚东垣学说，几十年岁月，铸就"持中央、运四旁、怡情志、调升降、顾润燥、纳化常"的调理脾胃学术思想。难能可贵者，他能结合现代生活及疾病谱的诸多变化，与时俱进，尤重"湿邪"为害，擅治风湿痹证；在"胸痹"的治疗上，他能另辟蹊径，创"从脾胃论治"法，实可谓独树一帜。路老临证，行方智圆，剑胆琴心，诊顽疾于秋毫，挽颓废于既倒，临床救人无数，颇得业界尊崇；其治学者，重基础，尊经典，守法度，得心法，著述等身，华章列陈，成绩斐然，大师之业，可谓精湛。

闻路老在数10年的医文学习中兼研书法，初临柳公权"玄秘塔"，日臻娴熟后，兼练颜真卿"多宝塔感应碑"。后在医校，尊师意改习张廉卿"南宫县学碑记"。然张字欧、隶相合，里圆外方，故运笔时需转动指腕，费力且慢，致侍诊抄方时，难与诊病同步，遂又以王羲之"半截碑""兰亭序"及米芾"方圆庵纪"为范，改写行草。为养心神，闲暇时路老竟以临摹赵孟頫行书、隶书、魏碑等字以为把玩，漫漫长岁，铸就了中医大家中"路书"一派。路老之字，遒劲端雅，平和秀美，遵古意，守法度，结构严谨，气韵清朗，大有神形兼备，意到笔随之妙。想来寓情于书，寓书于医，医书笃定，体现才情。观路老作品，似情感溢之笔端，静则端庄，动而豪放，阴阳相合，粗细相配，神韵精妙，一气呵成，出入变化，可谓得道矣！

古云：医者意也，治者仁也，药到病除，心诚普济而神应也。画者情也，书者性也，激荡于心，发诸般变化而后成也，故善书者有动于心，必于相通，意气常恒，以书御神，以神摄生，形神交融，久必收功，是为感怀，是以为序。

后学　王阶

2010年初秋于广安门医院

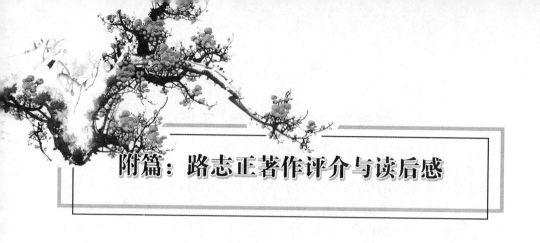

附篇：路志正著作评介与读后感

中医学术与临床相结合的精品

——读《路志正医林集腋》感言

医学是一门应用科学。在党的中医政策的关怀、指导下，中医界这些年来正处于"振兴"的历史时期。以个人不成熟的看法认为，应当"以振兴学术理论为基础，提高临床疗效为目的"。中医从业人员必须正视目前不够"振兴"的现状，加强责任感和使命感，明确任务，自强不息，通力协作，加强团结，少说空话，多干实事。为世界卫生保健事业贡献我们的智慧和力量。

新中国成立后，中医书籍的出版、发行取得了很大的进展。现代中医药新著和老中医学术经验、医案医话著作亦多不胜数。其中名老中医的临床经验多以医案的形式刊行于世。近读人民卫生出版社于今年3月出版的《路志正医林集腋》（以下简称《集腋》），深感这是一部学术、临床内涵相当丰富的著作。

《集腋》较全面地反映了中国中医研究院路志正教授的学术经验。作者以分篇的笔叙，着重介绍其学医门径、治学经验、学术观点以及对多种病证的诊治思路和临床经验。在治法方面，除方药外，亦颇多单以针灸施治之案例；或介绍针灸，或采用针药并用和民间疗法。其编撰内容所贯串的一条主线，即为集中路教授的学术、证治心得，期以"集腋成裘"，为世人所用。

路老治学，重视探析经典医著之精粹，广采古今医家之理法。辨病能溯因和审证相结合。施治已臻元砚坚所谓"药有方，良医不拘于方"（见《东垣试效方·元序》），方药择善而从的境界，并熟稔方药之配伍制使，长于灵活运用经方、时方，根据临床现实所需以创制新方。《集腋》中对于一些常见多发病的辨治，体现了作者在前人基础上有若干创新和提高之处；对一些过去缺乏诊治经验载述之病证，如甲亢、梅心病、病毒性心肌炎、震颤性麻痹、新生儿硬皮症等，路老能在辨证、辨病的前提下，另辟新径、出新意、创新法、立新方，取得显著疗效。这一部分内容,体现了作者对中医临床医学新的探索和贡献,对当前中医临床医生尤有借鉴、参考的价值。

此书以医话为主,兼及医论、医案。所谈病证,每能探究学术渊源,力求阐理有据,论、方具备。由此我想起金元四大家之一的朱丹溪,他在《格致余论》中曾云:"有方无论,无以识病;有论无方,何以模仿"。说明医家介绍证治经验,"论、方具备"是十分重要的。路老此编,反映了他在学习前贤学术经验的同时,结合个人临证心得予以圆融变化,不滞于一隅。使读者阅后深受启悟,获益良多。

总之,《集腋》是路老以心血浇灌的临床代表作。通过作者手笔及其学生、子女的整理,较扼要地反映了路老的读书、治学心得,对中医学术理论的见解和独到的临床经验,为"振兴中医"做了一件实事。现值《集腋》出版之际,特向广大读者荐读此书。

(编者注:本文刊载于《健康报》1990 年 7 月 21 日,作者系中国中医科学院医史文献研究所余瀛鳌研究员)

中医书坛一奇葩

——《路志正医林集腋》评介

纵观当今的中医书坛,经典原著诠解、新释纷至沓来,医案医话层出不穷,临证论著争奇斗艳,真可谓百花齐放,万紫千红。新近人民卫生出版社出版了《路志正医林集腋》一书,笔者有幸先睹为快。掩卷凝思,感到此书独树一帜,挺秀医苑。路氏探究岐黄 50 余载,他除对内科、针灸有深入研究外,对妇、儿等科也广为涉猎,并有很高造诣。由他本人编著的《路志正医林集腋》正是他学术思想和临床经验的总结,也是他对祖国、对人民、对中医事业的无私奉献。全书 137 篇文章,20 余万字,反映了路氏 200 条临床经验。其内容之翔实、病科之广泛、见解之独到、论述之精辟、理论与临床联系之紧密,实乃中医书坛之奇葩。

该书结构严谨、新颖,形式生动、活泼。全书分为 3 卷。上卷为内科,中卷为妇、儿等科,下卷为医论、读书心得等。每篇文章都冠以小标题,或记载一个医案,或阐明一个观点,或叙述心得体会,但读起来,并无支离破碎之感,相反却每章都独立成篇。三部分之间也是衔接紧密,结合得体。该书集医案、医话、医论、杂谈、随笔、札记等于一体,内、外、妇、儿、眼科、针灸、养生保健、药理药性、民间卫生习惯、异国风俗无不涉及。行文流畅,论述精辟,引经据典,叙议结合,毫无拖沓累赘之嫌。足见路老知识之广博,医技之精湛。

路氏在长期的医学生涯中,勤求古训,博采众方,师古而不泥古,对一些疑难杂症均有自己独到见解和丰富经验。如书中记载路氏对崩漏的治疗,不仅仅囿于从肝、脾、肾论治的常法,而独辟蹊径从调理心肺入手来治疗,以至每每获效。其他诸如"温补脾肾医热痹","清补兼施治血尿","治咯血不宜专事止涩","清肝祛湿治男子不育"之类,都反映了路氏独出一秀的见解。总之,此书对于继承研究路氏学术思想和临床经验,促进中医学术交流,发展中医药事业,具有很高的价值。

谦虚好学、实事求是,也是本书的特色之一。例如书中不仅记载了大量成功的经验,同时也如实记录了未治愈的案例,以求教于同道,引以为鉴。作者在"成人吃土一例纪实"一文中写道:"我从事医务 40 余载,成人吃土而无虫积者,还是第 1 次遇到,虽未治愈,但足以说明《光明日报》之知识小品和前人之记载均属实事,值得进一步研究。"在"无汗症——附 1 例未治愈案"一文中,作者则说:"余曾遇 1 例继发性无汗症,初得微效,后因余外出未得续治,未能治愈，特照实录之，祈高明教正。"窥一斑而知全豹，路老谦虚的美德和求实的精神显而易见。

钱信忠博士在为该书写的序中说："文如其人，《路志正医林集腋》像作者一样朴实无华"，这恐怕是对该书最客观的评价了。此书的出版，给中医书坛带来一股清新的春风，给中医同道送来了难得的精神食粮，给一些病患者请来了不见面的杏林高手。愿中医书坛有更多更好的像《路志正医林集腋》这样的书籍问世。

（编者注：本文刊载于《中国中医药报》1990 年 7 月 6 日，作者徐州）

举本统末　坚持辨证论治

——读《路志正医林集腋》

　　笔者虽久慕路老先生医术精湛、医德高尚之盛名,但并没有拜见认识先生本人的机会。最近在友人处读到先生《医林集腋》,其论、其说朴实直叙,毫无雕饰之感,可以断想"人如其文"。在目下热衷短期效应、著书常不立说之风颇盛的情况下,读到这种朴实清新的著作,不无感慨。

　　本书融医案、医话、医论于一体,形式活泼,有理论,有体会。其经验、其议论发人深思,给人以启发。本书特点可以用三句话概括:一是理论联系临床,坚持辨证论治;二是实事求是,既讲成功的经验体会,又向读者倾吐未能治愈的遗憾;三是鼓励后学,指点治学方法。

　　理论联系临床,坚持辨证论治是本书的最显著的特点。如风湿郁表发热、宣肃肺气治胁痛、温补脾胃治热痹、心病还得心药医、病机有变效亦更方、治肝不忘调脾等篇幅,理论与临床交融,处处体现出辨证论治的精神。

　　低热为临床常见证候,医生颇感棘手,本书案载一低热患者,前医均作内热炽盛,阴虚内热治疗,药以板蓝根、生石膏、寒水石、青蒿、鳖甲等均未奏效,作者诊为外感风湿之候,湿郁化热,故治疗变辛温而用辛凉轻疏平淡之剂而愈。作者指出,本证重点在湿,而前医多疏忽,一见发热即予清热滋阴投之,失之辨证而致阴柔敛邪,凉遏水伏,湿郁化热。故本例用"火郁发之"的原则,因势利导,祛邪安正。对于低热,人们往往由于惰性思维,思路狭窄,一旦无效便束手无策。从本例治疗过程可见,作者思路活跃,坚持辨证论治,从湿入手,取得良效。

　　毋庸讳言,辨证论治在当今临床日趋淡化,但本书作者始终坚持辨证论治。一汗出偏沮患者久治不愈,一些医院诊断为"植物神经功能紊乱",笔者相信这些诊断也许完全正确,但与此不相称的是始终未能治愈,这不能不说是一件令人尴尬的事情。作者根据脉证投以清肺化痰利湿佐以调和营卫,5剂而气化已行,痰热清,脾湿渐除,调理而愈。作者不无感慨地指出,本例治疗的全过程关键在于辨证论治。

　　只有具备扎实的理论功底,临床上才能纯熟地掌握常变关系。崩漏证一般教科书多将其病机规范为冲任不调,封藏不固,肝脾统摄失司,所以一般治疗多以肝脾肾为主。作者从自己的临床体验中悟解到心肺在本证病机中的意义。所以对此类病证多从心肺论治,取得良效。劳心过度,神乱则血无所主,肺气伤则血无所从。作者认为,疾病和任何事物一样,都是处在不断运动变化之中,既有其常,又有其变,只有知常达变,才能通晓事物的变化机理,崩漏亦然。

特别需要提到的是,作者在本书中收载了1例无汗症未治愈案,并实事求是地记述了治疗经过,意在"祈高明教正",这种严谨求学的学风和高尚的医德,让人肃然起敬。这与那种漫无边际地自我吹嘘和空疏浅薄的学风相比,宛若金鉴明镜。

作者作为医界前辈,在书中还以相当的篇幅谈了怎样读书,怎样治学,这对后学当不无启发。作者深有体会地说,带着诊病所遇到的疑难问题,攻读有关中医书籍,找出症结所在,诚乃一大乐事。

读了本书,给人的最大感受是书中所写的是实实在在的经验,作者的心得是日积月累的辛劳结晶,而不是那种挖空心思的虚假编造,所以让人由衷地信任和敬佩。

（编者注:本文作者李心机,刊登于《山东中医学院学报》1990年第14卷第6期）

杏坛名宿大论"湿病"

——首部中医湿病专著《中医湿病证治学》出版

　　临床上很多疾病的发生都与湿有关。湿分为内湿和外湿,外湿作为一种致病邪气,多在气候、地理环境变化后侵犯人体而发病。内湿则由脾等与津液运行有关的脏腑功能失调、水湿停聚所生,它既是一种病理性代谢产物,也是一种致病因素。中医在临床上十分重视运化水湿、祛除湿邪,然而,在学术研究中对湿邪致病的专著并不多,对其进行专题深入研究的就更少。最近,科学出版社出版了由全国著名老中医、中国中医科学院资深研究员路志正主编的《中医湿病证治学》,该书填补了中医湿病学术专著出版方面的一个空白,大大提升了中医湿病学术研究水平,推动了中医湿病研究向系统化、深度化方向的发展。

　　《中医湿病证治学》是路志正教授历时数 10 年的心血之作。他从 20 世纪 70 年代开始就以芳香化浊、行气化湿等法为主治愈多例湿遏心阳之心律失常的患者。1983 年在沈阳召开的"中医药国际学术会议"做了一次题为《心律失常新探——湿邪阻滞是引起心律失常的一大致病因素》的学术报告,引起了与会代表的极大兴趣。1987 年开始指导研究生在石家庄对常见湿病之一的湿阻病进行流行病学调查,结果发现人群患病率为 10.55%。1987—1991年,他先后两次到菲律宾、马来西亚、新加坡等处于热带的国家和我国港澳台等地区进行学术交流和诊务,亲身体验了潮湿秽浊之气给人体带来的种种不适。由此,开始专注于湿病的学术和临床研究,从而开辟出了一片中医学术研究的新领域。

　　10 多年前,路志正教授与弟子们开始着手编著《中医湿病证治学》。由于湿病专著屈指可数,有关湿病的论述大多散在于历代医籍之中,他们上从《五十二病方》《黄帝内经》《难经》《伤寒论》《金匮要略》《神农本草经》中,中迄隋、唐、宋、元,下至明、清、民国和现代诸家,广泛收集有关湿病方面的论述和学术成果,再结合他们自己数 10 年的临床实践,形成了这部 90 万字洋洋大观的湿病专著。该书上篇对湿病的病因、病机、常见证候、诊断、治疗以及湿病学术研究的源流进行了详细的介绍;中篇对外感湿病、肺系湿病、心脑湿病、脾胃湿病、肝胆湿病、肾膀胱湿病、气血津液湿病、经络肢体湿病、妇科湿病、儿科湿病、外科湿病、皮肤科湿病、眼科湿病等常见湿病证治进行了系统的讲解,可以称得上是一部湿病临床诊疗指南,同时还配有经典案例,给读者提供了可资借鉴的学习范本,更具有实战指导性;下篇汇集了干祖望、邓铁涛、朱良春、颜德馨、何任、张琪、李今庸等现代名家诊治湿病的经验,特别值得推荐的是,在此集中介绍了路志正教授关于湿病的学术思想和临床经验,既是对前人学术思想的融会贯通,又是他多年来学术成就的结晶,使后学者能够学以致用、举一反三,帮助临床中医师切实解决临床诊疗上的疑难问题。

著名老中医颜德馨在序中高度评价了该书:"对各科湿病举例佐证,颇多见解,发前人所未发,尤可贵在书后附有路老与现代各大家治湿之宝贵经验,可作为研究者参考,不仅启迪后学,可作为每位中医案头之师,且其编排合理,实属中医整理发扬之范本,具有科研内涵之巨著。路老为中医界之儒医也,善文精医,上自经史百家,下及现代生命科学,皆及所深。"

我们期待着该书为提高中医湿病的诊疗水平发挥出更大的作用,同时也为广大患者的健康带来福音。

(编者注:本文毛嘉陵报道,刊载于《中国中医药报》2007 年 2 月 1 日)

鲜明特色深描画 继往开来创流派
——《中医湿病证治学》读后感

湿病有着鲜明的中医特色,在临床具有重要地位。湿病重要,首先是因为湿病的广泛性。

路志正先生经过多年研究,认为不仅南方多湿病,北方也多湿病;不仅中国多湿病,外国也多湿病。亚洲有湿病,欧洲也有湿病。湿病不仅夏季有,一年四季都可以发生。不仅脾胃多湿病,而且心、肺、肝、胆、脑、肾、膀胱都可以有湿病。不仅内科有湿病,外科、妇科、儿科、皮肤科、五官科都可以有湿病。

这些广泛存在的湿病,都是戴着中医的"特色眼镜"发现的;一旦患者到了西医那里,用"科学眼镜"一看,用先进的仪器一查,都成了"未见异常"。中医与西医在湿病的问题上,分歧是如此的鲜明。

湿病显然与水有关,没有水就没有湿。因此说,湿病都是水气停滞、弥漫惹的祸。湿从水来,水又从何来?"天一生水,地六成之"。尽管湿来于水,湿与水还是有着明显的区别。《内经》说:"左右者,阴阳之道路也;水火者,阴阳之征兆也。"水与火是阴阳的象征,水属于阴。湿却因为是一种气,无固定形质,因此,热也有湿,寒也有湿。刘河间说:"凉生燥,热生湿"。这固然是与他善于使用寒凉药物有关,但是,夏季一派水湿的景象,揭开笼屉之后那升腾的热气,使谁也无法否认湿热的存在。秋天虽然属燥气主宰,然而白露、寒露、霜降,哪一个名称不与湿气有关呢?冬天里虽然寒气当令,但是,人的呼吸之间,口吐热气,井口有热气,矿口也有热气,眉毛胡子上都是湿气凝滞的冷霜,冬天里可以没有湿吗?

湿气以它善于弥散,而经常分布三焦,首如裹、胸闷、脘痞、尿不畅、便不爽、四肢沉重,从上到下,无处不在。

中医治疗湿病的策略,也颇具智慧,散之,化之,温之,清之,燥之,渗之,皆治湿之良法。

今年 86 岁的路志正先生,经过 20 多年的筹划、运作,带领门人弟子、学生后人,40 多人一起攻关,"九易其稿",终于形成了 90 余万字的《中医湿病证治学》。

全书分为:上篇总论,介绍湿病的一般规律;中篇病证各论,述说不同湿病的证治,以及脉案传法;下篇名家论湿精粹,皆当代中医名宿如干祖望、邓铁涛、朱良春、颜德馨、何任、张琪、李今庸等中医大家,倾囊相赠,共襄盛举,蔚为大观,成一代之巨构,开后世之先河。

自古以来,中医的学术传承,都是承前启后,继往开来。路志正先生的治学方向,也是沿着这一道路而艰难行进的。说它艰难,是因为必须在本来没有路的地方,开辟一条后人可以继续前行的坦途,而开山劈道的过程又是那么漫长。

在书的《编后记》里,路志正先生说:"在本书编写过程中,既有分工,又充分发挥集体的力量,通力协作,始终本着虚怀若谷、认真学习的精神,为保证本书的质量而一心一德,共同努力。同时,本书的编写得到了我院各级领导的关怀与支持;卫生部副部长兼国家中医药管理局佘靖局长对本书的编写非常重视,多次询问有何困难,包括人力和经济等具体问题,都给予了大力支持。对此,我们谨致以衷心的感谢!"

说完了感谢的话,路老陷入难于忘怀的苦涩:"非常遗憾的是:为本书题字的原全国人大常委、北京中医药大学董建华教授,为本书赐序的湖南中医药研究院欧阳锜研究员,为本书审稿的原北京市卫生局副局长、内科疑难病专家巫君玉教授,为本书作跋的原中国中医研究院何绍奇教授,不幸先后离世,未能亲睹本书的出版,我们深感愧疚和不安,缅怀之情不能自已。"

难忘的话语还没有说完,紧接着而来的痛苦使人难于卒读:"令人痛心的是:我的研究生李连成副主任医师,为本书做了大量的工作,1998年被香港浸会大学中医药学院聘为客座教授、访问学者,他授教有方,疗效显著,受到学校、学生、患者的称颂,故而归期一再延期,2001年12月在香港突然病逝。连成才华横溢,我依为衣钵传人,不幸英年早逝。我深切地体会到《论语》中'颜渊死,子哭之恸'的心境。子曰:'噫!天丧予!天丧予!'我和老伴多次为之恸哭不已。"

令路老痛哭不已的还有:"我的长女路喜素主任医师,幼承家学,早年先后拜师原北京中医学院李重人、任应秋先生和原中国中医研究院王文鼎先生,1990年人事部、卫生部、国家中医药管理局批准了中医师承制教育,始正式成为我的学术继承人,1994年以优异成绩出师。她较全面继承了我的学术思想和临床经验,在中医老年病领域颇多建树,学验俱丰,医声鹊起,后继有人,大慰我心。喜素虽身患重症,仍克己治学,10余年来为《中医湿病证治学》耗费了殊多的心血。2005年5月喜素亦舍我而去,痛失爱女,我悲痛欲绝!作为副主编,喜素承担了我的大部分工作,在病重期间她还代我撰写'沉痛缅怀吕炳奎司长逝世1周年'等文章,她临终前仍念念不忘《中医湿病证治学》稿件的终审,这是她对中医药事业不懈的追求和女儿热爱父亲满腔的孝心!"

在一部学术大作问世的时候,著名中医学家路志正先生展示给世人的是:呕心沥血,奋斗不止,前赴后继,为我中医! 悲而且壮,感人至深。

2007 年 4 月初,路老托人转来他的大作。捧起来初读之,即沁人心脾;来日细心揣摩,教诲之泽,必将受益终身。

读之,诵之,学之,用之,除民疾苦,何乐如斯!

(编者注:本文刊载于《中国中医药报》2007 年 5 月 23 日,作者曹东义)

中医学验领域中的继承与创新
——荐阅《中医湿病证治学》

　　2007 年初,科学出版社刊行了我国中医名家路志正教授主编的新作《中医湿病证治学》,阅后深感耳目一新,感悟良多。在我所熟知的中医临床文献中,古代并无名实相符的湿病专著。1929 年,谢榖孙先生虽曾编刊《湿症金壶录》,但书中所论主要是前人阐述殊多的"湿热"与"风湿"。而《中医湿病证治学》将"六淫"中的湿邪进行了详细阐析,其中包括内湿和外湿产生的病因、病机、证候治法和方治等方面的异同。路老十分重视湿病的学术源流,并精选前贤论湿的学术见解和多种湿病的学术内涵,结合个人 60 余年的诊疗经验,力求将中医各种湿病中的"证"与"治"密切结合,通过医疗实践,提示读者对当前常见的冠心病、心律失常等,不应只用"益心气、通心络"治法,辨证中如证见湿邪阻滞者,即当加芳香化湿、行气化浊法以获取良效。书中将湿病的辨证与治法扩充到传染性非典型肺炎(SARS)、艾滋病等,体现了编著者具有"与时俱进"的湿病证治。

　　理念与学术风貌。我国中医临床名家颜德馨教授指出:"'湿'证论治,为中医治则的基本要素"(见《中医湿病证治学·颜序》),希望同道们临证时都能重视这个"基本要素"。

　　《中医湿病证治学》共分上、中、下三篇,上篇为"湿病总论",阐析湿病及其因、证、脉、治,总论中"湿病的研究进展"(见第六章),内有以运气学说和《素问·异法方宜论》所说五方之域的地理医学,结合现代气象医学所写的"环境湿度对人体健康的影响"这篇专论。此外,作者还撰论了湿病的临床与实验研究。中篇为"常见湿病证治",分别辨析临床多科病证,首论外感湿病(除传统历代医籍中所论诸多外感湿病外,还将非典型肺炎、艾滋病的中医辨证治疗概括于内)、肺系湿病、心脑湿病、脾胃湿病、肝胆湿病、肾膀胱湿病(内有易被临床医师忽视、夹有湿邪的阳痿遗精等症)、气血津液湿病(其中包含西医学常用的输液疗法所引致的湿病)、经络肢体湿病、妇科经带湿病、妇科其他湿病、儿科湿病、外科湿病、皮科湿病、眼科湿病,总计有百余病证之多。每一个病证阐述的重点,均以突出"证治"内容为主,也反映了辨证与辨病(包括中医病名与西医病名)论治相融合的学术特色,为中医湿病证治进行了全方位、多层次深入细致的研究。这一部前所未见、高水平的湿病专著,为临床医学的继承与创新做出了可贵的贡献。

　　主编人路志正教授数 10 年来一直重视湿病研究,还先后两次去东南亚一些国家和中国台湾等地区研究地区性湿病,进行有关湿病证治的学术交流,着重探析身处湿重、浊气熏蒸之地的亲身体验,或所在地居民们的感受,并从不同的角度提出多种治法,由于在继承中的弘扬与创新,使多种湿病的辨证治疗呈现了崭新的学术风貌,其中对多种湿病的治法与疗效,均在前贤学验的基础上有所拓展与提高。此书"下篇"为"名家论湿精粹",分别载述当今多位学术临床大师(包括诊疗多学科的专家)诊治湿病的宝贵经验。如干祖望先生诊治耳鼻喉、口腔疾病的湿证治验,邓铁涛先生从湿治"暑湿"(乙型脑炎)的验案,朱良春先生论治风湿病,颜德馨先生的"治湿十法",何任先生的"湿温"证治,张琪先生论肾病与湿邪的关系,李今庸先生的外湿证治以及萧熙、康良石、杨春波先生等治疗湿病的学术经验。体现了主编者针对多种湿病让读者能博取诸家之长,丰富后学诊治湿病的思路与方法。而在"下篇"中又单列一章,为"路志正治疗湿病的学术思想和临床经验",阐论精详有序,从中可以体会到路老对湿病诸多病证具有独到的学术见解和丰富的诊疗经验。此书的书末为"附篇",列述湿病常用治法(如芳香化湿、苦温燥湿、苦寒燥湿、清热利湿、淡渗利湿、温阳化湿、祛风除湿、解表祛湿、化痰祛湿、导滞除湿等),后附湿病常用中成药及方剂索引。

　　路老已有多种论著问世,这部《中医湿病证治学》是先生晚年的力作。我们可以从中看到此书具有"议论赅博,术理通幽"的学术特色,对于湿病在理法异同方面的阐论,既有发明先贤微奥之旨,复能开启后学诊疗的思维。我认为《中医湿病证治学》是一部传世佳作,是中医药学继承与创新的范本之一。

　　(编者注:本文刊载于《中医杂志》2008 年第 49 卷第 1 期,作者系中国中医科学院医史文献研究所余瀛鳌研究员)

情凝毛颖玄光间

——《路志正诗书墨迹选》欣赏

笔墨，是写手们的基本工具，是造就书画名人的重要文化基础。毛颖，是对历史上质地最好的兔毛笔的称谓，出自河北定州一带；玄光，是对历史上光泽最好的松烟墨的称谓，亦出自古燕国。"燕赵之地多名人"！国医大师路志正教授，是当代燕赵人中杰出的代表者之一，他"既明乎医，又善于文"（张灿玾《路志正诗书墨迹选·序》），堪称为医林泰斗、书界精英。平日能欣赏到路老的零散墨宝，已是眼福不浅，爱不释手；及至领略了《路志正诗书墨迹选》（中国中医药出版社出版）一书的风采，就更会有一种气势来潮、激动不已的感受了。

路老少时临帖，一生不辍，悟名家之性，并多有创建。柳公权的秀、颜真卿的厚、张廉卿的放、王羲之的神、米芾的巧、赵孟頫的全，都是他面壁的圭臬、汲取的华英。因此，他的书法才有了抑扬顿挫，结构严谨、大小揖让，节奏明快、轻重互错，豪放委婉、点画工丽，潇洒清逸、呼唤有致，深沉凝练、骨肉丰满，神气十足的意境和高度，才能够具有"情驰神纵，超逸优游，临事制宜，从意适便"（唐代张怀瓘《书仪》）的神韵和风范，才能成为"既得楷书之凝重端正，复显行书之一气相贯"（许嘉璐《路志正诗书墨迹选·序》）的自家风格。

清代书法家朱和羹说过："书学不过一技耳，然立品是第一关头。品高者，一点一画，自有清高雅正之气。"（《临池心解》）他的话说得好，被后人视为评判书画作品的重要标准。对路老书品的欣赏，艺术性之外，最要紧的是要透过书品探取他的禀赋、学识、思想、精神等"立品之气"，亦即人品了。窃以为，《路志正诗书墨迹选》一书，起码有如下四点是与上述立论相吻合的。

其一曰写人生。路老一生与中医结缘，管理、临证、教学、研究、课徒、传播等都是他结下的缘、走过的路，其中既有奋斗中的艰辛，又有收获后的喜悦，也有征途上的坎坷，还有埋藏于内心世界里的苦楚。诗书言志，这些内容自然会流露于笔锋之中："医海生涯苦探求，鸡声灯影从未休，世纪沧桑何堪忆，杏苑新秀续春秋""青春有限志无限，学无止境知无涯""八十寒暑业未成，医籍博览尚欠精，论著虽有卓彩少，园圃争艳慰平生。频频出访有新悟，盛世激发再攀征，同道老幼皆师友，继承弘扬力建功""耄耋医翁未言老，岐黄薪火代代红""医海浩淼任遨游，昼诊夜读几度秋，和缓济世为己志，更喜后生占鳌头。继往开来由师授，杏林新秀满神州，九秩降至不知老，犹愿轩岐惠全球"等，它

们所渗透出的不正是"其志之高远,胸之宏阔,仁之无疆,盖皆源于儒、道之熏
溉"(许嘉璐《路志正诗书墨迹选·序》)的鸿鹄之志吗?

其二曰写事业。路老一生视事业如生命,崇东垣之学,尚脾胃之本,集百
家之长,善风湿之治,精辨证之妙,立独家之说,剑胆琴心,活人无数。诗书写
真,这些内容一定能在翰墨之内找到答案:"医为仁术,济世第一,临证要勤,
经验日积""为医者,无一病不穷究其因,无一方不洞悉其理,无一药不精通其
性。庶几,可以自信而不枉杀人矣""六经铃万病,八纲辨证精,方剂诚鼻祖,
泽被世无穷""顽痹棘手治愈难,肢体尪羸易致残,中西团结同研索,橘井泉香
满人间""清心为治本,直道是身谋""提高机体抗病力,气虚外感有殊力""奠
基容易守业难,期望星火迎燎原""抢救重担为己任,发扬国粹功业宏""弘扬
中医药学,拯世人于寿域""若得中西共心德,百代医林争艳满园春"等,它们
所烘托的不正是其"幼承家学,刻苦研读,精文史,通经典,重临证,求实效,医
文并重,融会贯通"(王阶《路志正诗书墨迹选·序》)的大医形象吗?

其三曰写友情。路老虚怀若谷,宽以待人,诚恳交友,善结人脉,自称"廉
州医翁",人誉"慈善学者"。有求其墨宝者,多有回应。诗书传情,这些内容
在路老的书品中点点闪光:有致贺的,如贺董德懋教授收徒的"春风化雨桃李
众,扁仓仁术得传承"、贺中华中医药学会文献分会成立的"轩岐典籍乃中华
瑰宝,文献研究实人类福祉"等;有祝寿的,如祝干祖望教授80寿辰的"百年
松茂成仙树,德高望重谨持身"、祝周仲瑛教授80华诞的"精研扁仓著述丰,
善治急难显神通"等;有为人题签的,如为陈可冀院士题写的"术精中西研岐
黄,抗老勤求清禁方,心病顽疾功独擅,中华瑰宝得弘扬"、为李济仁教授题写
的"道德五千言门第,医艺九百载人家"等;还有为一些单位题写的匾额、为一
些学者题写的书名等,它们所抒发的不正是其"于敬业之余,或遣兴于山水名
迹,或寄情于友朋闲趣,或有感而发,或应事而题。尽可抒怀,以吐肺腑"(张
灿玾《路志正诗书墨迹选·序》)的雅士情操吗?

其四曰写健康。路老力倡防病在先,善于养生之道,注重中医个性化特
点,独创适合自己的修炼方法。其中,坚持临池心墨、伏案疾书之法,是他总结
并倡导的健康人生的重要法宝之一。诗书宜人,这些内容弥散在他的书品的
点撇勾画之中:"吸新吐故以养脏,专意积精以适神。于以养生,岂不长寿"
"挥毫习字,形与神俱""养吾浩然正气,生性豁达寿长""道本于一,化生两仪,
吐故纳新,阴平阳秘,太极拳术,养神行气,动静和合,寿享期颐""普及中医药
养生文化,愿天下人人健康长寿""寿而康"等,它们所传递的不正是其"中医
强调阴平阳秘,天人合一,书法则重视秉于自然,浑然一体;中医将吐故纳新作

为养生保健之用,书法则有陶冶情志、身心同调之能;中医称精、气、神为人身三宝,而书法艺术则更强调精、气、神为书法家的最高境界。可见两者声息相通,文脉相承,确有殊途同归之妙,值得继承和发扬光大"(《路志正诗书墨迹选·序》)的鲜明理念吗?

"中医振兴,乃时代之大势。如就医言医,则终将陷于狭、沦于滞;必也,放眼中华文化,广览要典,直悟中医之根,方可渐登岐黄之堂,或曰首明其道,继之以砺其器耳"(许嘉璐《路志正诗书墨迹选·序》)。许公的话,入木三分,力透纸背,既一针见血地指出了中医传承的优秀中华传统文化的血脉联系,又为路志正教授以睿智理性、辛勤劳作成功走出大医大儒之路做了精辟的总结。书道无止境,人道无尽头。《路志正诗书墨迹选》一书,留给读者的正是这个寓意深刻、内涵深邃的话题。要把这个道理揣摩透,得先把它读懂才行。

(编者注:本文刊载于《中国中医药报》2013 年 1 月 30 日,作者系中华中医学会温长路教授)

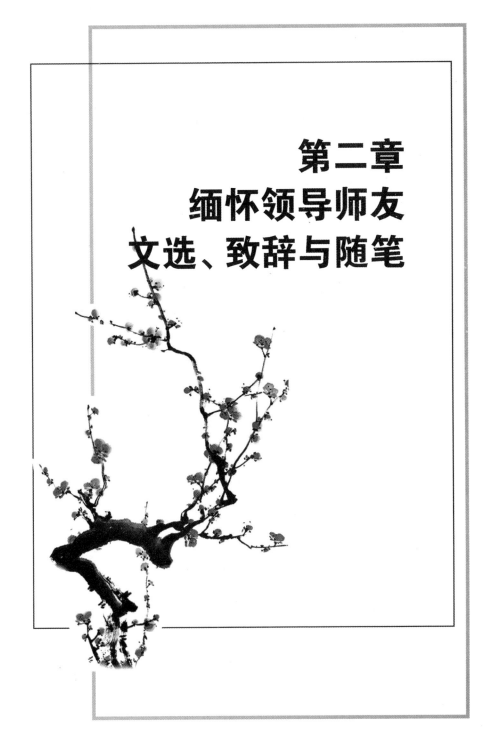

第二章
缅怀领导师友
文选、致辞与随笔

悼念已故石慰萱先生

　　石慰萱先生生于北京,自幼热爱中医、从师习医,师满后步入医林,从事编辑工作,后下放至宁夏医学院附属医院,自愿支边医疗事业,带教育人、培养新的中医人才,惜"文革"期间于 1966 年 9 月 30 日被迫害致死,幸于 1979 年 3 月该院为其平反昭雪、恢复名誉,并于 1984 年 9 月 20 日上午 9 时在宁夏举行追悼会,邀请生前好友送花圈或挽联。我收到通知后,于 9 月 13 日写一挽联,聊志缅怀追思之情。

　　轩岐三十年,惨遭迫害,噩耗传来齐悲愤;

　　沉冤十八载,喜得昭雪,英灵有知当欢颜!

　　注:石慰萱先生女儿石雪霞,系原国家卫生部办公室刘学文主任之爱人,吾与石老、刘主任、雪霞同志多年交往,感情深厚。

路志正
1984 年 9 月 13 日

立身无愧天地间 志趋不忘国医情

——缅怀原卫生部部长崔月犁同志

岁月如流,转眼间,我们敬爱的老部长崔月犁同志,离开我们已经2周年了。其清正廉明,克己奉公,为党的卫生工作和中医事业,呕心沥血、励精图治的精神,胸怀坦荡、平易近人之优良作风,无时不在引起我们的崇敬和怀念之情,久久不能自已。

忆先生当年任卫生部长时,正值粉碎"四人帮"初期,全国卫生工作受到严重干扰与破坏,面对这种情况,崔部长组织调查组,亲自带头到全国各省、市、自治区,深入调查研究,对存在问题,立即设法解决,使整个卫生工作得到了很快恢复和发展。

在调查过程中发现,中医药工作受到的干扰和破坏尤为严重。崔部长根据党的中医政策,深刻认识到中医药学术不仅关系到中华民族赖以繁荣昌盛的大事,而且关系到建设有中国特色的社会主义卫生事业和为世界人民防病保健事业做出重要贡献的大事。所以,他以无产阶级革命家的气概,以力挽狂澜之势,做了大量有效的工作,具体表现在几件关键性大事上:

1. 1982年4月,在湖南召开了"全国中医医院和高等中医教育工作会议",即大家所称的"衡阳会议"。这次大会高高举起20世纪80年代振兴中医的旗帜,明确提出了"保持发扬中医特色",解决中医后继乏人乏术、中医教育、中西医结合等七个问题,可说是拨乱反正、真正落实党的中医政策的纲领性文件。时隔17年,进入21世纪的今天,我们重温这一文件,依然感到非常亲切、正确,是符合党中央和江主席"发展祖国医学,弘扬民族精神"的指示的。

2. 1982年国家在重新修订宪法时,崔部长与人大领导汇报讨论,将"发展现代医药和我国传统医药",正式写入《中华人民共和国宪法》第21条之中,这是我国的根本大法,具有最高的法律效力,这为中医事业的发展,起到了重要保证作用。

3. 为落实党中央"把中医和西医放在同等重要的地位"和"中医不能丢"的指示,崔部长曾多次向党中央汇报,于1986年1月经国务院批准,正式成立国家中医药管理局,专门负责中医事业和中西医结合工作。它是中医工作的一个转折点,是振兴中医的里程碑。

4. "文革"期间,中医医院锐减,崔部长多次奔走,争取到每年亿元资金,使全国中医医院迅速发展到千余所,对民族医药事业的发展,亦做出了可喜的成绩。

以上仅是择其大者举例，一般具体事例更多，不再枚举。

1987 年，崔部长退居二线后，满可休养身心，安度幸福晚年，但他仍时刻不忘党的改革开放和四化建设。他关心中医工作的兴衰，以年高多病之躯，参加各种有关会议。1994 年 1 月 2 日，按照双百方针，主持召开"中医药发展战略讨论会议"，着重展开学术讨论，对现状进行分析，找出症结所在，提出建议，进而向党中央及有关领导部门反映，直陈中医发展之艰辛，对中医走向世界充满信心，预言 21 世纪将是中医发展的世纪。1997 年 8 月 6 日，中国中医药学会为我举办"从医 60 年暨学术研讨会、拜师大会"时，崔部长准时到会，对中医传统带徒形式，予以肯定和支持，提出希望全国名老中医都能带些弟子，以继承其学术思想和医疗经验，保持中医学术水平的不断提高和发展。1998 年 1 月 8 日，崔部长在卫生部第一会议室，召开在京中西专家（包括出版界）座谈会，他自筹资金，拟编辑《中医古籍名著编译丛书》，拟在汉语译本基础上，逐步译成各种外文本，作为培养合格人才的中医教材，将中医药学系统而完整地介绍给世界人民，这是功在当代、利在千秋的盛事，与会专家为崔部长离而不休、发挥余热的精神所感动，深表支持和赞同。可惜这次会议竟成永诀，崔部长由于春节前参加活动频繁，劳累过度，于 1998 年 1 月 22 日不幸逝世，他的去世是中医药事业的极大损失。

值得告慰的是，崔部长所主编的《中医沉思录》和留下的一些文章，勾画出弘扬民族精神、振兴中医药学、建设具有我国特色的社会主义卫生事业的宏伟蓝图，读后使人振奋。这是他留下的巨大财富，充分体现了一个共产主义者为党为国为民奋斗一生的博大胸怀。不少中西医药学家读了他的文章，明确了方向，增强了自尊心、自信心，深深体会到"越是民族的，才是世界的"，只有在遵循中医学术自身发展规律、完善自我的基础上，撷取世界各国医学之长，为我所用，才能跻身世界医学之林，造福人类。近年来，报章杂志上，发表了一些论点明确、卓有创见的改革中医医教研等方面的文章，于中医工作的发展不无参考价值，足见一斑。

敬爱的崔部长，您虽然过早地离开我们，但您光明磊落，坦诚直率的高尚品德，为弘扬中华文化瑰宝，振兴中医事业，孜孜以求的革命一生，永远是我们学习的榜样。我们一定要扎扎实实地做好本职工作，为完成您的遗志，积极参加《中医古籍名著编译丛书》的编审工作，为中医药学走向世界而自强不息。

路志正

2000 年 1 月

毕生精力献岐黄　继承发扬功德彰

——吕炳奎同志生平专辑出版纪念

余与吕老共事20余载，他认真贯彻党的中医政策，敢于提意见，曾三次上书毛主席反映中医工作情况。工作勤奋，作风正派，生活简朴，平易近人，不谋私利，力主只有在继承前提下才能发扬，否则将是无源之水，无本之木。早在江苏时即创办中医学校，专事提高本身学术水平和业务能力，与当时进修学校有着本质不同，培养了大批骨干人才，为创建四所中医学院储备了师资，加快了中医教育发展。1962年为满足国际友人和华侨学习针灸要求，需编一部针灸教材，当时存在着新旧之争，他和郭子化部长力主按照中医理论和针灸体系进行，应译成日、俄、英三种文本，经过三十年的检验，已有120多个国家和地区，上千名医生，以此为素材，进行了学习，受到好评。诸如此类事例甚多，难以尽述。兹略举一二，足见其远见卓识，成绩卓越矣！

路志正

癸酉年闰桃月　北京怡养斋

（注：本文为纪念《吕炳奎从医六十年文集》而写。收载于《吕炳奎从医六十年文集》，华夏出版社，1993年）

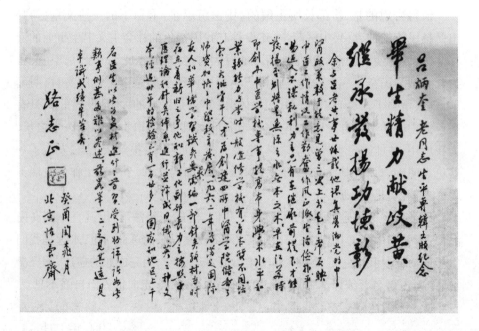

功德盖世垂青史　风范长存励后人

——深切缅怀新中国中医药事业的奠基人吕炳奎

岁月如梭，光阴似箭，吕老离开我们倏已一年。在这永别的日子里，我时常陷入悲痛与回忆之中，脑海中总浮现出他的身影，令人难忘。我有幸与他共事20余年，对他为中医事业的执著与追求十分敬佩。几十年来，他为捍卫党的中医政策，一直激战在最前线，并付出了毕生的心血和精力，不愧为中医事业的奠基人、中医泰斗。

我和吕公住在同一院内，上下班接触机会较多，因此对他的为人处世、工作作风有较深了解。他给我留下了难以磨灭的印象：工作勤奋，作风正派，生活俭朴，平易近人，不谋私利，刚正不阿。

吕公1914年出生在上海市嘉定县一个农民家庭，幼染重疾，生死难卜，幸遇走方郎中而起沉疴，立志学医。15岁拜师，20岁悬壶济世，名噪当时。5年后，日寇侵华，烽烟四起，中华民族陷于水深火热之中，为保卫祖国，吕公毅然弃医从戎而参加革命，屡建奇功，后在战斗中负伤致腿疾，解甲归来，重返医门，后调入卫生部，成为中医事业的带头人，为中医事业的创建、医教研的发展做出了卓有成效的贡献。

一、无私无畏何所惧，光明磊落炳千秋

吕公1954年任江苏省卫生厅厅长时，首创中医开门办学，办中医院，从而开辟了中国医学史上的新纪元。他就地组织人力、物力、资金开门诊，编教材，定计划，培养出大批中医精英和师资骨干，为后来到北京、河北等地办中医学院输送了大量人才，如董建华、程莘农、杨甲三、王绵之等皆出自当时的江苏中医学校。

吕公在江苏办医、办学的先进事迹深受中央的首肯和嘉奖，于1956年调到卫生部任中医司司长，成为我国中医事业的掌舵人。初到卫生部，面临如何创办中医学院、中医院等一系列重大问题。在既无章可循，又无现成经验可鉴的情况下，他勇挑重担，迎难而上，现仅举一二，即可窥见一斑。

二、为救院校急上书，总理决策展宏图

至20世纪60年代初，全国建起20多所中医院校，正当中医界兴高采烈庆贺中医事业进入新纪元之际，我国却逢多年不遇的自然灾害时期。中央决

定缩减开支,教育亦不例外,全国高等院校要砍掉40%,中医院校只留5所。吕公听后十分震惊。他不顾个人安危,连夜给总理上书,据理力争。他在信中指出,"中医学院的班子不太大,现在全部中医学院的人数只及两三个西医院校那么多,在校的学生学习情绪非常高涨,学习成绩好,与一般带徒弟的效果不可同日而语,过去很多人反对办中医学院,认为办中医学院是笑话,这是不了解祖国医学教育发展史";"中医学院的建立对中医界产生了巨大影响,中医的地位提高了,有的中医称中医学院是中医的'命根子'";"学院一旦被取消,对他们将是一个极严重的打击。这对贯彻党的中医政策、继承与发扬祖国医学遗产非常不利。因此砍掉十多个中医学院需从实际情况加以考虑,恳请保留各省市中医学院。"

总理对吕老的报告十分重视,经中央研究决定,二十几所中医学院全部保留下来,为中医人才培养奠定了基础。

三、为提高教学质量,五老上书献良策

1962年,中医学院首届学生毕业了。但不少中医对中西医课程设置及毕业考核并不十分满意,认为在教学中存在着一定的质量问题。主要是中医基础理论的重要章节没有让学生精读、背诵,以致印象不深;在课程设置上,应增加中医课程授课学时。北京中医学院以李重人、秦伯未、任应秋、于道济、陈慎吾为代表的5位老中医联名向中央上书,反映:"中医学院是培养高级中医师的殿堂,不是培育中西医兼备的学院。因此教材应以中医课程为主,西医课程为辅,即中医课程占75%,西医课程占25%。同时在学校要大兴读书风,重要章节要求背诵,以能熟练掌握中医理论,用以指导临床,并为科研打下良好的基础。"

5位老中医提出的教学建议得到吕公的赞同与支持,原文向中央汇报,以有计划、有步骤地进行改革,为培育出德才兼备的高级中医药人才而努力。

四、今日欢呼孙大圣,只缘妖雾又重来

正当吕司长沿着党的中医政策和路线向前迈进的时候,一场浩劫从天而降,"文化大革命"开始了。大字报、小字报铺天盖地而来,就连5位老中医提出的教学改革建议,也成了被打倒的"臭老九"的罪行,吕司长成了"牛鬼蛇神"的代表……

中医院校被砸了,中医司撤销了,中医队伍人员在急速减少。面对中医界的危急情况,吕司长十分痛心。他奋笔疾书,先后5次写信上报周总理和毛主

席反映事实,受到中央的高度重视。

1967年1月5日,周总理传达毛主席指示:我认为,中国对世界的伟大贡献之一就是中医。怎么是"四旧"呢?西医是近百年来才传入中国,几千年来中华民族繁衍昌盛,中医是做出了贡献的,现在仍承担着治病救人的光荣使命,应该加以保护。毛主席和周总理的指示使中医事业得到了挽救。

五、云消雾散安人心,高瞻远瞩定三军

1978年十一届三中全会拨乱反正之后,"实践是检验真理的唯一标准"的大讨论,解放了人们的思想。吕老恢复工作后,不顾身心的创伤,一心一意投入工作,在一年多的深入调查掌握第一手资料的基础上,与崔(月犁)部长一起召开了衡阳会议。吕老考虑中医工作之所以困难的症结所在,除了思想认识问题以外,还有方针政策上的问题。1980年,经过吕老坚持不懈的努力,卫生部党组明确提出了中医、西医、中西医结合三支力量长期并存,并各自独立发展的方针。

六、离休余晖豪气壮,园圃育人谱新章

吕老肩挑重担,风风雨雨几十年,离任后本该颐养晚年,享受天伦之乐,但他想到的不是个人的安逸,而是中医事业。他不顾年迈,与原卫生部崔月犁部长一道,经过运筹,调动社会力量,自筹资金、校舍,创办了全国第一家民办的中国民间中医医药研究开发协会和"光明中医函授大学"。面向基层、面向农村民主办学,既为国家储备了一批中医药人员,又给国家节约了大量经费。事实证明,民办教育也是一有效培养人才的途径。

七、去春非典肆虐日,力主中医抗击时

去年春非典肆虐,吕老不顾年高体弱多病之躯,依然组织学生成立非典战斗队,奔赴第一线,积极开展防治工作,并以他和我、焦老等几位老中医名义向温家宝总理写信,要求发挥中医善治瘟疫的优势,运用中医药防治非典。在北京中医药学会和中国民族医药学会于北京藏医院召开的中医防治非典座谈会上,他明确表示:"我们是中医,善治瘟疫、急性热性病,应积极参加,为国分忧,为民除害……"他的豪言壮语激发了与会代表的无限热情,大家纷纷表示:一定要战胜非典,消灭病魔,为民除害。当吕老看到党中央、国务院批准中医药人员参与抗击非典的战斗,并取得较好疗效之后,感到十分欣慰。

八、中医事业又逢春,告慰吕老在天灵

新中国的中医事业走过了曲折而漫长的历程,迎来了又一个春天。新一届中央领导集体一如既往地重视中医药工作,吴仪副总理多次对中医事业发展做出重要指示。新一届政府颁布的第一个法规就是《中华人民共和国中医药条例》,进一步确立了中医工作的法律地位。

在党和政府的支持下,中医事业取得了长足发展。基本上形成了中医药的医疗、教育、科研体系。在基本医疗方面,中医医疗机构的总体诊疗水平和服务能力大幅度提高,中医受众越来越多。中央重视、队伍壮大、人才济济,新一代全国名中医正脱颖而出,中医事业后继有人。中医现代化迈出了坚实的步伐。中医国际交流日趋活跃,国际合作更加紧密,中医援外,传递友谊。中医药防治 SARS 等急性传染病,成效显著,已经得到了世界卫生组织的认可。去年 9 月在北京成立了世界中医药学会联合会,今年 11 月在北京隆重举行了"第三届国际传统医药大会",30 多个国家和地区的代表参加,盛况空前。这是继世界针灸学会联合会后,又一次以我国为首的盛会,您若九泉有知,当可欣慰矣! 您为弘扬中华优秀文化、振兴中医药事业的业绩将永载史册,流芳千古!

吕老虽逝,但风范长存,为寄托深切怀念之情,谨献诗一首,以慰在天之灵:铁骨铮铮继岐黄,力挽狂澜指明航。开创先河重培育,杏林春暖颂吕郎!

(注:本文刊载于《中国中医药报》2004 年 12 月 20 日)

回忆故友同事魏龙骧

著名老中医路志正是魏龙骧20世纪50年代在卫生部中医司的同事。采访他时,他道出一些鲜为人知的一些往事。

1950年,卫生部召开首次中医座谈会,魏龙骧出席并接受筹建北京中医学会的任务。同年,在成立的北京中医学会中当选为第一届执行委员,并在学术组工作。

路志正记得,1955年石家庄流行乙脑,魏龙骧带领他们深入基层调查中医治疗的效果。同年,卫生部在河北省举办第一届学术会议暨代表大会,魏龙骧亲自参加协助调研,总结资料,保证大会顺利举行。

1956年,北京也发生乙脑,他积极组织北京名老中医到北京传染病医院、儿童医院积极参与抢救所收治的49名患者,45人治愈,且无后遗症,治愈率达91.8%,从而使中医治疗急性传染病的事实再次得到验证,震动了医药界。结果证明,中医完全可以治疗乙脑和肺炎,而且效果显著。同时在各地进行推广其经验,也充分证实了中医的疗效。

一位苏联专家因头痛、发热就诊于北京医院,经检查确诊为乙脑,服用抗生素等西药后,病情逐步恶化,出现抽搐、说胡话、大小便失禁、半身麻痹、高热不退以及潮式呼吸等现象。院内院外的中苏专家进行了多次会诊,一切对脑炎有效治疗的方法都用尽了,可患者病情没有丝毫好转,只能依靠供给氧气和注射各种强心剂来延续生命。

在这危急的关头,北京医院向卫生部求救。卫生部立即派中医司的魏龙骧等4位大夫前来治疗。他们会诊后认为,患者病症属于中医学中的"暑瘟病",经辨证认为邪在气分,有气营两燔之势,拟出"白虎汤""银翘散"为主的方剂,同时加"局方至宝丹"。患者服后,当夜体温下降,但仍处于昏迷、抽搐状态。第二次还以"白虎汤"为主,加入"止痉散"以及"安宫牛黄散",患者服后体温上升,有痰,抽搐未停。第三次处方同前,加了化痰治偏瘫的药。此后,患者体温逐渐正常,呼吸规则,痰量减少了,抽搐减轻了。3天后,已经昏迷5天的患者清醒了,并能回答问题,后来患者终于痊愈(此事曾以《转危为安》一文发表于1955年10月11日《人民日报》)。

在记者翻阅一些资料时,看到魏龙骧发表于1955年《中医杂志》上的一篇文章,题目是《从中医治疗脑炎谈到祖国医学防治传染病的结果》,他预见,不论过去、现在以至于将来,中医学在传染病的防治上,都有极高的价值。这对如今防治 SARS、禽流感无不有借鉴意义。

魏龙骧认为,威胁人类最大的疾病是传染病,中医学在传染病的防治方面是有很大贡献的。如果我们对古代医家的论著加以整理和研究,在这丰富的医学宝藏里,也有许多中医如何诊断和治疗这些传染病的宝贵经验。中医能够治疗乙型脑炎,就是一个明显的例子。确如魏龙骧所言,去年中西医结合治疗 SARS 取得的阶段性成果,不就是铁的事实吗?

路志正还谈到,中医出身的魏龙骧在卫生部中医司任技术指导科科长时,怀着对中医事业特殊的感情以及振兴中医的责任感激励着他带领一班人深入基层调查研究,指导和推动全国各省市中医学会的建立和学术交流活动的开展;为全国中医学院、中医医院以及中医科研机构的建立倾注了大量心血;为挖掘和整理中医学,发现和保护民间有真才实学的名老中医单方、验方以及一技之长,改变后继乏人乏术的现状据理力争,奔走呼号。

1978 年,中央批转卫生部党组《关于认真贯彻党的中医政策,解决中医队伍后继乏人问题的报告》发表以后,卫生部和人民日报联合邀请在京著名老中医和西学中有成就的同志座谈。魏龙骧在会上主张,认真学习、落实中医政策,彻底清除歧视、排斥中医的现象,创造统一的新医学、新药学,完成毛主席、周总理的遗愿。

魏龙骧担任中央保健医工作期间,为众多的中央领导尽心尽力,精心治疗,其中有叶剑英、刘伯承、宋庆龄、杨成武、贺龙、胡耀邦、荣毅仁等。他担任邓小平同志的保健工作多年,精心负责,邓小平、卓琳夫妇曾摘下自己院内种植的最大一个石榴送给了魏龙骧。这一纪念品曾在魏龙骧的书房珍藏过。

此外,魏龙骧还给不少外国元首和国际友人诊过病。1979 年,他专程赴朝鲜为金日成诊病保健,取得较好疗效。

(注:本文摘自"医林耆硕魏龙骧",周颖报道,刊载于《中国中医药报》2004 年 3 月 8 日第 8 版。录入本书时新增标题)

忆赵金铎先生和他创建的内科研究室

——赵金铎先生九十诞辰纪念

著名中医学家赵金铎（1916—1990），河北深泽人，出身中医世家。他早年投身革命，参加抗日救亡工作。新中国成立后参加筹建中医研究院，曾任医史研究室副主任、广安门医院内科主任、内科研究室主任、副院长、学术委员会副主任、中华全国中医学会副秘书长、全国中医理论整理研究会副主任委员等职。他革命、行医 50 余年，把自己的一生贡献给了党和人民的中医事业。他在 72 岁时曾吟诗一首："橘杏五十度春秋，继承发扬志不休；片叶医海风雨激，慈航彼岸赖神州。桑榆晚景山河美，老树逢春新枝秀；春蚕不死丝难尽，鞠躬尽瘁孺子牛。"这是他为中医事业奋力拼搏的真实写照。

岁月如梭，赵老先生离开我们已经 16 年了，他在临终前仍然念念不忘中医药事业，念念不忘中医人才的培养。最使我们难以忘怀的是，他晚年鉴于中医院完全按照西医医院的办院模式，没有突出中医特色和优势，大有西化之虞，遂牵头创建了广安门医院内科研究室，以充分发扬中医特色为目的，做了大量工作，做出了很大的贡献。

1981 年春内科研究室成立之初，他与路志正、谢海洲一起，首先抓中医学术经验的继承整理与发扬。当时除了《蒲辅周医案》和《蒲辅周医疗经验》外，建院以来的许多名老中医的学术经验都没有得到整理。为了不使名老中医的宝贵经验失传，他主编了《医论医话荟要》，总结了广安门医院建院以来名老中医的学术经验，为广安门医院名老中医学术经验的继承整理奠定了基础。紧接着又主编了《中医症状鉴别诊断学》《中医证候鉴别诊断学》。他认为，中医诊病离不开鉴别，鉴别宜从症状、证候、疾病三方面入手。因此，中医鉴别诊断学既是中医诊断学的重要内容，也是其中的一个重要分支，它应由症状鉴别诊断、证候鉴别诊断、疾病鉴别诊断三个部分组成。确立中医鉴别诊断学，是中医学术发展、临床诊疗实践的需要。先生为使本书精益求精，无论酷暑寒冬，逐字逐句伏案审批稿件，认真把关。还带领统审人员远涉祖国大江南北如上海、哈尔滨、厦门等地进行统审，几历寒暑，终使《中医症状鉴别诊断学》和《中医证候鉴别诊断学》两部书得以问世，先后荣获中国中医科学院的科技进步奖，再版的《中医症状鉴别诊断学》和《中医证候鉴别诊断学》又获得了中华中医药学会 2003 年科技进步著作奖。本书 20 余年来，始终为中医的畅销书之一。

　　先生为振兴中医,发挥中医特色和优势,培养中医人才,奋争拼搏,开拓创新,达到其事业的顶峰。内科研究室病房突出中医特色,发挥中医优势,率先建立了中医病历书写格式和查房、会诊、病例讨论等制度。赵老根据卫生部有关文件精神和中医院的实际情况,制定了诊治疾病的"三步曲",叫做"能中不西,先中后西,中西结合"。中西医各有所长而又各有所短,要扬长避短,取长补短,不该弃长用短。内科研究室病房坚持首先用中医治疗疾病,采用中医综合疗法,务求控制病势,解决疾病。敦促年轻医生钻研中医,尽量运用中医的手段和方法治疗疾病,发挥了中医的优势。中医不应,才用西药,中西医结合进行治疗。如危急重症,该用西医药抢救者,则用西医药,在猛挫病势和控制病情后,再用中医药诊治。赵老为了突出中医特色,发挥中医优势,开展了中医查房、会诊,进行中医疑难病例讨论。在疑难病例讨论之前,要大家充分准备,积极发表意见,让大家各抒己见,以提高科室人员的学术和业务水平。中医疑难病例讨论常年坚持,搞得有声有色,有特点,有滋味,有理论,有临床,有讨论,有成功经验的介绍,有失败教训的告诫。为了提高大家诊治危重疑难病的能力,还特意收治了部分疑难病、危重症,如克隆氏病、干燥综合征、白塞氏病、系统性红斑狼疮、急性脑血管意外、脊髓空洞症、重症肌无力、再生障碍性贫血、脱髓鞘病等。为了开阔眼界,博采众长,打破门户之见,内科研究室病房还邀请院内外知名中医专家会诊,以提高疗效,解除患者疾苦。曾请到的专家有董建华、董德懋、巫君玉、赵绍琴、方和谦、步玉如、刘志明、焦树德等。名医们的师承学源不同,每随病情变化,辨证有所偏重,组方用药各有独到,风采迥异。如一例干燥综合征高热重症患者,焦树德先生从肾虚精亏,筋骨失养,渐成尪痹论治,补肾填精选用血肉有情之品,通经活络不避附桂麻黄辛温燥热烈药;巫君玉先生从肾阴亏虚立论,重用滋阴之生地黄、鳖甲各50g,兼以虫蛇祛风搜络投地龙、乌梢蛇各20g。俱为一家经验,开后学思路。其间赵金铎老亲临病房,以保元汤合薏苡附子败酱散化裁救治中风脱证,以桑钩温胆汤、珠黄猴枣散治疗中风闭证,以犀角地黄汤治疗鼻衄出血,以生脉散、人参蛤蚧散合茯苓杏仁甘草汤挽治肺心病心衰,以桃红导痰汤治疗脱髓鞘病痿躄不遂,以薏苡附子败酱散化裁治疗克罗恩病,以变通大秦艽汤治疗干燥综合征等宝贵经验,更是深深地印在年轻医生们的脑海中。赵老查房会诊,除诊治疑难危重患者解决临床问题以外,重在结合实际,讲述医理,传授经验,使年轻医生们受益颇多。尤其是纠正年轻医生们诊治的疏漏失误之处,则更是使他们刻骨铭心,终生不忘。

　　许多跟随过赵老的研究生都回忆说,中医学院6年启蒙,囫囵吞枣,一知半解;在基层行医多年,也是瞎子摸象,自然探索,如大海捞针,漫无指归;中医理论上的反刍升华是在研究生部的学习,中医临床上的提高深化,应该说得益于内科研究室的锻炼和熏陶。

内科研究室的中医特色搞得红红火火,远近闻名,海内外来参观者络绎不绝,疑难病患者纷纷慕名而来,门诊量大增,住院者爆满,病房周转率大增,使不少危重患者转危为安,重返生产第一线,这是成功的模式。

可天有不测风云,内科研究室在赵老离休半年的1984年春,莫名其妙地与内科合并了,为时仅3年的内科研究室从此划上了沉痛的句号。但值得欣慰的是,曾在内研室工作和学习的青壮年中医纷纷成才,成为当今中医的中坚和骨干力量,中医痹病的研究渐成气候,波及全国,成果累累,颇具影响。

内研室的产生有其历史的必然性,内研室的得失有待我们去总结,但内研室突出中医特色和优势的精神永存。内研室与内科合并了,高质量的中医主任医师查房、会诊、疑难病例讨论没有了,提高中医学术与临床水平的场所没有了,浓重的中医学术空气稀薄了,这与邓小平同志在拨乱反正后说的"要给中医创造良好的环境和工作条件"背道而驰。

值21世纪"十一五"落实科学发展观的今天,我们怀念赵老和内研室的同仁高瞻远瞩,在遵循中医理论指导下,力争发挥中医特色和优势,在取得疗效前提下,对某病某证研制出有效方剂,力图符合中医辨证论治的精髓而进行实验研究,这是有效的中医科研方法和途径,假如搞到现在,将是中国中医科学院的一面旗帜,是中医医院突出中医特色办院的旗帜。名老中医并不是反对中西医结合,关键是要是中国式的结合——突出中医特色,以患者为本,而不是完全西化。

(注:本文刊载于《中国中医科学院》报2006年6月29日第3版,作者路志正、高荣林、朱建贵,录入本书时个别字词进行订正)

我和方和谦教授与中医急症

方和谦教授原首都医科大学附属北京朝阳医院主任医师、教授,全国第一、二、三批名老中医学术经验继承人导师。祖籍山东掖县,家传中医,参加父亲家办中医讲习班,广泛涉猎医学书籍,1948年父亲病故前遗嘱方老兄弟两人:"不谋其他职业,仍当业医工作",谨遵遗训,坚定行医志向,终生以中医为业。1942年方老取得执业资格,在"方和谦诊所"正式执业。新中国成立后参加北京市举办的"中学西"学习班,方老是第九班学员,学习西医学知识并获得西医执业资格,为今后急症中西医结合工作打下了基础。

我和方老相识于20世纪50年代初期。他继承家学,根基雄厚,学贯中西,经验丰富,为人谦恭,医德高尚,是我学习的榜样。

方和谦教授在治疗中医急症方面有着丰富的临床经验。1955年流行性乙型脑炎猖獗,石家庄市传染病医院郭克明中医小组用石膏、白虎汤治疗,取得很好疗效并向全国推广。1956年夏季乙脑肆虐北京,时任北京市卫生局中医科管理工作的方老,全程参与此病的防治工作。北京市卫生局倡导用石家庄经验采用清瘟败毒法治疗,结果病情与流行势头未得控制,后请中医研究院(现中国中医科学院)蒲辅周偕同岳美中两位老先生会诊,认为当年是暑温夹湿,湿盛重于暑热,清热太过必致邪气黏滞不解,并阐述了伤寒与温病的关系,指导运用宣化湿热、芳香透窍法,病情很快好转,疗效达90%以上,挽救了众多患者生命,卫生局专门请蒲老进行学术讲座,方老受益颇深。1957年由方老主编《北京市1956年流行性乙型脑炎治疗总结》手册,收集200多例验案,由卫生局印发200册,指导各医院推广。方老撰写"参加流行性乙型脑炎工作的点滴体会"一文,受到关幼波、赵炳南两位专家的充分肯定。方老在乙脑治疗中所收获的经验,对其以后治疗传染病是有益的借鉴。在2003年重症急性呼吸综合征(SARS)暴发流行时,方老对后学给予了及时正确的指导。在他工作的西医综合医院,许多危重患者常请方老会诊,如曾与翁心植院士会诊系统性红斑狼疮的肺浸润,类风湿关节炎肝浸润、高热不退,肝豆状核变性脑病等疑难病,相互切磋,使许多疑难重症转危为安。

为了提高中医学术和临床疗效,我与方老等经常一起讨论疑难病例,交流经验,取长补短,拓宽了中医治疗疑难急危重症的辨证思路。20世纪80年代初,为了抢救中医治疗急症的特色,扭转面临失传危机的局面,我们向北京市卫生局写了报告,卫生局批准在北京市鼓楼中医医院举办《全国中医内科急症学习班》。我和方和谦教授、巫君玉教授、谢海洲教授，利用业余时间从晚7点半到9点半，在北京鼓楼医院组织中医同道复习经典以温故知新。

当时方老讲《伤寒论》，我讲温病，谢（海洲）老讲《金匮要略》，巫君玉教授讲中医内科。方老对《伤寒论》《金匮要略》有深厚的基础，《伤寒论》397节，篇篇都有自己撰写的讲稿。他讲课深入浅出，引人入胜，逐条讲解，逐句剖析。并将《伤寒论》《金匮要略》与《内经》中的相关问题有机联系起来，结合临床，举一反三，纵横贯通，使深奥的理论通过范例教学而简明晓畅，让学生有顿开茅塞之感。他精通《伤寒论》，但从不自诩为"经方派"，主张"经方""时方"不可偏颇，要融会贯通，随证治之，始能获效。

我讲温病，倡导三焦、卫气营血辨证密切结合，根据具体病情，灵活运用，继承经方，广撷今方，古今结合治疗急性热病。学习班结束后，我与弟子高荣林教授在此基础上编写了《中医内科急症》一书，于1985年出版发行。

方和谦教授时任北京市中医药学会会长，巫君玉教授任下一届会长，我任副会长，我们经常共谋发展北京市中医药事业，尤其如何继承发展中医治疗急症优势特色，长期的亲密合作，努力进取，结下了深厚友谊。

方和谦教授驾鹤西去，他的一生为北京市中医药事业的建设和发展做出了巨大贡献，让我们共同缅怀方老，加倍努力，更好地为人民服务。

中国中医科学院广安门医院　路志正

2009年12月26日

高山流水忆故人

——忆国医大师裘沛然先生

2010年5月3日,惊闻国医大师裘沛然先生溘然辞世,余不胜悲痛,彻夜难眠。砥柱不再,中医界少了一位年高德勋的名医,杏林后辈失去了一位诲人不倦的名师,令人不胜哀悼。当天我即亲拟唁电寄上海中医药大学,对大师的仙逝深表悲痛致以诚挚之意,并向其家属致以亲切之慰问。先生已去,但其精绝的医术、伟岸的人格力量及一篇篇诗文佳作和道德文章,正是他留给后人的宝贵精神财富。

一、相逢是乐事

余与裘先生相交半个多世纪。20世纪50年代,我在卫生部工作时初识裘先生,彼时未有深入接触。真正深入交往缘起于20世纪80年代初期在上海为《实用中医内科学》审稿统稿时。那时我为编委,裘老为副主编,共同负责审定工作。当时他已是蜚声学界的沪上名医,但在审订过程中对任何一个有疑问的细节仍要反复推敲论证,并查阅大量相关文献佐证,其严谨的治学态度可见一斑。相处日久,对裘先生的了解愈深。他深厚的专业功底和忘我的工作热情令人折服,每与先生谈医论道都有耳目一新之感。在编写内容上,我建议对古代一些疾病不能以其病名怪癖而不予收录,如《金匮要略》中繁、走哺等均应收录,以备后人学习研究。裘老总是虚怀若谷,听取大家意见,不少冷僻疾病名得以保留下来。在统稿过程中,由于内科是中医临床学科中最大之学科,需要大量的人力精力,而为了早日定稿出版,有的编委提出尽快定稿的意见,为此,我又向裘老建议,内科内容最多最繁,不能因为为了早出而忽视质量。由于裘老的坚持,又认真修改补充,著作的质量得到了保证。古人云:海内存知己,天涯若比邻。我与裘先生一南一北相隔千里,相识于杏林,相知于医道,于我于裘先生,实是人生一大幸事、乐事。

记得有一次我应邀到上海中医药大学做"中医学博与约"的学术报告,裘老在百忙中不顾医事繁忙、年衰体弱,而亲来看望。老友相见,分外亲切,从中医药学术之继承发扬,到院校教育与师承相授,无话不谈,多有共识,确是一大乐事,充分体现出"无情岁月催人老""天下知交老更亲"之感。其后到同济大学参加中医大师班学术活动,本约好前去看望裘老,惜与其通话不畅,未能如愿,深为憾事。

二、悬壶济苍生

裘先生造诣高深,医泽广被,尤善治疑难杂病,他的"疑难病证治疗八法",熔哲理、医理为一炉,医界评之为"源于实践而高于实践"的佳作。每遇疑难杂症,往往药起沉疴、妙手回春。力倡"伤寒温病一体论",针对伤寒和温病两个学派长期的论争,从病证概念到实际内容进行考证,从实际出发,使伤寒与温病的机理治法成为一个整体,两者是源和流的关系,才有利于外感热病的诊治。他通晓中医诸家,主编《中医各家学说》,多有见地。裘老对养生学说亦深刻研究,分析中医的"不治已病治未病"的含义,并发表了"高明的医生是防病于未然,而医学的最高境界是消灭医生"的见解。认为养生贵在"全神",重在养心。养生要坚持一个"啬"字。人的精神气血是有限的,要处处注意摄养爱护,使之多贮存而少消耗。创造性地提出了养生"一花四叶汤",一花,即指身体健康长寿之花;四叶,即一为豁达,二为潇洒,三为宽容,四为厚道。

三、诗句动星辰

裘沛然先生儒学及古体诗造诣尤深,可谓博古通今,医文俱佳,被上海中医学院第一任院长程门雪赞为"一时诗句动星辰"。他酷爱读书,医儒并修,终生研究儒学,推崇医者学习儒家经典。认为身为医生,有责任救治民众的身病,也有责任矫治民众的心病和社会的道德风气,这也正是中国传统医学中的"儒医"的标准。根据《礼记·中庸》"仁者人也",提出了"以仁为本,以礼为节,以义为衡"的为人三大纲要。晚年之际,视野更为开阔,思维触角超越了中医学范围,而向史学、哲学领域延伸。于是,耄耋之年开始动手撰写了《人学散墨》一书,书中强调了立德养性的做人之道,熔医道、文道、人道于一炉,立意深邃,融会贯通,集中反映了他的博识才学和仁爱之心,更透露出裘老浓厚的道德忧患精神,为社会广泛关注,评论界称之为"一代儒医的道德文章"。正如他在序中所言:"我从事医疗事业已75年,向以疗病为职。但逐渐发现,心灵疾病对人类的危害远胜于身体疾患,由此萌生撰写《人学散墨》之念,希望为提高精神文明道德素养,促进经济发展,略尽绵薄之力……"

值此裘先生去世一周年之际,作为挚友,哀痛之余也心怀一丝安慰,所谓"积善之家,必有余庆",裘先生一生殚精竭虑,救人无数,把毕生的精力和热忱都奉献给了患者和中医事业,于97岁高龄平和、安静、有尊严、无疾而终。正如他在一首诗中所说:"养生奥旨莫贪生,生死夷然意自平;千古伟人尽黄土,死生小事不须惊。""仁心妙手心自安",裘老近一个世纪的人生都书写着四个字:"仁心仁术"。

最后,我想补充的是:今年3月全国两会的召开表明,中华民族优秀文化的伟大复兴指日可待,中医药文化和中医事业的发展,将会得到进一步加强,是可告慰。

安息吧,尊敬的裘老!

（注:本文刊载于《中医药文化》2011年第3期6~7页）

附录:唁电电文

上海中医药大学:

惊闻国医大师裘沛然教授不幸仙逝,是我国中医界的一大损失,余深感悲痛,又失去一位良师益友,谨以至诚电唁,沉痛哀悼,并向家属致以亲切的问候,望忍痛节哀,保重身体!

肃此电达!

中国中医科学院广安门医院

路志正

2010 年 5 月 6 日

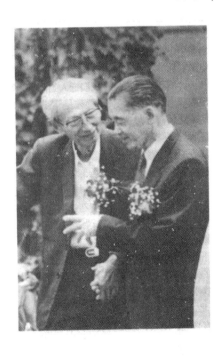

怀念老友方药中先生

——"著名中医药学家方药中学术思想研讨会"致辞

值此秋风送爽,遍地金黄收获之季,我们齐聚一堂,以"著名中医药学家方药中学术思想研讨会"的形式,来纪念先生90周年诞辰。作为方老生前好友和同事,尤其是作为一名老中医,我很高兴!这是因为:就中医药事业来说,今天所取得的成就和大好局面,是千百万中医人"治病救人,妙手回春",不断总结经验,在中医学术的传承与创新道路上驰骋;同时,为谋中医事业的生存和发展,"铁肩担道义,群英著春秋",建言献策,孜孜以求,努力追寻的结果。方先生在上述两方面,对中医药事业是有很大贡献的。

1. 1986年,《著名中医方药中对慢性肾功能衰竭的诊治经验研究》列入国家"七五"重点科技攻关项目,1991年结题。当时我是十人鉴定组的成员之一,我们一致认为,本研究总结了方老50年的宝贵临床经验,其对"慢性肾衰"的诊治经验,疗效确切、易学易用、适于推广,而且在此研究中还提出了:辨证论治按定位、定性、必先五胜、治病求本、治未病等五步的新模式。20年后的今天,我们回过头来再来看此成果,仍不禁对其前瞻性和楷模作用而感叹。

2. 方老一生不但对中医基础理论,如辨证论治、运气学说等有深入的研究,而且在中医内科、温病等领域亦颇有心得。值得欣慰的是,其主要学术思想、医著论文等,在其夫人许家松教授的主持及众弟子的参与下,以《方药中论医集》《温病汇讲》等专著刊印或再版,这是方老留给我们中医界的宝贵财富。

3. 任何事业的兴旺发达,都离不开"人才"这个群体,中医事业的振兴更是需要优秀人才来支撑。"以人为本、疗效为先"是中医得以生存和发展的根本。因此,只有抓好一线中医人员临证技能的提高和后备力量的培养这两件大事,才能解除中医生存和发展的后顾之忧。先生长期从事"西医学习中医班""全国中医研究班"及"中医研究院研究生班"的教学与管理工作,是现代中医研究生教育的开创者之一。他甘为人梯育英才,默默奉献,为我们培养了一大批中医高级人才,现在这些人大多已成为硕士生、博士生导师,是中医界的领军人物或技术骨干,这正是方老及众多中医教育学家对中医药事业所做出的最大贡献,正可谓"杏林传薪火,桃李满园春"。

4. 1990 年两会之后,国家要调整、精简机构,中医药管理局被列在了被调整之列。消息传来,引起了中医界的不安。不少老中医更是忧心如焚。7 月,我和方老等八人,为编写《名医学术经验集萃》一书,齐聚长春。当我们议起此事,深感事关重大,于是决定给江泽民总书记写信反映情况。在信中,我们恳切呼吁:第一,国家中医药管理局只能加强,不要削弱;第二,尽快建立各省、市中医药管理机构;第三,八五期间中医专款不应低于七五水平……这就是后来界内广为流传的"八老上书"始末。虽然其后还有诸多上书,但此次上书其作用仍不可低估。值得欣慰的是,20 多年后的今天,我们可以告慰仙去的方药中、步玉如、任继学、焦树德四老,当年你们的疾呼没有白费,中医药事业的大好形势已经到来,人们会永远记住你们对中医药事业所做出的贡献!

5. 我和方老相识于 20 世纪 50 年代,当时他在中医研究院,我在卫生部中医司工作,1973 年我回归本行,进入中医研究院广安门医院工作之后,我们之间的交往渐多。我们曾多次一起参加学术会议,一同参加硕士、博士研究生的论文答辩,彼此相知相敬,可谓好友兼同事了。1995 年 2 月,我与任老继学曾一起去看望方老,不想这竟成了我们的永别,方老过早的离去是我们中医界的巨大损失,至今每当想起,仍让我唏嘘不已!

据我所知,今天有不少当年的学生前来参会,其中既有教授、主任医师,亦有副会长、大学校长等。在他们的地位发生如此大变化的情况下,能前来参会,以寄对方老的缅怀之情。一方面说明方老的人格的魅力,另一方面也说明"尊师重教"的优良传统仍是我们界内的主流。去年 12 月,原人大常委会副委员长许嘉璐先生,在"北京师范大学人文宗教高等研究院"揭牌典礼大会上曾慨言:"一个不知感恩、无所敬畏的人是个可怕的人;一个不知感恩、无所敬畏的民族也将是个可怕的民族。我们研究院是受先哲之恩、国家之恩、师长之恩、善者之恩才得以成立的,研究院的师生是站在前人的肩上继续攀登的。可以说,是否能从内心意识到并且时刻记住这一点,是每个人能否有所成就的前提……永远豁达、谦逊,好学、深思,这是今日学人急需的品德。"结合许先生的这段讲话,我想,我们每个人所取得的点滴成绩都是天地、社会、历史和他人的恩赐加上主观勤奋的结果。作为生者或后来人,在任何时候都不应忘记,那些为中医事业做出过点滴贡献的人们。中医事业的振兴,一要靠国家政府的重视及政策上的支持,二靠业内包括师生间的相互尊重和团结,三靠踏实的学风和不断进取的精神。只要我们努力克服当前急功近利、虚浮之风,老师认认真真地教,学生踏踏实实地学,把中医学术和临床经验一代代传承下去,并在此基础上有所发展、有所创新,中医药事业的明天将会更加灿烂。

最后祝研讨会圆满成功!谢谢大家!

路志正

2011 年 10 月 12 日

往事如烟 重任在肩
——纪念著名中医学家、中医教育家任应秋先生诞辰100周年

人事代谢,时代沧桑,60年前我曾与任应秋先生为新中国的中医事业并肩努力,许多往事时时浮现眼前,就像昨天发生的事,着实令人感慨万千,难以入寐。

我与任老有不解之缘

我是1952年进入卫生部医政司医政处中医科工作的。1954年,毛主席发出了"重视中医,学习中医,对中医加以研究整理并发扬光大,这将是我们祖国对全人类贡献中的伟大事业之一"的指示。为了从行政管理、科研和人才培养等方面来加强中医工作,国务院做出了在卫生部设立中医司,组建中国中医研究院,并在全国建立四所中医学院(北京、上海、广州、成都)等三项决策。1954年7月,中医司正式成立,赵树屏、何高民为副司长,后又从文委调薛和昉同志为司长。同年11月,我和魏龙骧、李介鸣同志接到调令,调入中医司技术指导科工作。

为了从人力资源上满足一司两院的建立,卫生部从1955—1957年,先后从全国各地调集了一大批中医精兵强将。这其中,1955年底李重人同志从重庆中医进修学校调入中医司任教育科科长(1962年转调到北京中医学院任副教务长兼医疗系主任)。1956年吕炳奎同志从江苏调至中医司,接替薛和昉同志的工作,成为第二任中医司司长。当时调入研究院工作的还有四川的蒲辅周、王文鼎、王朴诚,江苏的韦文贵,上海的余无言、沈仲圭等人。调到中医学院任教的老师,除随吕司长从江苏调来的董建华、程莘农、杨甲三、印会河、王玉川、王绵之、颜正华等40余名中医专家外,任应秋及北京的刘渡舟、陈慎吾等前后也是这时期调入北京中医学院。另外,卫生部还特聘章次公、秦伯未、韩刚和沈德建等四名中医专家为部级顾问。

由于工作和专业的关系,比如一同出差搞调查,一同参加各种学术会议等,所以我与魏龙骧、李重人、章次公、秦伯未和任应秋等同志接触得比较多,关系也更近。我能和这么多中医大家朝夕相处,切磋问难,这是上天的恩赐。这种地利、人和之便,不仅惠及于我,而且也惠及于我的女儿喜素。如20世纪50年代,我在《北京中医》上发表的第一篇论文"中医对感冒的认识",就曾得到秦伯未老的指导和批改。而我的女儿喜素,利用这难得的机会,拜在李重人

名下为徒,以后又跟随王文鼎、任应秋等大师抄方。由于三老均来自四川,又都是满腹经纶,因此,在随王、任二老学习期间,二老不但毫无保留地传授经验,而且还像待亲女儿一样。"感念师恩"是一个人最基本的品质,今天我怀念任老,一是尽老友之谊,二是代过世的女儿喜素对培养过她的任老表示最诚挚的敬意和怀念。

任老为中医呕心沥血

光阴荏苒,虽然任老离开我们已有 32 年了,但他的音容笑貌仿佛就在我眼前。1982 年 8 月,任老在他 69 岁生日前后写过一首七律诗:

六十九回春复秋,
一年一度一搔头。
称心事业从何说,
得意文章匪自谋。
乏术乏人难后继,
中医中药总先忧。
传承未解穷薪火,
佟口创新缘木求。

任老的诗作不由得勾起我对秦伯未先生的感慨和怀念。记得 1956 年 3 月,秦老在北京中医药学会为欢迎来京参加中医研究院工作的同志举行的宴会上,即兴而就两首题名《祖国》的诗文:

祖国多遗产,蔚为民族光。
灵素存著多,草木亦芬芳。
远景真堪见,前途未可量。
热情千万斛,此日信非常。
祖国相呼唤,欣然来古京。
一时逢盛会,四座皆知名。
赵董推先觉,袁施属老成,
举杯无限意,期待展平生。

秦老不愧为大医家和文学家,其寥寥数语,寓意如画,仿佛群贤毕至,举杯畅言,追往昔之岁月,展未来之豪情的喜庆场面就在眼前。让我们这些后学,也为他们老友的相聚,为当时中医事业的大发展而感到欢欣鼓舞。

任、秦二老的诗文,一忧一喜,两种心境,落差极大,截然不同。

秦老记述的是新中国成立初一司两院的相继成立,中医事业得以大发展的那段不平凡的历史。而令任老堪忧的是经过"文化大革命",中医教育事业受到极大的摧残,中医药事业面临青黄不接、后继乏人的局面。诗虽出自二老之手,但所喜所忧者均与中医药事业紧密相连,代表的都是广大中医人的心声。

想当初,出于对中医事业的热爱,秦、李、任三老应"祖国相呼唤,欣然来北京",先后进入北京中医学院任教。同样,出于对中医事业的无限忠诚,针对第一届中医学院毕业生中所存在的问题,三老提出了一些建设性的意见,成了"五老上书"的成员(于道济、陈慎吾、秦伯未、李重人、任应秋)。谁承想,这出于公心的"五老上书",竟成了他们的罪行。"文革"之初,三人首当其冲,被打成了中医学院中"三家村""五鬼上书"的黑干将,被揪出批斗长达 3 年之久。当李、秦二老分别于 1969 年和 1970 年先后去世之时,我也恰逢人生低谷,正在老家接受教育。待到 1973 年平反回京,方知二老惨遭批斗,已然过世。随着党和国家有关中医工作的方针、政策,又重新回到了正确的路线上来。任老也总算熬了过来,得以平反,重新走上了中医学院的讲台。"文革"虽然结束了,但由于"四人帮"的迫害,不少名医、专家过早地离开了人世。10年的停滞再加上中医成才较晚的特点,这就使得中医"乏人乏术",青黄不接的现象十分严重。面对这严峻的形势,任老痴心不改,忧心忡忡地发出了"中医中药总先忧"的感叹!

但是,任老并没有一味地哀叹,而是乐知天命。一方面他不断利用自己的影响力,为中医所面临的处境鸣金呐喊,并积极地为中医事业今后的发展谋划出路。如 1979 年 5 月,在全国首届中医学术会议审稿委员会开会期间,任老和有关同志就成立"中华中医药学会"的问题进行了热议。1981 年 11 月,任老以"中华中医药学会"副会长的身份和部分在京的中医药专家学者一道,以强烈的责任心和使命感,畅所欲言,建言献策,形成了参照国家文物管理局的模式、把中医药管理工作从卫生部独立出来的共识,并拟写了《科技工作者建议》的决议文,"大医医国",这为 5 年后国家中医药管理局的成立奠定了基础,为国家对中医工作的管理寻得了一条新路。另一方面,他老马识途,奋笔疾书,在人生最后的短短 7 年中,洋洋洒洒地完成了《内经十讲》《中医基础六讲》等百多万字的鸿篇巨著,为中医理论的整理和发展留下了一笔宝贵的财富。任老一生著作等身,少人能比,不愧为人们敬仰的中医学家和中医教育家。

今天,中医药事业的发展形势和任老在世时相比,有了根本性的转变。在告慰任老等先贤这一喜讯的同时,我们也应该认识到,中医事业能走到今天,这是千百万中医人共同努力的结果。虽然中医药工作现在还存在许多问题，但我们还是应该感谢党和政府的正确领导和大力支持，如果离开了这一条——离开了党对中医的正确路线以及相关的政策，中医药事业的面貌就很难改观，更谈不上什么发展了。

作为生者，任何时候都不应忘记那些为中医事业做出贡献的人们。同时，应当切记我们今天离中医真正的复兴和走向世界还相差甚远。重任在肩，吾辈仍需努力！

（注：本文系为纪念著名中医学家、中医教育家任应秋先生诞辰 100 周年而撰文，路喜善整理，刊载于《中国中医药报》2015 年 5 月 25 日第 8 版）

尘封 60 多年的往事

——《温病大家郭可明治疗乙脑实录》路序

　　郭可明先生籍贯河北正定,与我的老家藁城是临县,故可谓是同乡。新中国成立前我们虽未曾谋面,但我在正定和石门(今石家庄市)行医时,对其医术之精湛、为人之谦和早有耳闻。郭先生出身中医世家,14 岁从父学医,20 岁在家乡应诊,30 岁悬壶石门;新中国成立后,他积极响应国家号召走中医合作化的道路,以其"碧云堂"为股份,组建了石家庄联合中医院(市人民医院前身),自此参加了革命工作。

　　1954 年夏,石家庄地区因洪水泛滥,蚊虫孳生,导致乙型脑炎暴发流行。当时罹难人数很多,死亡率竟高达 50%。在西医没有特效疗法的情况下,郭可明等七名中医专家应招走上了抗击"乙脑"一线。他们运用中医温病学理论,以"清热、解毒、养阴"为治则,遵"轻可去实、火郁发之、药不过病所、逐日更方、杂合以治"的古训,重用生石膏,方选白虎汤、清瘟败毒饮配以安宫牛黄丸、针灸等清热透邪之法,一般患者多在药后很快退热,1~2 周痊愈出院。由于"乙脑"是当时全国重点防控的 22 种传染病之一,又由于郭可明专家团队创造了接诊 31 例病案无一死亡,且很少留下后遗症的佳绩。所以当他们的材料上报到中央卫生部后,领导非常重视,当即决定从部直属单位抽调人员组成专家组,赴石市进行调查核实。

　　由于我当时在卫生部中医司技术指导科工作,所以有幸成为三人调查组的成员。到石家庄传染病医院后,通过听报告、查阅住院记录,与医生、患者及家属座谈会的方式,初步肯定了"乙脑"治验的真实性和有效性。但是由于在治疗过程中,中西医专家都有所参与,且分别使用了中、西药物。因此,在"到底是中医还是西医起到了关键的作用"这一问题上产生了重大分歧。西医出身的同志认为:"主要是西医治疗措施的改进,不能全是中医参与的结果。"原为中医后改学西医的同志认为:"中医治疗有疗效,但不一定起了主导作用。"我认为:"西医虽使用了青霉素、水合氯醛等药物,但这些药物均非治疗乙脑的专一特效药。纵观乙脑发病的全过程,无不符合中医温病学中暑瘟证的特点。中医治疗暑瘟始于汉唐,发展于金元,成熟于明清。既有理论,又有很多有效的方药。郭可明先生所用的白虎汤,就是汉代张仲景《伤寒论》里的一个著名经方,清瘟败毒饮、安宫牛黄丸等更是中医治疗温病的著名方剂。用这些方剂加减治疗阳明高热神昏,历代都有记载,我也有过类似的临床经验。"因此我的结论是："在对乙脑的治疗过程中,中医药起到了决定性的作用。"

调查报告上呈中医司后,引起了薛和昉司长和部领导的高度重视。当他们再次向我了解并征求意见时,我仍坚持了自己的观点;薛司长也觉得值得重视。本着实事求是的原则,部领导再次派人前去调查,结果与上次的结论一样,难分伯仲。在此情况下,于是就有了由当时主管中医工作的郭子化副部长亲自带队的第3次调查,在经过对原始资料的调阅分析、专家评审等一系列审查后,最后终于尘埃落定,肯定了中医药在对"乙脑"的治疗过程中的关键性作用,并向全国进行了推广。

在石家庄中医治疗"乙脑"的经验,是新中国成立后在党和人民政府领导下面对重大疫情所取得的首战胜利,有力地说明:中医不但善治"慢性病",而且善治"急症";在重大疫情和卫生突发事件中,中医是一支不可或缺的生力军和中坚力量。

这尘封的往事已过去60余年了,60年来,继乙脑以降,流感、SARS、H5N1、H7N9、登革热、埃博拉等疫情,或地震、洪水等自然灾害,在世界范围内不断袭扰人类;而与新中国成立初期相比,无论是中医从业人数和对急难病症治疗的技艺,都与当今社会和人民大众的需求相差甚远。当此之际,郭老长子纪生携吾弟子毛宇湘等人,几经寒暑,广为收集整理,纂成《温病大家郭可明治疗乙脑实录》,即将付梓,这不但对于继承、整理、发扬名老中医经验,提高中医从业人员运用"温病学说"治疗急性温热病及各种"急症"的能力,具有极其深远的现实和历史意义;同时,也是对郭老先生及其专家团队的最好纪念,故为序。

广州医科 路志正

乙未仲秋 于北京怀善斋

（编者注:本文乙未年系2015年）

怀念故友巫君玉先生

——"巫君玉先生学术思想高级研修班"贺信

20 世纪 50 年代中期,我和君玉先生相遇于针灸大家杨济生先生的寓所,缘于对中医事业的忠诚和热爱,自此维系了我们相识相知几十年的友谊。我们常为学术上的点滴收获而欢欣鼓舞,也为"文革"后中医事业的现状而焦虑。但我们没有沉沦,而是奋起为中医事业做些实实在在的工作。为抢救中医善治急症这一专长,1982 年初在北京市卫生局巫副局长的支持下,我们和方和谦教授在鼓楼中医院举办了首届中医内科急症学习班,开创了"文革"后对"中医内科急症"研究的先河。

子在川上曰:"逝者如斯夫!"白驹过隙,转眼间君玉先生已离开我们 18 年余矣,然每当想起,其音容笑貌宛若眼前,其英年早逝,令人扼腕不已……君玉先生长于中医温病学说,擅用经方治疗急性热病及消化系统病症,其无门户之见,主张兼收并蓄,尽纳各派之长,师古而不泥古,堪为中医界之榜样。重阳九月,北京中医医院主办巫君玉先生学术思想高级研修班,注重名老中医经验传承,培养青年医师中医临床思维,是一件值得祝贺的事情,希望青年医师从巫君玉先生学术思想中汲取营养,早日成才!

最后,预祝研修班取得圆满成功!

于北京怡养斋

（编者注:本文丁酉年系 2017 年）

壶口瀑布揽胜

1996 年 8 月 14 日,随全国八届政协卫生部地方病考察团到陕西考察地方病,往返途中至宜川县黄河壶口瀑布参观,伫岸一看,瀑布沿壶口奔腾而下,宽约 50 米,虎啸龙吟,奔腾而泻,气势宏伟,非常壮观,阳光一照,如银河玉带,长空彩虹,熠熠生辉,大家摄影留念!旋至瀑布休息室小憩,省领导约我题词,却之不恭,随题:"天下奇观,第一瀑布,好好开发,光我中华",以作纪念。

归途中,得打油诗一首:

宜川瀑布气势宏,

虎啸龙吟惊苍穹;

天下奇观唯壶口,

壮我华夏自豪情。

"路志正行医60周年学术研讨会暨拜师大会"致辞

各位领导,各位专家、教授,女士们、先生们:

今天正是气候炎热的三伏节气,承蒙大家在百忙中冒着酷暑,莅临指导我们的大会。对此,请允许我以我个人名义和我们全体师生,向大家致以诚挚的、衷心的感谢!

我是一名普通中医人员,是在党的中医政策光辉照耀下,在组织的关怀和辛勤培育下,使我在中医学术和医疗技艺上有了较大的进步与提高,在工作上虽然做了一点应做的工作,取得了一点点成绩,但距离党和人民的要求还相差太远,即使取得一点微不足道的成绩,也是组织上培养的结果,是广大中医同道帮助、支持的结果。

全国中医药学会,在卫生部、国家中医药管理局的领导和关怀下,为我举办这次学术研讨会,蒙各位领导和国内外中西医药学家和朋友们,纷纷寄来题词、贺信、贺电,语多溢美之词,深感愧不敢当。我认为这不只是对我个人的褒奖,而是对广大中医药界的表彰与巨大鼓舞,对我个人来说既是鼓励,又是更大的鞭策。

这次会议,还附带拜师内容,孟子说过:"人之患在好为人师",我常常以此作为自省。何况自己滥竽医林,并无很好造诣,自不敢以授业解惑自居。好在他们大都毕业于中、西医学院校,都有很好的中、西医学基础。其中主任医师2人,副主任医师3人,有3人担任正、副院长,且均是科主任,有的荣获国务院特殊津贴,为专业技术拔尖人才,在医、教、研工作上均取得过不同等级的成果,在当地又是名医。今后,我将本着互相学习,共同提高的精神,亦师亦友的办法,互相学习,共同提高,切磋学问,搞好科研。为提高中医学术水平和临床业务能力,为发展具有我国卫生特色之卫生事业,在我有生之年,更加勤奋地工作,坚决贯彻落实党中央、国务院关于卫生工作决议,而共同努力,鞠躬尽瘁,自强不息。

最后再一次向各位领导,各位专家和国内外的朋友们致以深深的谢意!

路志正

1997年8月4日

"路志正教授行医65周年暨80华诞学术研讨会"致辞

各位领导,各位专家、教授、院士、友好、女士们、先生们:

大家晚上好!

今天正是气候炎热的仲夏季节,承大家在百忙中不辞辛劳,冒着暑热前来参加我们的大会,使我深为感动。请允许我以我个人和我们全体师生的名义,向大家致以崇高的、诚挚的感谢!

我是一个一般中医人员,是在党和组织培养和教育下逐步成长起来,对党的中医政策,我是坚决支持、百分之百拥护,特别是在20世纪50年代深入系统学过中央对中医工作的方针政策,更加有深刻的理解和体会。几十年来一直遵照党的方针政策办事,既要加强中医内部团结,又要与西医同志紧密合作;既要克服中医门户之见,又要防止以西医为主、简单地否定中医。尤其是民间一技之长,如捏积冯、季德胜蛇药等更应重视。继承是手段,发扬是目的,越是民族的越是世界的。我只是根据党的中医政策做了一点微不足道的工作,没有取得什么成绩,即使取得一点成绩,也是组织培养的结果,是广大中西医同道帮助支持的结果。

今天,中国中医研究院(现中国中医科学院)广安门医院又为我举办八秩活动,感到组织上照顾太多,给的荣誉太多,又劳大家费神前来,益增内疚和不安,只有更好地工作,以答谢组织上和各位领导、专家、学者、同道们的深情厚谊。

斗转星移,时光如电,倏已进入21世纪第一个新年,我已年届八秩。前人有:"人生七十古来稀"之谚,我认为应改为"人生七十不稀奇,百岁寿星有的是"。这是由于我国社会安定,经济繁荣,人民生活水平大大提高,人均寿命已达70岁左右,这是我国卫生事业取得重要成绩的标志之一。据今年世界卫生组织对年龄阶段的划分来看,75~89岁属于老年,所以我还差9岁,不够老年资格,但有不少体会。

1. 中医药事业没有党的中医政策,中医就没有今天。旧社会(中华人民共和国建立之前),中医受轻视、歧视,甚至要被消灭。新中国(中华人民共和国建立后)把发展传统医药纳入宪法,特别是自国家中医药管理局成立以来,中医医教研工作都得到了全面的飞速发展。以广安门医院为例,创建于1955年,1960年代日门诊量才600~700人,病床才190多张,根本不能满足广大患者的客观需求;1994年在国家计划委员会、财政部,国家中医药管理局和中国中医研究院的大力支持下,医院领导自筹资金 3000 多万元,用于新门诊楼的建设和原病房的扩建工作,终于去年 9 月正式启用。新门诊楼建筑面积 24 600 平方米,是原门诊楼的 5.26 倍,日门诊量 2000~2500 人次,病房开发病床 505 张,设有 24 个临床科室,包括一些疑难病、心身病等特色科室,并增添热 CT、钴 60 机等具有国际先进水平的血液净化设备,出现了欣欣向荣的新面貌。

2. 随着我国国力增强、对外交流的日益增多,我院在马来西亚等国均有合作交流项目,许多医护人员频频出国,以我个人而言,即先后奉派到十几个国家和地区(包括我国港、澳、台)。1999 年我随着李振吉副局长到摩洛哥参加第二届国际替代医学大会作学术报告,当我宣布来自中华人民共和国中国中医研究院时,台下数百人热烈掌声,使我内心深深感到作为中国人的无限自豪,特别是能将我国岐黄生命科学推广到世界,为其防病保健事业做出一点贡献,而感到作为一名中医人员的无限光荣。

上述即可充分说明,没有党的英明政策中医哪能有今天。由小看大,可窥见全国。本次中国中医药学会和我院为我筹办八秩活动,由学生们研究将我在新中国成立后从事中医学术活动(包括国内外),以图片形式表达出来,以说明党的中医政策无比英明伟大,是在我身上一个缩影,也是一些真正中医药人员为把中医药学推向世界的一个真实写照。同时,在专辑中,将 1997 年各位领导、专家、友好题词一一印出,以表谢忱!

莫道桑榆晚,红霞正满天,我虽年届八秩,愿在有生之年,与大家一道为振兴中医药事业,为落实江主席今年 3 月 4 日在政协会议上的重要指示,而竭尽绵薄之力。

对筹备本次会议,编排专辑,设计、校对、印刷、摄影、新闻的同志们致以深深的谢意! 对本次题词的各位领导、国内外专家学者,因时间关系,未能收入本集,谨致歉意,并请谅解。我将妥善保存,以作永久纪念!

最后,祝在座的各位领导、专家、学者、友好、女士们、先生们、新闻工作者,青春永驻,健康长寿! 阖家快乐!

路志正

2001 年 6 月 6 日

"路志正从医70周年学术思想研讨会暨90岁生日聚会"答谢词

尊敬的各位领导、各位专家、各位嘉宾、各位同仁、国内外的朋友,大家上午好!

数九寒天,冬去春来之际,大家冒着凛冽北风,放弃假日休息来参加我从医70周年学术思想研讨会暨90岁生日聚会,使我万分感动,谨向大家致以衷心的感谢!

近年来,在党中央、国务院、卫生部、国家中医药管理局的领导下,认真贯彻党的中医政策,坚持中西医并重的方针,使中医药事业得到了快速的发展,老中医药专家学术及临床经验得到了重视,取得了可喜的成果。

中国中医科学院和广安门医院,十分重视中医传承工作,为传承工作提供了良好环境和条件,我代表我的团队向各位领导表示感谢!

有人说,老中医药学家是社会的巨大财富,在此,我想强调两点:

1. 要活到老、学到老 近年来,随着人民生活水平的提高,气候变暖等因素,疾病谱也发生一些改变,非典、艾滋病、甲流等疾病不断出现,给中医药的发展提供了新的机遇和挑战。我们不能有丝毫的松懈和骄傲情绪,要居安思危,《内经》早就强调防患未然的预防思想,至今仍有十分重要的指导和临床应用价值。所以应发扬"活到老,学到老,用到老"的学风,落实科学发展观,继承与创新并进,才能应对突发性和一些疑难疾病,中医药才能大有作为。

2. 老当益壮、薪火相传 名老中医的学术思想与丰富临床经验是社会的巨大财富,也是我国乃至人类巨大的财富,我们要有曹操《龟虽寿》"老骥伏枥,志在千里"的华夏民族魂魄,为中医药事业的发展无私奉献,把我的临床经验和学术思想毫无保留地传给后学。

师承教育在我国源远流长,有丰富教育理论和经验,涉及各个系统,并非中医所独有。而中医师承,因为儒学官学地位的确立由儒医衍变而来,如果从孔子创儒学办私塾算起,也有2500多年的历史。

中医药文明是华夏祖先对人类文明的伟大贡献,其传承则是现代中国人责无旁贷的历史责任。中医药学是实践性极强的学科。一段时期以来,中医药的文化传承出现了方方面面的问题和困境。如中医西医化、中医疗效不明显和人才短缺等。所以,我认为中医教育应改革创新,将师承教育纳入院校教育中,培养实用型中医人才。

春节将至,我再次感谢各位领导、专家以及国内外朋友的光临,提前给各位拜个早年,祝各位笑口常开、身心康泰、青春常在、万事如意! 在兔年能大展鸿"兔"! 最后,请允许我为我的家乡——河北藁城市父老乡亲拜年,祝在新的一年里,人寿年丰,鹏程万里! 谢谢!

路志正

2011 年 1 月 9 日于人民大会堂广东厅

耄耋传承惠黎民
——"石国璧先生从医64周年暨学术思想研讨会"贺词

尊敬的石国璧先生、夫人张秀娟女士,尊敬的各位领导、各位同仁、各位宾朋:

大家上午好!

今天,我们齐聚一堂,共同参加"石国璧先生从医64周年暨学术思想研讨会",对于这次会议的顺利召开,我首先表示衷心的祝贺!

石国璧先生,出生于中医世家,受家庭的熏陶,他走上了业医之路,回看他64年的医、政生涯,颇有一些传奇色彩。之所以说他传奇,这是因为:

第一,他先后毕业于兰州卫校医士专业和北京中医学院,是新中国成立后所培养出的首届中医高等人才。由于两年的医校学习和其后随甘肃名医张汉祥、张涛清抄方3年的临证实习,为其积淀了不少中医基础知识,铸就了一定的中医童子功。当他再次进入北京中医学院(现北京中医药大学)学习时,他心无旁骛,不仅专业思想稳定,而且知道珍惜时间、带着问题如饥似渴主动地学。因此,当石先生再次从中医学院毕业时,其中医基本功是全面、厚重而扎实的,这一点从他后来的医论、医著尤其是医案中,可以得到很好的证明。我以为这一点是石先生在学术上取得突出成绩的重要原因之一,而这种传承方式,符合"学中医从娃娃抓起更易成才"的规律,就如同前些年"山东省中医少年班"一样,仍有其存在的价值,值得试点推广。

第二,石国璧先生曾从事医政管理工作20余年,是全国首位中医出身的省卫生厅副厅长。近百年来,随着西学东渐,中医在"不科学"大帽子的重压下,元气大伤,团队的规模一直在缩减。目前中医药事业的复兴虽然有所起色,但其基本态势还未真正改观,形势仍很严峻,不容乐观。造成这一问题的原因固然很多,但有一条,那就是中医人的参政、议政意识薄弱,而在国家决策部门中能读懂中医、了解中医的人少之又少,即缺少中医的支持者、守护者也是很重要的原因之一。可以设想,如果在全国厅局级干部中,石国璧式的人物再多一些,我们的中医工作还会如此被动吗?之所以会有以上想法,是源于我看到了2010年青海玉树强震、甘肃舟曲特大泥石流发生后,甘肃省卫生厅迅速组织中医力量奔赴了抗震救灾一线。事后记者所发表的一篇传记文学报告,报告中写道:"抢险救灾工作中,充分发挥中医简、便、验、廉的长处。为防止灾后传染性胃肠道疾病的流行,他们调了160多吨大蒜,人均吃了3~4斤(1.5~2kg),结果效果非常好,没有发生疫情。并且他们还将大蒜烧熟内服或喝少量花椒水治疗腹泻。有些因建筑物倒塌，腿脚压伤骨折者，采用中西结合保守疗法进行治疗，内服中药、外敷药膏，并喝黄芪水和猪蹄汤，结果好得很快，避免了截肢。有一段时间，部分解放军战士和群众患上了"烂裤裆""烂皮肤"的皮肤病，他们用苍术、黄柏煎液涂抹在患处，撒上滑石粉，四天后皮肤就好了……"

这份报告，着实令人振奋。这是中医人继 2002—2003 年参与抗击 SARS 来袭取得重大胜利后的又一创举。这些生动鲜活的事例，雄辩地证明了中医药的科学性、有效性；同时也有力地证明了在重大卫生突发事件或自然灾害面前，只要给他这个机会，中医是可以大有作为的。

在令人振奋高兴之余，几个疑问也随机浮现在我的脑海中，我国是一个自然灾害频发的国度，每年不同程度的各种自然灾害或卫生突发事件在不同省份都会有所发生，而甘肃地处西北内陆，从历史和中医资源来看，它并没有多大的区位优势。然而，为什么当自然灾害或卫生突发事件发生后，甘肃的中医团队能得到上级主管部门的信任，有机会走到战斗一线，而且显得人才济济、技艺娴熟且从容不迫地能取得佳绩呢？由于 2011 年时，石先生早已退休，因此上述事件与他有没有直接关系，我不知道。但俗话说得好："前人栽树，后人乘凉。"任何好风气、好作风，都不可能一蹴而就，而是在长期坚持、日积月累过程中养成的。由于我没有与国壁就工作进行过深入的交流，因此不好妄加评论，然早在 20 世纪 60~80 年代，甘肃省就举办过多期西学中离职班，培养了一大批优秀的中西医结合人才的这一点，还是有目共睹，人人皆知的。因此，可以推知石厅长在位期间，对甘肃中医药事业是多有贡献的，我们不应忘记他。

第三，石先生是一个不甘寂寞、勇于进取、永不言输的人。1996 年，退休后的他和夫人一起到美国去讲学。到后才发现，在这个西医为主导的西方世界中，中医只被视为替补医学（CAM）的一部分，他们根本不承认我国的中医执业医师资格。为了一较"中医也能治疗许多疑难病症，不是简单的替补医学"这个真儿，两人不服老，无论风霜雨雪，天气如何恶劣，他们起早贪黑，一边打工，一边学习英语。就这样经过 4 年的拼搏，终于考取了美国执业医师的资格，在纽约开设了自己的"疑难病中医诊疗中心"，接待了从世界各地来的一批批的患者。11 年后，当他们拿着百余份典型验案请我审阅时，我一方面为他们所取得的骄人成绩而高兴；另一方面更为他们的吃苦耐劳，不畏艰辛，勇于进取的优秀品质所感动。他们用事实有力地证明了中医不但能给国人治病，同样也能治好外国人的病，更为中医走出国门，服务于世界人民做出了积极贡献。

第四，正当"诊疗中心"的业务节节攀升，一批批的患者，从世界各地络绎不绝赶来就诊时，石老夫妇两人却毅然决然地停掉了"中心"的业务，落叶归根，回到了魂牵梦绕的祖国。两人先是应聘于甘肃省二院，成为中医坐诊专家；近些年，因年事已高，故又来到北京和子女同住。但他享不得清福，几十年来的业医生涯，造就了他与学生、与患者的鱼水情谊和难以分离的关系，正因为如此，他们又组建了"北京市朝阳区石国璧名老中医传承工作室"，参与到"北京市中医药薪火传承'3+3'工程"中来，以便为中医薪火传承工作再做出一些新的贡献。

就实现中医的伟大复兴来说，我以为必须抓好两件事：第一是苦练内功夯实基础，这其中又包括两项，一是提高每位中医人的文化素养和临证水平，二是办好各类医校和抓好薪火传承工作，培养出更多的合格接班人；第二是面向国内外普通百姓和各级官员、领导做好中医宣传工作，让更多的黎民百姓了解、接受、支持、喜爱中医，尽力为中医的生存和发展营造一个宽松祥和的外部环境。不过，在上述两点中，提高"疗效"乃是中医生存的根本，是硬道理，离开"疗效"奢谈复兴，一切均将归于枉然。在此意义上来说，国璧先生是中医事业的实践者、推动者，是中医的代言人和形象大使，他在国内外两个战线上都为中医工作做出了极大贡献。实可谓"医政双馨多建树，举贤落后变典型，执业海外传美誉，耄耋传承惠黎民"。愿我们大家以石先生为榜样，学习他锐意进取，永不停歇的人生态度；学习他治学严谨、精益求精、实事求是的工作作风；更学习他对中医的无比热爱和对中医事业的无限忠诚！最后，愿大家都争当中医的形象大使，为中华、为中医药事业的伟大复兴贡献出自己一份绵薄之力。

顺致国璧先生，健康长寿！工作顺利！

谢谢大家！

廉州医翁 路志正

2015 年 6 月 28 日

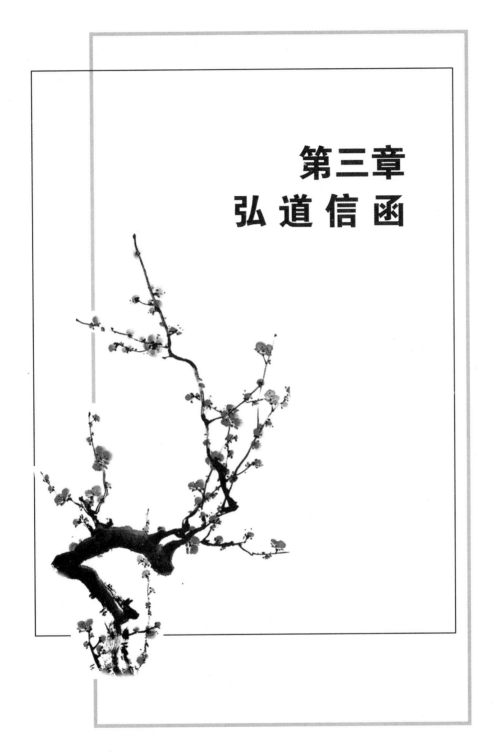

第三章
弘道信函

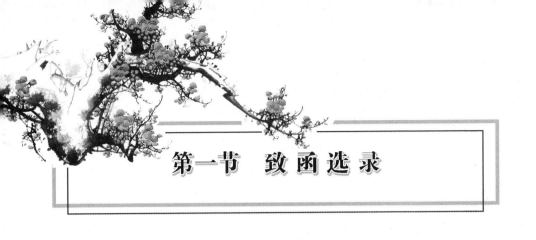

第一节　致函选录

致函李岚清副总理

尊敬的李副总理：

　　您好！

　　党的十七大、十八大均提出"坚持中西并重"的卫生总方针。在您带领下的医改工作，充分发挥两者优势，取得了不少的成绩！但也应该看到，我国人口多、底子薄，又进入老龄化初期，欧美国家尚不能解决好医保问题，我们面临的困难可想而知。但我们中国有中医，是中国人的幸运。近年有的贫困省，在突发自然灾害中，为我们做出了榜样。如青海玉树地震、甘肃舟曲泥石流大灾中，以内服膏药、外用小夹板固定，免去截肢致残之痛；用二妙散煎汁外涂，从而使军民的"烂裆"之患迅速痊愈；用大蒜"土法"，有效防止了疫情的发生。取得这样好的成绩，关键在于担任甘肃卫生厅厅长的是一位中医。

　　早在1982年我国《宪法》明确规定："发展现代医药和我国传统医药"，但是，中医学术特色淡化、理论西化、疗效下降、后继乏人、市场萎缩的现状，依然没有从根本上得到扭转。究其根源，半个多世纪以来社会上流行的"中医西医化"的思潮，始终盘踞在中医教育、医疗、科研、管理的体制之中。它顽固阻碍着中医按照自身科学规律的健康发展，严重干扰了《宪法》精神与卫生工作总方针的贯彻落实，使中医面临走向自我消亡的危险境地。

　　为了贯彻党的卫生工作总方针、为了中医事业的全面复兴，我们想到，卫生部部长的人选，能否考虑选一位热爱中医事业、重视中医，既懂中医又学过西医，力践"中西并重"方针的干部担任？

　　发展中医药是我国未来发展上具有重要战略意义的大事。我们这一代人为中医的兴衰献出了毕生的精力，所以此时更关心中医的命运与前途。真心希望中医能在一二十年内与西医并驾齐驱，能在三五十年后为人类健康事业做出突出贡献。若能如此,则人民幸甚,国家幸甚,民族幸甚,人类幸甚!

以上意见,供您参考!

国医大师 路志正 邓铁涛

2012 年 12 月 20 日

尊敬的李副总理:

您好!

党的十七大、十八大均提出"坚持中西并重"的卫生总方针。在您带领下的医改工作,充分发挥两者优势,取得了不少的成绩!但也应该看到,我国人口多、底子薄,又进入老龄化初期,欧美国家尚不能解决好医保问题,我们面临的困难可想而知。但我们中国有中医,是中国人的幸运。近年有的贫困省,在突发自然灾害中,为我们作出了榜样。如青海玉树地震、甘肃舟曲泥石流大灾中,以内敷膏药、外用小夹板固定,免去截肢致残之痛;用二妙散敷汁外涂,从而使军民的"烂裆"之患迅速痊愈;用大蒜"土法",有效防止了疫情的发生。取得这样好的成绩,关键在于担任甘肃卫生厅厅长的一位中医。

早在 1982 年我国《宪法》明确规定:"发展现代医药和我国传统医药",但是,中医学术特色淡化、理论西化、疗效下降、后继乏人、市场萎缩的现状,依然没有从根本上得到扭转。究其根源,半个多世纪以来社会上流行的"中医西医化"的思潮,始终盘踞在中医教育、医疗、科研、管理的体制之中。它顽固阻碍着中医按照自身科学规律的健康发展,严重干扰了《宪法》精神与卫生工作总方针的贯彻落实,使中医面临走向自我消亡的危险境地。

为了贯彻党的卫生工作总方针、为了中医事业的全面复兴,我们想到,卫生部部长的人选,能否考虑选一位热爱中医事业、重视中医、既懂中医、又学过西医、力践"中西并重"方针的干部担任?我们看到,王国强同志任国家中医药管理局局长以来,以《宪法》和"中西医并重"为宗旨,以贯彻国务院 16 号文件为根本,在强化中医特色、充实中医内核、普及中医知识、中医参与医改、发展民营中医、改革中医教育等方面,做了大量艰苦细致的工作。并多次奔赴抗灾一线,推动中医药在救灾中发挥作用。大家普遍感到,这几年是继崔月犁同志之后,中医事业与学术上的又一个"小阳春"。王国强同志事业心强,诚信度高、思路开阔、作风扎实,得到社会上的认可和中医界的赞赏。倘若在体制改革上能得到上下的支持与配合,他在中医的发展上一定会做出更好的成绩。为此我们建议,他出任卫生部长为好。

发展中医药是我未来发展上,具有重要战略意义的大事。我们这一代人为中医的兴衰献出了毕生的精力,所以此时更关心中医的命运与前途。真心希望中医能在一、二十年内与西医并驾齐驱,能在三、五十年后为人类健康事业做出突出贡献。若能如此,则人民幸甚、国家幸甚、民族幸甚、人类幸甚!

以上意见,供您参考!

国医大师 路志正 路志正 (签名)

国医大师 邓铁涛 邓铁涛 (签名)

2012 年 12 月 20 日

致函刘延东首长二封

一

尊敬的刘延东首长惠鉴：

我国是世界上仅有的中医、西医两种医疗体制并存的国家，这是我国医疗卫生事业的特色与优势所在。尤其是近年来，中医药在几次重大传染病防治中所发挥的作用，得到了世界卫生组织的高度评价，并被越来越多的国家逐渐了解、认可和接受。

中医药学是一门实践性很强的学科，因此，形成了自身发展规律相适应的师承教育模式，它是一种理论与实践紧密结合的、传授知识的有效方式，对中医"原汁原味"的传承具有较好的效果。师承教学模式的优势在于临证为本，融医德、医理和医术为一体，使学生在老师的耳濡目染下，感悟中医的深厚内涵，体悟老师的人格魅力和学术修养。"文革"前，各中医院校曾采用师承教学模式，培养出了五期学员，他们中大部分人已成为各大医院和科研机构的主力军，至20世纪90年代中后期，这批人相继进入退休年龄。而目前以院校模式培养的一线中医大夫，受现代医学教育的影响，中医不"中"的现象渐凸显，中医院校的本科毕业生、研究生难以把握中医精髓，已经不能满足新时期人民群众对中医特色医疗服务的需求。

从国内外成功的医学教育经验看，经过系统理论知识学习后，以师带徒的模式开展教学，使学生在临床实践中学习诊疗技能，是培养实用型人才的必由之路。为此，路志正、颜德馨、张琪、王永炎等为代表的专家学者一致认为：在院校教育模式"失灵"的今天，理应重新审视师承教育模式，遵守中医教育规律、教学规律和人才成长规律，把师承教育模式加以创新，并纳入中医药教育体系中，是扭转中医药发展人才断档、青黄不接现状的重要途径之一。否则，待"文革"前以师承授受方式培养的学员不能发挥作用时，再谈教育改革，譬犹渴而穿井，斗而铸锥，不亦晚乎？上述观点亦得到业界的广泛认同。

有鉴于此，我倡议召开"中医药传承教育发展高层论坛"，旨在落实全国教育会议精神，促进中医教育改革，探讨中医药师承教育模式的创新与发展。若蒙您鼎力扶持，真可谓是利在当代，功在千秋。

近渐入严寒，祈为国珍重！

路志正

2010年11月

二

尊敬的刘延东首长惠鉴:

在国家对中医药的关于加强大力扶持下,中医药事业蓬勃发展,在维护世界人民健康中发挥了重要作用。但作为一名从业多年的中医医生,我深知中医药的作用远未充分发挥,这里面除了中医自身能力有待提高的问题之外,还有一个核心问题就是中药材的资源和质量问题。

中医的疗效好坏主要取决于中药材。近年来随着中药需求量的激增,不仅导致中药材的价格飞涨,而且对于野生中药材的过度采挖已经严重影响了生态环境。所以,中药资源持续利用危机,已经成为制约中医药事业自身发展和走出国门的瓶颈问题。

中医用药强调药材的"道地性","道地药材"是中药资源领域最为核心的内容,涉及道地药材的种植、加工及产品开发等多个方面,道地药材持续利用关系到中药资源的可持续利用,也是实现国家资源战略的有效途径之一。因此,在这一领域进行深入的科学研究是十分必要和紧迫的。中国中医科学院王永炎院士、黄璐琦首席研究员领导的科研团队在此方面开展了深入系统的研究,已经具备了较为完善的道地药材研究平台,技术手段达到国际先进水平,并获得了多项国家科技进步奖,若能以此设立国家重点实验室,必将有力地解决中药资源可持续利用问题,更好地发挥中医药在维护世界人类健康中的作用。因此,希望您支持设立"道地药材持续利用国家重点实验室"。若蒙您鼎力支持,将有力地推进中医药事业的发展。

近春风料峭,祈为国珍重!

中医　路志正
2012 年 3 月

致首长书——请支持立项研究

中医药学乃中华民族智慧之结晶、传统文化之瑰宝，医道恢弘，呵护中华民族繁衍生息五千年，日月寒暑，虽时境变迁，疾病乖戾，依然见微知著，疗效咸彰，益受民众爱戴，惠及四海五洲。

近百年来，西学东渐，中西医并行，中医学发展缓慢，学人中医功底薄浅，老中医经验继承屡弱、方法失当，临床疗效日益堪忧，然实乃千秋伟业。今逢政府重建国家医疗卫生事业体系，推动中医参与体系建设，吾辈甚是欣慰。更有国务院 22 号文件颁布，高度重视民族医药之发展，政策倡明，中医学道经千载，时逢盛世，将日显光辉。

去年，国家重视支持评选国医大师，倍增中医士气。怎奈诸位大师年近古稀，不足一年，老友故交已逝四者，徒增责任与压力。国医任继学老乃脑病大师，已仙逝三月，毕生学识经验未及研究，事业之损失，学界之遗憾；中药开发亦三十有年，虽新方近万，罕见名药显世。健世老中医之经验如不抢救开发，恐愧对前贤后人。吾毕生为中医倾尽心力，临证对脾胃理论略有心得，中医脾胃为人之后天之本，与各系统疾病的发生及其治疗具有内在联系，多年来囿于条件，临床学术总结不够，经验也亟待深入研究。

吾年已近九十，深感时光迫切，愿将毕生经验造福社会，尚能有精力指导年轻学者，将吾之一生学术经验进行系统开发，为吾辈中医临床经验继承研究走出示范之路，亦了却晚年心愿。现经弟子门人整理，确立"脾胃学说临床系统开发研究"项目，全面研究脾胃理论与心脑血管疾病、老年疾病、内分泌、肿瘤等各科疾病治疗之关系，老叟唯恐难以立项资助，今愿领导给予考虑支持解决，感激难以言表，是书，大谅！

路志正

2008 年 11 月

致函王国强副部长

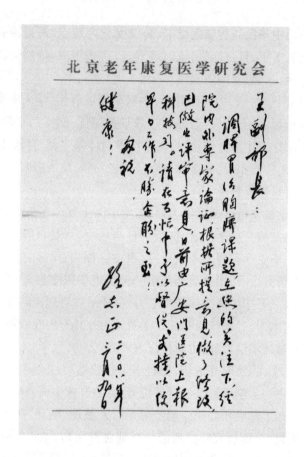

王副部长：

调脾胃治胸痹课题，在您的关注下，经院内外专家论证，根据所提意见做了修改，已做出评审意见，日前由广安门医院上报科技司，请在百忙中予以督促、支持，以便早日工作，不胜企盼之至！

匆祝

健康！

路志正

2008 年 3 月 9 日

致函于文明副局长

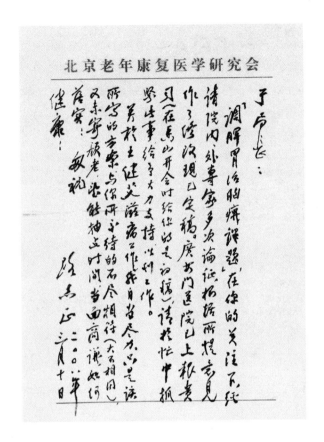

于局长：

　　调脾胃治胸痹课题在你的关注下，经请院内外专家多次论证，根据所提意见做了修改，现已完稿，广安门医院上报贵司（在马山开会时给你的是初稿），请于百忙中抓紧此事，给予大力支持，以利早日工作。

　　关于王健艾滋病工作，我自当尽力，只是该所写的方案与你所交代的不尽相符（大不相同），又未寄颜老，望能抽点时间当面商谈如何落实！

　　匆祝

健康！

路志正
2008 年 3 月 10 日

自瑞士致函广安门医院领导

荣林同志并烦转

姜院长,孙、杨院长并杨书记、姚院长:

首先向大家问好!祝工作顺利,医院事业蓬勃发展为颂!院门诊楼几月份能使用,均在念中。

时间真快,我来瑞士倏已月余,现汇报如下:

瑞士索伦托市,是个3万人左右的小城市,是德语区,四个主要民族,德籍占65%,法籍18%,意大利、罗马次之,其他则有越南、巴基斯坦、非洲、中国等地人民,讲四种语言。出生于瑞士伯尔尼(首都)的安德·里亚斯先生,是外科医生,毕业于德国医学院,取得博士学位。他在长期临床中,看到不少病西医治之效差,经随京达学习而热爱中医药学。

10年前,我国驻瑞大使钱嘉东先生之夫人患风湿病,回国经我治愈。当时谈到这里风湿病多,有很深印象。这次安德·里亚斯先生拟筹备"中华传统医疗中心",原打算在伯尔尼首都,由于瑞士法律各区不同,不批准,而来此筹办。经过申请现已批准,先从临床由小开始,采取双重诊断办法,用中医综合疗法诊治,给以指导工作。

　　他拟筹办中医学院,但涉及:①学生来源、住宿、教室等设施事宜。②教师,国内会英语者多,德、法语者少,我国在此留学生不少会德语,但不懂中医药学,授课有困难。我院医师会英语者多,会德语者同样少? 看如何与其合作? ③与安德先生合作的松塔先生是个中国通,与我国做商业 15 年,对东直门医院、武汉等地中医单位均有联系,还得多做他的工作。中药也是大问题。这里气候较潮湿风冷,从意大利吹来的东南风又冷又硬,从德国西南吹来的风较潮湿柔和,瑞士多山、多云、多阴雨,冬长、多雪,所以患风湿病的人较多。一位朋友说:"瑞士有句俗话,60 岁以上的人早晨起来后,如果身上没有疼痛,那这个人一定是死人。"这说明本地疼痛痹病之广泛性。我正搜集本地气象资料,以及生活习惯等有关因素,对研究风湿病有参考价值。

　　我准备本月下旬回国参加国际中医学术会议,但他们一再挽留,又刚起步,拟请假。

　　匆祝

健康!

工作顺利!

路志正

2000 年 4 月 10 日

致函广安门医院领导

广安门医院领导：

在长期的医疗实践和研究过程中，我受中医优秀文化的熏陶滋养，始终把中国书法作为运用和传播中医文化的载体和工具，并将两者有机地结合起来而有所心得。为此，我院许多领导、患者、学者、同道以及海外华人，希望能在我有生之年，看到我手书的医案、处方、诗词（包括前贤和自作）、典籍、题辞等结集刊行。他们这种美好的愿望，既是对弘扬中医文化的景仰，更是对我光大中医文化的鞭策。受这种愿望的鼓舞，我也萌生了编辑出版手书墨稿的想法。

经过整理和编排，拟将我手书的医案、处方、诗词、典籍、题辞等之精华约200幅（篇）结集成册，对其中全国名老中医贺寿和部分医理加以诠释，配之相应的图片和精美装帧，暂定名为《路志正杏林法书》，使之能以典雅的艺术形象和厚重的文化底蕴，成为传播中医文化的桥梁和载体。经过与出版部门的沟通，按照大16开本精美印制2000册，出版费、编辑费和印制费总共约需30万元人民币。

为此，特向院领导申请资助出版《路志正杏林法书》经费30万元，拟将印制的1000册归我院馈赠，其中的1000册由我留用，以上意见如无不妥，请予批准，不胜感激之至。

此致

敬礼！

路志正

2009 年 1 月 18 日

（注：文中《路志正杏林法书》以《路志正诗书墨迹选》平装本与线装本，于2010 年 10 月由中国中医药出版社出版，王阶、陈振酉、路喜善、刘喜明整理，深受读者喜爱，成为传播中医文化的桥梁和载体。）

复函何任老二封

一

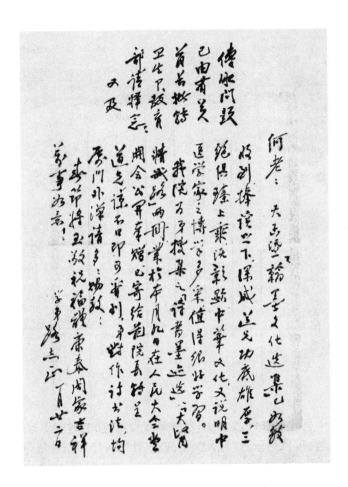

何老：

　　大函暨《翰墨文化选集》已如数收到，捧读之下，深感道兄功底雄厚，三绝俱臻上乘，既彰显中华文化，又说明中医学家之博学多才，值得很好学习。

　　我院为弟搜集之《诗书墨迹选》《大医精诚路》两册，业于本月9日在人民大会堂开会公开奉赠，已寄给范院长转呈。道兄谅不日即可看到，弟对作诗书法均属门外汉，请多多赐教！

　　春节将至，敬祝福体康泰，阖家吉祥，万事如意！

传承问题已由有关首长批,转卫生部、教育部释念。又及。

学弟　路志正

1月2日

二

何老:

顷接大函,知耄耋高龄,仍以中医事业为重,每周4次为患者服务,一诊4小时,不以为苦,反以为乐,这种大医精诚、不计个人体质精神值得敬佩!

信中对弟调理脾胃法治胸痹的鉴定消息极力嘉许,益增汗颜。搞中医学术研究,真正突出中医特色,困难重重,这一课题,用了6年时间,如加上以前所带3个硕士研究生,所进行专项的临床观察和实验研究,已接近15年。经过锲而不舍,持之以恒,总算少有端倪,尚须继续努力!

随着社会稳定,生活水平提高,我国人均寿命普遍延长,固然为喜,但日常工作亦应放松。方老日前西去,2月底弟与任老同到医院看望,即知难以挽救。京华一些老同道屈指可数。诚感吾兄多多珍重,适当导引气功(以静功为好)、太极拳、八段锦等锻炼,劳逸结合,以期永年。

从信中得知吾兄心电图ST轻度改变、T波轻度改变(时间)较长,近三五年走快则左胸憋闷，偶有隐痛，饮食、小便正常，舌苔正常，眠安，均为佳兆（坐半天也不觉吃力）。唯大便次数较多，而有排不净之感，且有痔血，脉来弦劲有力，心率偏快，午睡后及见更快，形体又较前发胖。根据以上分析，动则胸闷时而隐痛，固是供血不足，而中气不足是关键所在，尤其便次多而不净，非脾虚夹湿而何！

进复脉汤与心悸甚合，不过本方生地、麦冬、阿胶过于阴柔，不无滋腻碍脾之虞；甘能令人满，炙甘草、大枣不无壅滞影响气机升降之实，特别久服更会造成上述情况。今试拟一方，请吾兄斧正裁夺！健脾益气，调气祛湿，佐清湿热。

太子参 15g，炒白术 12g，云茯苓 18g，姜半夏 10g，

新会皮 10g，全当归 10g，炒枳实 12g，川郁金 9g，

苦参 6g，生谷芽、生麦芽各 15g，炒槐花 6g，

炙甘草 6g，生姜 2 片为引；7 剂。

其次，在饮食谱方面、生活习惯上，如少进甜食、浓茶、辛辣、生冷、肥甘，平时宜清淡、晚餐以少等，尚望讲求。如常服薏米粥等。

以上班门弄斧，当否？请指教！

今年 4 月 18 日，金陵蚂蚁研究治疗中心在杭州浣纱宾馆召开会议，特邀弟和弟妹参加，拟借此机会看看老兄，但能否如愿以偿，尚难肯定。医院另派出国为华侨诊病，恐两者时间相撞也。但只要赴杭，一定前去看望！

匆祝

健康长寿！阖家迪吉！

弟　志正

1995 年 3 月 26 日

复函李振华老

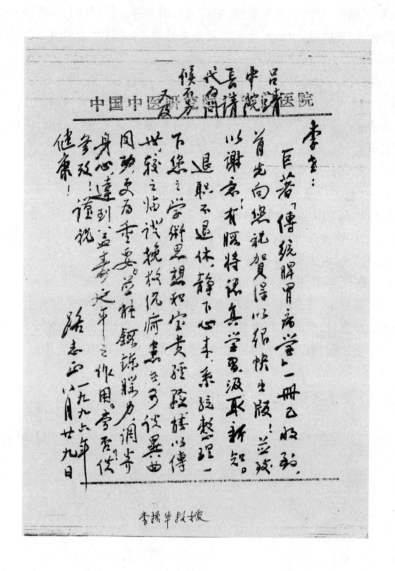

李老:

巨著《传统脾胃病学》一册已收到,首先向您祝贺得以很快出版!并致以谢意!有暇将认真学习汲取新知。

退职不退休,静下心来,系统整理一下您之学术思想和宝贵经验,能以传世,较之临证挽救沉疴患者,可说异曲同工,更为重要。并能锻炼脑力,调节身心,达到益寿延年之作用。当否? 供参考!

　　谨祝

健康!

路志正

1996 年 8 月 29 日

　　(注:文中《传统脾胃病学》系指《中国传统脾胃病学》,李振华、李郑生主编,中原农民出版社,1995 年)

致函邓铁涛老

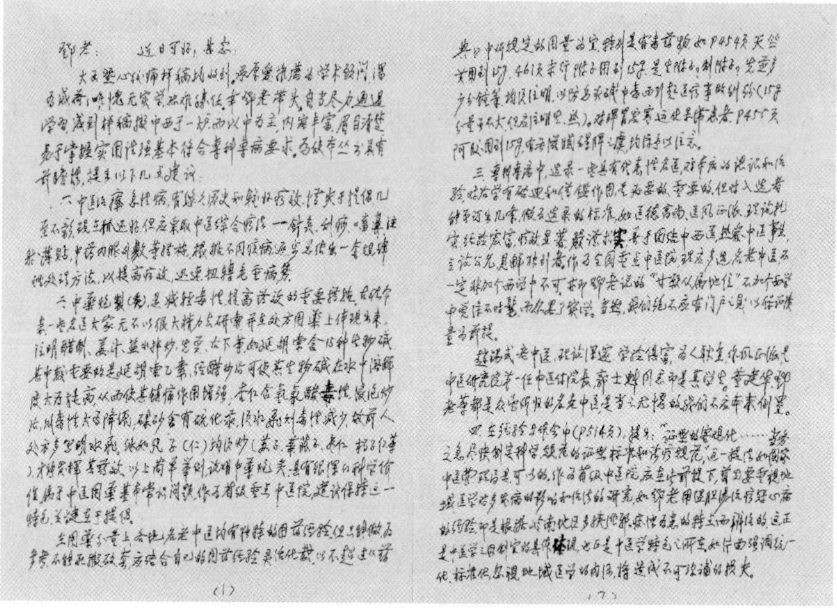

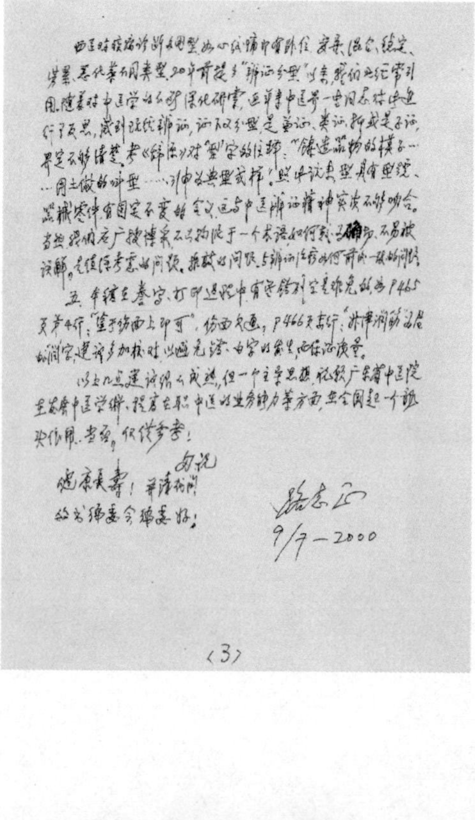

邓老：

近日可好！甚念！

大函暨心绞痛样稿均收到。承厚爱推荐为学术顾问，深为感荷！唯愧无实学，恐难胜任，幸邓老带头，自当尽力，通过学习，感到样稿撷中西于一炉，而以中为主，内容丰富，眉目清楚，易于掌握，实用性强，基本符合专科专病要求。为使本丛书具有前瞻性，提出几点建议：

一、中医治疗急性病，有悠久历史和较好疗效，惜失于提倡，几至不彰，现在抓还好，但应采取中医综合疗法——针灸、刮痧、嗜鼻、注射、薄贴、中药内服外敷等措施，根据不同疾病，逐步总结出一套规律性处理方法，以提高疗效，迅速扭转危重病势。

二、中药炮制是减轻毒性，提高疗效的重要措施，古往今来，一些名医大家无不以很大精力去研索，并在处方用药上体现出来，注明醋制、姜汁、盐水拌炒，先煎，后下，等。如延胡索含15种生物碱，其中较重要的是延胡索乙素，经醋炒后可使生物碱在水中溶解度大为提高，从而使其镇痛作用增强；杏仁含氢氰酸毒性，浸泡炒后，则毒性大为降低；朱砂含有硫化汞，须水飞则毒性减少，故前人处方多写明水飞。余如凡子（仁）均须炒（苏子、莱菔子、枣仁、柏子仁等）才能发挥其药效。以上简单举例，说明中药炮炙具有很深的科学价值，属于中医用药基本常识问题，作为省级重点中医院，建议保持这一特色，关键在于提倡。

在用药分量上，各地名老中医均有独特的用药经验，但只能作为参考，不能死搬硬套，应结合自己的用药经验，灵活化裁，以不超过药典中所规定的用量为宜，特别是有毒药物，如454页天竺黄用到15g，461页末行附子用到15g，是生附子？制附子？先煎多少分钟等均须注明，以防乌头碱中毒而引起医疗事故纠纷（15g分量虽不大，但应注明生、熟）。对脾胃虚寒，运化呆滞患者，455页阿胶用到15g，有些滋腻碍脾之虞，均得予以注意。

三、专科病房中，选录一些具有代表性名医，对本病的认识和治验，对后学有启迪和借鉴作用，是必要的、重要的，但对入选者能否订出几条，作为选录的标准，如医德高尚、医风正派、理论扎实、经验宏富、疗效显著、严谨求实、善于团结中西医、热爱中医事业、立论公允、见解独到者。作为全国重点中医院，理应多选名老中医，不一定非得加个西学中不可。亦即邓老说的"甘愿从属地位"，不加个西学中觉得不时髦，而忽略了实学。当然，我们绝不应有门户之见，以保证质量为前提。

赵锡武老中医，理论深邃，学验俱富，为人耿直，作风正派，是中医研究院

(现中国中医科学院)第一任中医副院长,郭士魁同志即是其学生。董建华、邓老等都是众望所归的名老中医,是当之无愧的,我们不应本末倒置。

四、在经验与体会中(514 页)提出:"证型的客观化……当务之急,尽快制定科学、规范的证型标准和诊疗规范",这一提法如国家中医药管理局是可以的,作为省级中医院,应在此前提下首先要重视地域医学对多发病的影响和治法的研究。如邓老用温胆汤治疗冠心病的经验,即是根据岭南地区多夹湿邪、痰浊为患的特点而辨治的,这正是中医学三因制宜的具体体现,也正是中医学特色之所在。如片面强调统一化、标准化,忽视地域医学的内涵,将造成不可弥补的损失。

西医对疾病诊断多用型,如心绞痛即有卧位、变异、混合、稳定、劳累、恶化等不同类型。20 年前提出"辨证分型"以来,我们也经常引用。随着对中医学的不断深化研究,近年来中医界一些老同志对此进行了反思,感到既经辨证,证下又分型,是类证抑或是子证,界定不够清楚。考《辞源》对"型"字的注释:"铸造器物的模子……用土做的叫型……引申为典型式样。"照此说来,型具有型号、器械零件有固定不变的含义,这与中医辨证精神实质不够吻合。当然,我们应广搜博采,不只拘泥于一个术语,如何较为确切,不易被误解,是值得考虑的问题、推敲的问题、与辨证治疗如何前后一致的问题。

五、本稿在誊字、打印过程中有些错别字是难免的,如 465 页第 4 行:"涂于伤面上即可",伤面欠通? 466 页末行:"升津润筋为君"的"润"字,建议多加校对,以避免错、白字的发生,而保证质量。

以上几点建议很不成熟,但一个主导思想,祝愿广东省中医院在发展中医学术,提高在职中医的业务能力方面,在全国起一个龙头作用,当否? 仅供参考!

匆祝

健康长寿!

并请代问丛书编委会编委好!

路志正
2000 年 7 月 9 日

致函李鼎教授

李鼎同志:

　　大作《杏苑诗葩》由李会长(李维衡教授)特意送来,非常高兴!开卷快读,知您对诗词深有造诣,除与裘老等唱和外,在校大力提倡,开设《诗词韵律与写作》选修课,为弘扬中华优秀文化与中医之紧密渊源,培养新一代学子做了大量工作,已取得可喜成绩,可喜可贺!

　　20世纪80年代中期,我与俞老在芜湖参加《医学百科全书·中医内科学》编写工作,抽暇赴采石矶一游。至太白楼,俞老诗兴大发,赋得凭吊李白诗,约我为其写出。惜终日匆匆,俟写出已逾五六年矣。此事我早已忘却,幸得在贵著中得以看到,值得感谢!

　　时光如电,我俦在京编《中国针灸学概要》时正值壮年,而今你已八秩,我亦虚度八十八。2010年将至,桃符又更,谨祝新年快乐,身体硕健,春节万福,阖府康泰!

路志正

2009 年 12 月 15 日

致函朱良春老三封

一

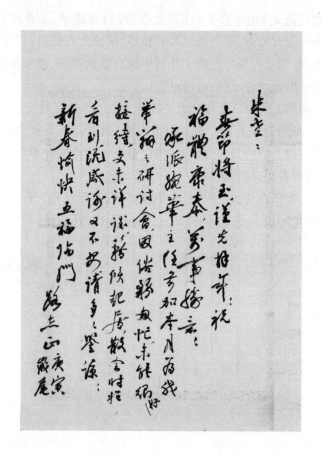

朱老：

　　春节将至，谨先拜年！祝福体康泰，万事胜意！

　　承派婉华主任参加本月为我举办之研讨会，因俗务匆忙，未能很好接待，文不详谈，籍候起居，散会时始看到，既感谢又不安，请多多见谅！

　　新春愉快，五福临门。

路志正

庚寅岁尾

（注：本函写于 2010 年春节）

二

朱老：

喜奉亲书之贺年卡，非常感谢！

寿逾九十有八，但所书字迹看，笔力遒劲，精、气、神一气呵成，足可寿享天年，望多珍重，勤于三教养生之术，堪为我师。

匆祝

阖家吉祥！

万事如意！

弟　路志正

甲午新春　于北京

（注：本函写于 2014 年春节）

三

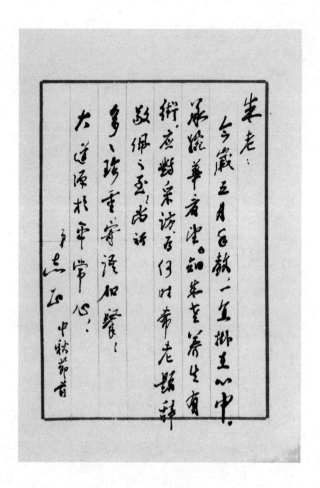

朱老:

　　今岁5月手教,一直挂念心中,承婉华看望。知朱老养生有术,应对采访。为何时希老题辞,敬佩之至!尚祈

多多珍重,寄语加餐!

大道源于平常心!

弟　志正

中秋节前夕

(注:本函写于2015年中秋节)

为朱良春老医著题词一首

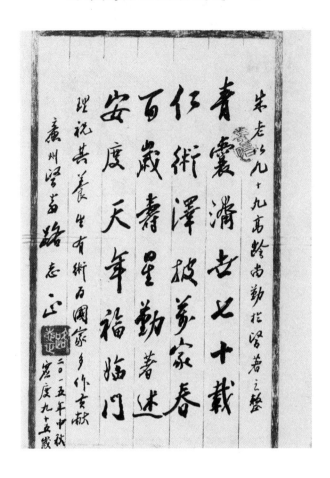

朱老以九十九高龄尚勤于医著之整理,甚为高兴,祈注意涵养精气。

青囊济世七十载,

仁术泽披万家春;

百岁寿星勤著述,

安度天年福临门。

理祝其养生有术为国家多做贡献。

廉州医翁 路志正

2015 年中秋 虚度九十五岁

致函张学文老

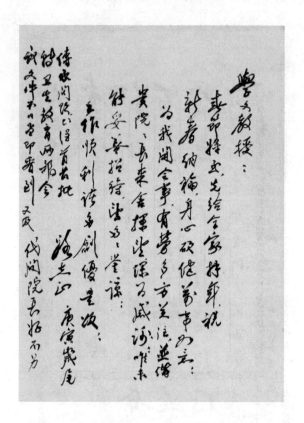

学文教授：

　　春节将至，先给全家拜年，祝新春纳福，身心硬健，万事如意！

　　为我开会事，有劳多方关注，并偕贵院院长来舍探望，深为感激！唯未能妥善招待，望多多鉴谅！

　　工作顺利，诸多创优是颂！

　　传承问题已得首长批，转卫生、教育两部，会议文件不日当即看到！又及。代问院长好，不另。

路志正

庚寅岁尾

（注：本函写于 2010 年春节）

致函王老并胡院长、凌主任函

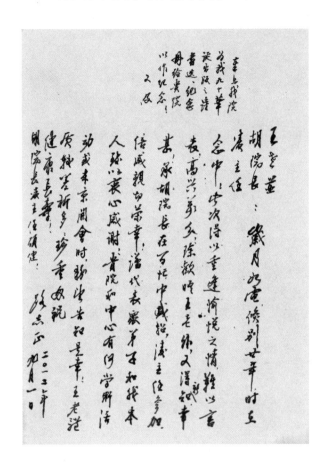

王老并胡院长、凌主任：

　　岁月如电，倏别 20 年，时在念中，此次得以重逢，愉悦之情，难以言表，高兴万分，除欢晤王老外，又得新知，幸甚！承胡院长在百忙中盛招，凌主任参加，倍感亲切荣幸！谨代表众弟子和我本人致以衷心感谢！贵院和中心有何学术活动或来京开会时，务望告知是幸！王老体质较差，祈多珍重！匆祝

健康长寿！

胡院长、凌主任硕健！

　　奉上我院为我九十华诞出版《诗书选》纪念册给贵院以作纪念！又及。

路志正

2012 年 9 月 1 日

复函张灿岬老

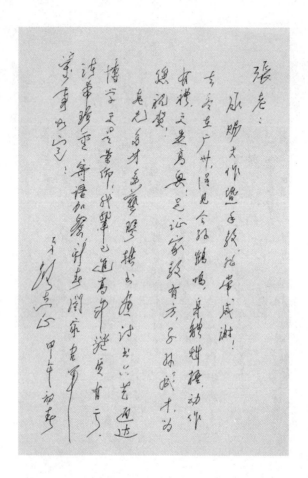

张老：

　　承赐大作暨手教，非常感谢！

　　去冬在广州，得见令孙鹤鸣，身体魁梧，动作有礼，更是高兴！足证家教有方，子孙成才，为您祝贺！

　　老兄多才多艺，琴棋书画，诗书六艺，通达博学，更是景仰！我辈已进高年，体质有亏，诸希珍重，寄语加餐，新春阖家吉祥，万事如意！

弟　路志正

甲午初春

（注：本函写于 2014 年春节）

致函陈彤云老

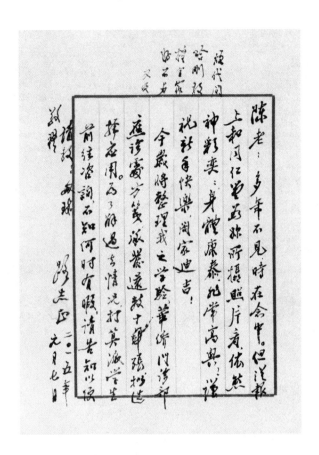

陈老:

　　多年不见,时在念中。但从报上和同仁堂为你所摄照片看,依然神采奕奕,身体康泰,异常高兴! 谨祝新年快乐,阖家迪吉!

　　今岁将整理我之学验,华侨门诊部应诊处方笺,承发还数十张拟选择应用。为了解过去情况,打算派学生前往咨询,不知何时有暇,请告知以便请教!

　　匆致

敬礼!

　　烦代问哈刚(陈老之子)教授全家好,不另,又及。

路志正
2015 年 1 月 7 日

致函丁彦伶记者

许武庆先生请分神转

丁彦伶记者：

首先向你们致以亲切的问候！感谢你们对我们之接待。特别是丁记者在繁忙工作中抽出宝贵时间，予以及时采访和报道，这对弘扬中华文化、普及中医药知识、加强两岸中西医团结合作、共同提高学术水平和医疗能力等方面，无疑起到了很好的媒体导向作用。但在发表我之谈话过程中，可能限于时间短促或方言、组稿前后倒置等问题，个别地方与我所谈极不一致，有的甚至是我从未说过之话，不无遗憾，为了对患者负责，实事求是，特提出以下意见：

一、随着人民生活水平提高，饮食谱之改变，现代人多晚餐丰富，海味鱼鲜，饮食无节，生活无度，活动量减少，是造成心脑血管病、糖尿病发病年龄提前因素之一，而胆结石从病因病理上说，是由湿热蕴结所致，两者提法不宜混淆。

二、我所治胆结石患者，是一般人员，且在北京。我从未说他是"地方首长因为经常大鱼大肉"，估计是你将第一条观点移位而来，一是与当时的条件不符,二是与这位患者生活简朴、工作扎实相悖。理应给以实事求是的介绍。

三、充分借助现代检测手段,是中医四诊之延伸,作为辨证论治之参考,是我强调和坚持中西医团结合作之重要方法。本患者是西医确诊为胆囊管结石,需经手术治疗,因患者年老体弱怕开刀,而坚持要我治疗无效后再开刀,经医患紧密配合,终于将结石排出,其结石形状如树皮状,始由西医专家检定为树皮状结石,通过本例之治,更体会到中医药学确是一伟大宝库,中西医真诚合作才能发扬光大,为世界人民医疗保健做出贡献。

四、治学严谨,是我从事医、教、研之信守原则,所治一些难治疾病,多经过西医学确诊,治愈再进行复查,前后对比,检测数据确已正常,但还需要长期追访,才整理成文向中医杂志投稿,或在医文集中发表。这次向你介绍之树皮状结石与突眼型甲亢都是于1974年诊治之病例,相隔19年之后,在1993年11月出版之《中国名老中医经验集萃·路志正经验选编》中发表。

五、为了给你提供素材和翔实资料,特将上述两个病例复印奉上,请参考。如有可能,望予酌为更正、补充,以证所言之不谬!

匆祝

撰安!

路志正

1995年11月7日于北京

复函袁广信医师

袁广信医生：

　　非常抱歉，去年9月你的来信，今年11月才复信，这是因我经常出国讲学，参加国内一些学术会议，所以一般来信均由我的学生答复，希谅！

　　从信中，讲到你出于中医世家，已有一定根基，但仍谦虚好学，愿意继续深造，这种"学然后知不足"的精神很好，我非常同意。

　　作为中医人员，不论是家传、师授、中医院校毕业，初期都是打基础阶段，重要的在于临床实践，对遇到的困难，带着问题去学习，寻找答案，一是基础理论，二是历代各家医案、经验与体会，只要坚持不懈，假以时日，积之既久，自能日有所益,月有所长,逐步提高理论水平和业务能力,取得较好疗效,从而受到广大患者的爱戴!

我青壮年时期,即是白天看病,夜间带着疑难问题而读书求知,常年不懈才取得一点点成就,望你本着"满招损,谦受益"的精神,学习进取,自能登堂入室矣。

我医院电话:88001401(星期三至周五上午),但很忙,不便接待。

敬祝

进步

路志正

2000 年 11 月 9 日

复函彭益胜医师二封

一

彭医师：

3月21日信早已收到，只以终日匆匆，未能立复为歉！你能来京到会看望，甚为高兴！惜未能招待聚餐为憾！老伴今年97高龄，过去年壮，操持家务，培育子女，做出巨大付出，留下脾虚气陷，胃下垂之疾，承费神高诊，理法方药一脉相贯，药后稳妥，已是不易，又劳信中挂念，谨致谢意！

编写《全集》（即《路志正医学丛书》）事，曾开过几次编写会议，开始工作，以涉及面较多，有的避免重复，尚需讨论。你学验俱丰，曾师事沪上姜春华先生，有国学、医学多方学识，故拟烦你参与《海外诊疗集》（东南亚）部分，是由国家派我先后赴菲律宾、马来西亚、泰国、新加坡等地讲学、临证所积有关病例,惜时间短,最长 3 个月,短则 20~40 天,病案记录很难完整,与国内相较更差;其次,由于中药不全,多半由国内按古方(时方)制成合剂,在临证时再做增加 1~3 味者有之,这就为我们整理工作带来极大不便。人民卫生出版社所出《金子久专辑》浙沪名家医案,均可参考其体例。

不过,我在菲律宾时,有刘铁菴先生赠我他所编之《刘铁菴医案》一册,对了解当地气候病种、辨治(包括生活习惯)等足供参考!

现将刘先生医案一册复印附上,选在马来西亚所治病例二三次(二三诊以上)者寄上,请参考广东、港、澳、台等地医家所编之医案亦可。

你在写作上有基础,主要以三因制宜,按照中医思维辨证论治,使人看后有所启迪,使中医学在国外发扬光大!

匆祝

春季平安康健!

路志正
2013 年 5 月 16 日

二

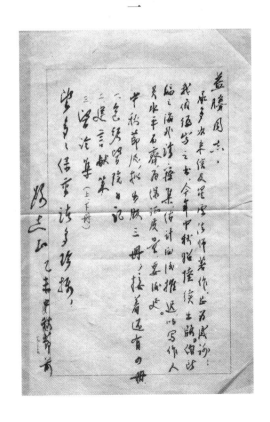

益胜同志：

承多次来信及星云法师著作，甚为感谢！我们编写之书，今年中秋将陆续出版。你所编之《海外诊疗集》估计向后推迟。因写作人员水平不齐，为保证质量要延迟。中秋节后拟出版3册，接着还有4册：

一、包钢医院日记

二、建言献策

三、医论集

望多多保重，请多珍摄！

路志正

乙未中秋节前

（注：本函写于 2015 年）

致函朱祥麟教授二封

一

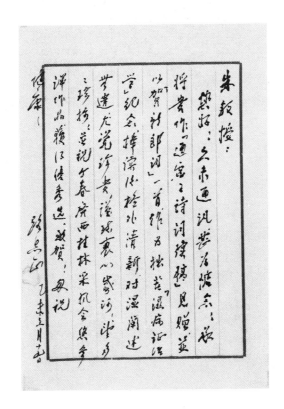

朱教授:

您好!久未通讯,甚为惦念!承将贵作《通虚子诗词续稿》见赠,并以《贺新郎词》一首作为拙著《湿病证治学》纪念,捧读后格外清新,对湿阐述无遗,尤觉珍贵,谨致衷心感谢!望多多珍摄,并祝今春广西桂林采风会,您参评作品获得优秀选。致贺!

匆祝

健康!

路志正

乙未三月十九日

(注:本函写于2015年)

二

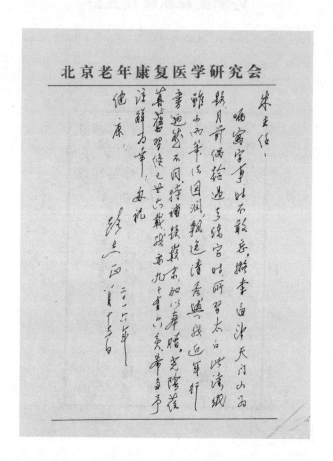

朱主任：

　　嘱写字事，时不敢忘。拟李白望天门山为题，月前偶检过去练字时所习太白此诗，纸虽小而笔法圆润、飘逸清秀，与我近年行书迥然不同，特补题颠末加以奉赠。光阴荏苒，旧习倏已二十六载，我亦九十有六矣，希多予谅解为幸！

　　匆祝

健康！

路志正
2016 年 8 月 13 日

复函李志铭主任

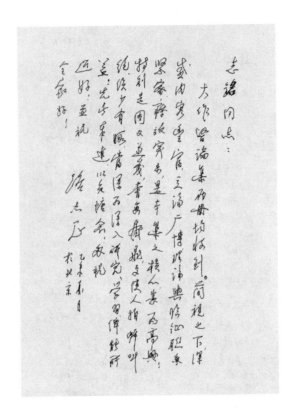

志铭同志：

大作医论集两册均已收到。简视之下，深感内容丰富，立论广博，理论与临证联系紧密，疗效突出，是本集之核心，甚为高兴！特别是图文并茂，书画齐飞，更使人拍案叫绝。候少有暇，当深为深入研究学习，俾能所益！先此笔达，以免惦念！

匆祝近好！并祝全家好！

路志正

乙未夏月于北京

（注：本函写于2015年）

复函赵纪生主任

赵纪生主任：

4月16日上午收到《赵纪生医论医案集》，当即粗略翻阅，在集中可看到你对董（德懋）老和我，无不显示出怀念和表达之情，深感高兴！

值得提出的是：当前不少同道，大多"术业有专攻"而忽略中医原创整体性，导致理本一贯之妇、儿科则少涉及，不无不博之虞。而在本集中，不仅有肾、膀胱证，而且还有呼吸、心脑、脾胃、肝胆、妇、儿疾病，值得庆贺！

你在"我的岐黄之路"中处处表现出"谦逊好学，求知若渴"之态度，正因为谦字当头，才能得到诸多名医大家的教导与帮助，如尿路结石之用威灵仙，不仅能缓解鱼骨梗喉（化石）之功，据现代药理研究，它不能化石，但对局部肌肉有疏松迟缓作用，则梗阻之鱼刺得以化解。

　　所化裁之脾胃系列方,是 1988 年 3 月 23 日为洛阳第二中医院丁淑琴同志所处脾胃方,至 1989 年 5 月 9 日又进行了修改,翻出以前处方,其中均无型字,再版时删改。

　　关于"型"字,指土烧铸成器之模具,具有不变的模型、型号,有固定之义,与中医证候迥异。

　　最后,当前一些处方,与古人所谓七方大异,有些人多以 40、50 味堆积而成,无君臣佐使之意,你的处方保持原貌,更为可喜,不随人乘风、赶时髦,求实为尚。

　　祝身体健康,全家迪吉!

路志正　时年九十有六

2016 年 9 月 30 日

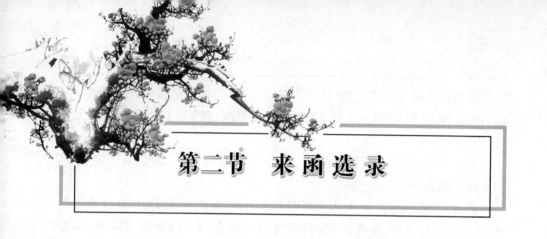

第二节 来函选录

崔月犁部长来函

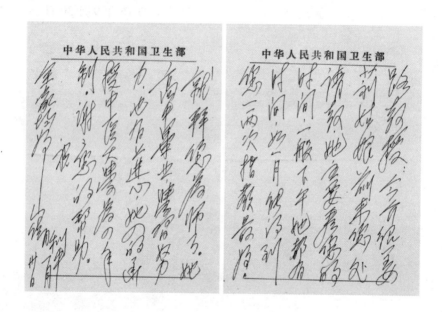

路教授:

　　今介绍姜姑娘前来您处请教,她主要看您的时间,一般下午她都有时间,她1个月能得到您一两次指教最好,就拜您为师了。她高中毕业,学习努力,也有上进心,她入的函授中医大学为4年制。谢您的帮助。

　　祝

全家均好!

崔月犁
1月30日

张赞臣老来函

志正老同志：

疏通音候，时切怀念，传统的农历春节到来，普天同庆，万象更新，祝贺春节愉快，阖家安康。

中医事业开创新局面，各方面都在贯彻衡阳会议精神，扭转过去不适应的情况，要保持中医特色，继承是为了更好地发展，然而有些人对中医的特色仍然模糊不清，必须加深阐述，强调中医治疗的辨证施治、四诊合参、理法方药。而目前中医的切诊、望诊等每每流于形式，真正有实际体验的人实在不多，病史记录不详尽，故而总结不出疗效，说明不了问题。我虽年迈体弱多病，有信心跟随你呐喊，挽臂前进。

由于各方面对我的关心，次女剑华已落实工作政策，解决了我多年来实际困难，告知勿念。

你工作忙，需劳逸结合，气候严寒，望保重身体，专此

即致

敬礼。

张赞臣

1983 年 2 月 6 日

陈可冀先生来函

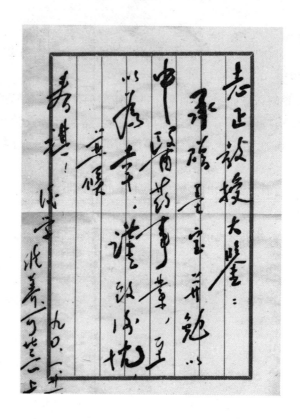

志正教授:

　　承赠墨宝并勉以中医药事业,至以为幸,谨致后忱。

　　并候

春祺!

后学　维养可冀　上

1990 年 1 月 21 日

干祖望老来函五封

一

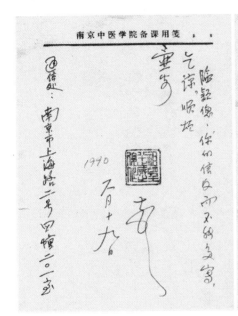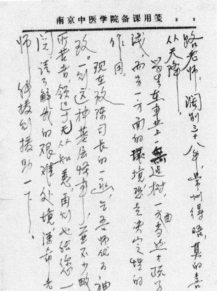

路老师：

阔别 38 年，常州得晤，真的喜从天降。

学生在事业上一无建树，一方面当然才疏学浅，而另一方面的环境恐是决定性的作用。

现在致陈司长的一函，乞吾师代为袖致。一则这种基层之事并不少见，所苦者，领导无从知悉。再则也给您一阅，请了解我的艰难处境，深希老师能援则援助一下。

临颖匆匆，你的信反而不能多写，乞谅。

顺颂

金安！

干祖望

1990 年 6 月 19 日

二

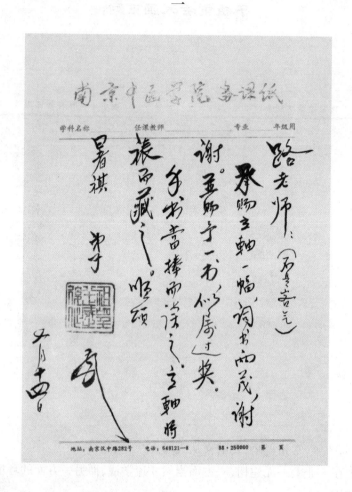

路老师:(不是客气)

　　承赐立轴一幅,词书两茂,谢谢。并赐予一书,似属过奖。

　　手书当捧而读之,立轴将裱而藏之。

　　顺颂

暑祺!

弟子　干祖望
7 月 14 日

三

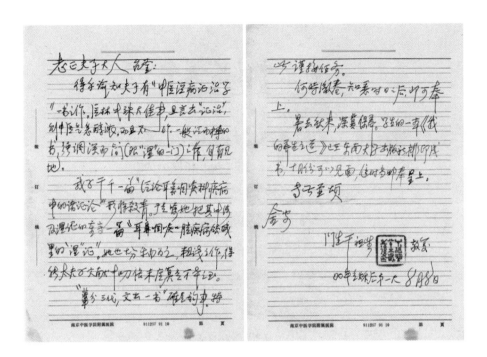

志正夫子大人台鉴：

得手谕，知夫子有《中医湿病证治学》一书之作。医林中殊大佳事，且言出"证治"，则中医气息醇浓。而且不作一般泛而博的书，强调深而简（限"湿"的一门）之作，自有见地。

我子干千一篇"医论耳鼻咽喉科疾病中的诸证论"形将杀青。于是嘱她把其中涉及湿证的重写一篇"耳鼻咽喉口腔疾病领域里的湿证"。她也十分乐而为之，粗浅之作，得能太夫子文献中叨陪末座，真是万幸之至。

"辈分三代，文出一书"确是韵事，特此谨接任务。何时缴卷，知悉时日之后，即可奉上。

暑去秋来，深冀保养。学生的一本《我的养生之道》已在东南大学出版社排印成书。10月份可以见面，届时当邮奉呈上。

专此并颂

金安！

门生　干祖望　敬复

2000年立秋后第一天8月8日

四

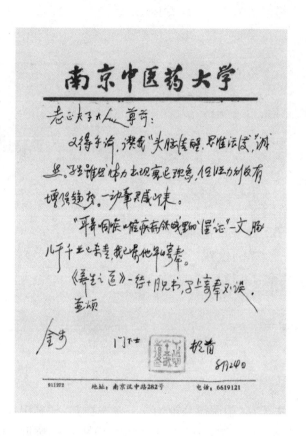

志正夫子大人尊前：

又得手谕，赞我"头脑清醒，思维活跃"，诚然，学生虽然体力出现衰退现象，但脑力则反有增强趋势，一动笔灵感即来。

"耳鼻咽喉口腔疾病领域里的湿证"一文，豚儿干千业已杀青，我已嘱她早日寄奉。

《养生之道》一待10月见书，马上寄奉不误。

并颂

金安！

门下士　干祖望　顿首
8月24日

五

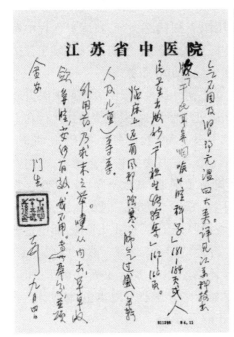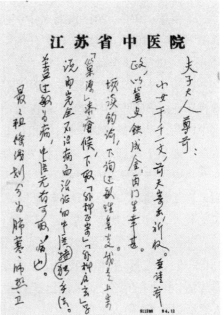

夫子大人尊前：

小女干千一文，前天寄出，祈收。并请斧正，以冀点铁成金，再门生幸甚。

颂读钧谕，下询过敏性鼻炎。我是上崇《巢源》漆疮候，下取《外科正宗》《外科启玄》学说，而完全不识病而治证的中医独特手法。盖过敏为病，中医无药可取，病也。

最最粗条线划分为肺寒、肺热、卫气不固及肾阳无温四大类。详见江苏科技出版(社)《干氏耳鼻咽喉口腔科学》181~184页，或人民卫生出版社《干祖望经验集》162~166页。

临床上还有风邪、阴寒、肺气过盛(年轻人及儿童)等。

外用药，乃求末之举。嚏从内出，草草收敛鼻腔，安能有效，我不用。

专此奉复，并颂

金安！

门生　干祖望

9月4日

附：路志正先生按

干祖望（1912—2015），著名中医药学家，首届国医大师，我国近现代中医耳鼻喉学科创始人和守望者，曾任南京中医药大学教授、江苏省中医院主任医师、中华中医药学会耳鼻咽喉科学会首届主任委员等职务。

我与干老相识于1952年，新中国成立之初。这一年，我从北京中医进修学校毕业后，就职于中央卫生部医政司医政处中医科，主要负责信访接待和全国中医药人员进修培训工作，并担任北京中医进修学校部分教学任务。此时，恰逢干老从上海到北京"中央机关直属第二医院"耳鼻喉科进修学习，期间曾在北京中医进修学校听过我几堂课。干老尊重同道，豪放幽默，故1990年我们重逢于常州时，才会出现"老师"和"门生""弟子"称谓。老实地说，干老年龄比我大，学识尤其是文学、医理功底比我深厚；至于听过我几堂课，那也是班门弄斧罢了，岂敢以"老师"自居或承受"门生""弟子"之拜。然依韩愈所言："孔子曰：三人行，则必有我师。是故弟子不必不如师，师不必贤于弟子，闻道有先后，术业有专攻，如是而已。"却也尽显干老谦谦君子之本色，诚所谓"圣人之所以为圣，愚人之所以为愚，其皆出于此乎？"

干老所承继的中医耳鼻喉科学，常被视为小科，甚或藐视。中医耳鼻喉科学是中医学的重要组成部分，不少病症其来也急、其势亦猛；而有些病症又或缠绵难愈，严重危害到病家的身心健康乃至生命。干老"不因善小而不为"，几经坚守、创新发展，终成国医大师和独具特色的中医耳鼻喉科专家，"谁谓小道不有可观者欤！"（《串雅内编选注·绪论》）

20世纪80年代初，随着我国对外实施改革开放，作为优秀中华文化代表的中医药学开始走向世界。自1983年以来，我曾多次奉派赴中国台湾省，以及东南亚、日本、美国、欧盟等国家或地区进行学术交流或诊疗工作。《内经》云："入国问俗，入家问讳，上堂问礼，临病人问所便。"通过与病人的接触和观察，我初步看到了空调、冷饮、快节奏等现代生活方式所引发的"外湿""内湿"对人体的危害。继而，随着我国经济的快速发展、人民生活水平的不断提高，在空调、冰箱、冷饮、快餐进入寻常百姓之家的同时，湿邪的危害在我国北方也迅速蔓延。无数事实表明，不独东南亚，而且欧美各国同样也多湿病；现代化的生产、居处环境和生活方式，不但改变着人们衣食住行、生活习惯，也影响着人们的体质和疾病谱的改变；湿邪无处不在，南北方有之，国内外亦有之；湿邪可独伤人，亦可杂合风寒暑热之邪一起伤人。另外，在内、外、妇、儿科等诸多病种不同阶段,也都有湿邪的影子。所以,可以说不独南方,"北方亦多湿邪","百病皆有湿作祟"。况湿有内、外之分,其性粘腻、重浊,可从寒化,亦可热化,故湿病缠绵难祛,伤人犹重。因此,自20世纪80年代中期,我携弟子、家人开始了对湿病深入研究。

随着研究的不断深化,我们发现湿证十分繁杂,不独内、外、妇、儿,而且五官科亦有之。"医理精微,医道宏博,绝非一人一时所能尽善。"为弥补我和弟子在耳鼻喉专业方面的不足,更为了使读者能看到不同地域的中医大家对湿病的精辟论述和治验,余主编的《中医湿病证治学》,特邀广东的邓铁涛老、上海的颜德馨老、黑龙江的张琪老等10余名中医名宿赐稿,以收"转益多师是吾师"之效。上述干祖望老来函五件,正是干老应我之请决定赐稿以助,我俩交流往来的信件。这尘封的往事过去28年了,值此干老仙逝2年后的今天,再次翻出并附于本丛书《读书序评随笔》卷中,权以聊寄对故人的追思与怀念!

路志正

2017年7月

邓铁涛老来函

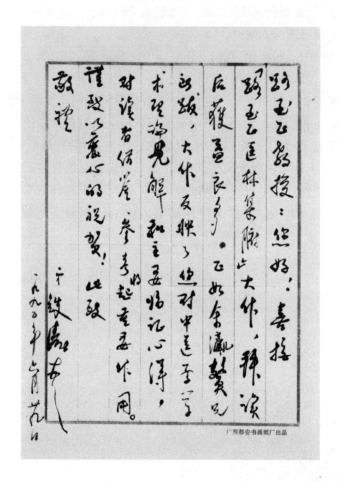

广西都安书画纸厂出品

路志正教授：

　　您好！喜接《路志正医林集腋》大作，拜读后获益良多。正如余瀛鳌兄所跋，大作反映了您对中医学学术理论见解和主要临证心得，对读者借鉴参考起重要作用。谨致以衷心的祝贺！

　　此致

敬礼！

弟　铁涛

1990 年 6 月 29 日

欧阳锜老来函二封

一

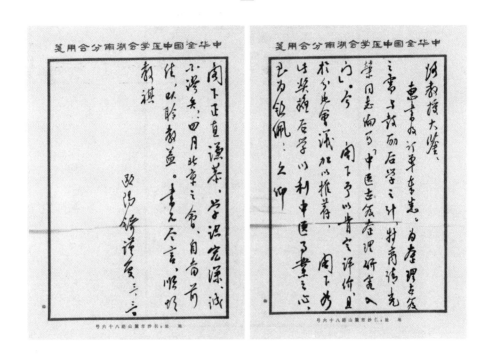

路教授大鉴:

惠书及订单奉悉。为整理古籍之需与鼓励后学之计,特商请光荣同志编写《中医古籍整理研究入门》。今阁下予以肯定评价,且于分片会议加以推荐,阁下如此奖掖后学以利中医事业之心,至为钦佩!久仰!阁下正直谦恭,学识宏深,诚不谬矣!4月北京之会,自当前往,以聆教益。书不尽言,顺颂

教祺!

欧阳锜　谨复

3月3日

二

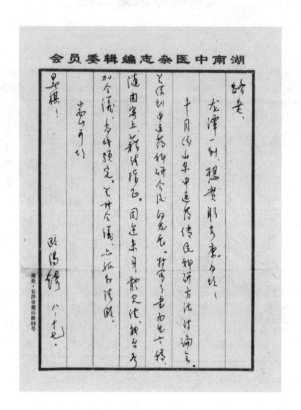

路老：

　　龙潭一别，想赏躬安康为颂！

　　10月份山东中医药传统科研方法讨论会，关系到中医药科研今后的发展，特写了书面发言稿。随函寄上，藉请指正。因近来身体欠佳，能否参加会议，尚难预定。兰州会议，亦祇为请假。

　　耑此，并祝

暑祺！

欧阳锜
8月17日

陈之才老来函

路教授：

　　几年不见，常在念中，前日在《中国中医药报》上看到了记者赵莉同志写的一篇"一身正气为岐黄"的文章，得知您已从马来西亚回国，并以精湛的岐黄之术为国争光，深深敬佩，对那些借中医之名，鱼目混珠，使国宝蒙尘的情况，我亦早有所闻。我们上海有很多年轻中医，在国内不好好学习，却先后出国，不会针灸推拿，却去国外做针灸按摩，其情况不言而喻，而您能以正压邪，用赈灾助学，心系神州，治病讲学，载誉他乡，来祛邪扶正，使我读之气宇舒畅，为此特书此信，向您祝贺并致敬意。

　　教授工作繁忙，并时有出国之行，谅来身体安康，夫人在京谅必亦福体康安，均在此问候。

　　我们天山中医医院成立即将 4 年，蒙市区卫生部门领导的重视，我院本定地段医院，后在 1983 年转为区级医院，但由于根基浅薄，又兼房屋均为居民住房所改，发展之后，不够回旋，故于 1991 年 4 月开始奠基造房，拆去 3 层楼一幢房屋，中线扩建起一幢 4 层 3000 多平方米房子，大约今年 5 月底可以投付使用，门急诊上楼，过去门诊楼改为病房，因此到今年 6 月可以略具规模了。我年已七十，自知精力已不如前，故几次向卫生局申请退下来，后蒙领导谅解，故于去年派出原在光华医院的副院长倪克中同志，前来接替我的院长职务，但我虽退下，尚不允许我立即退休，言定要在今年 5 月后大楼落成使用之后，为此至今尚未办退休手续，现在我每星期看 4 个门诊 (2 个在本院的老年门诊，其余 1 个半天在本区老干部局，1 个在区政府)，2 天在医院参加一些党政会议，又因去年被评为区知识分子拔尖人才，订出计划每年整理一些医药方面的文章，为此还是未得空闲。身体除白内障夜间不能看书除外，尚有高血压 (用药尚能控制)，其他一般活动尚可。趁尚未退休之有限时日，发挥一点棉力为病人服务。

　　吾师张赞臣老师，新年我去拜年时，他老人家精神还好，健谈如初，虽耳失聪，但思路仍清晰，不过去年他患过一次肺炎，一次胆结石急性发作 (保守治疗而缓解)，又兼去年上海带徒的 25 位老中医中有 3 位已经仙逝，因此这次我去拜年时，他对我说："如有突然变化，他的女儿与一位张京华医生的带徒任务要我继续完成"。当时我对他老人家讲："带徒 3 年，1993 年老师一定能完成，至于要我做什么工作，自当尽力而为！"所以上海卫生局为带徒对象办的学习班,本来要我张老师去讲课,他自认为已力不胜任。因此在今年 5 月份后要我去代他完成这个任务。我已遵命,届才将向张老师学习心得,讲些给班上医师们听听,作为借鉴。

光阴如箭,工作几十年如云烟过目,书到用时方恨少,回忆以往在山东时秦老问我问题时,我吓得不能对答自如的情况如在眼前,故还是要活到老,学到老呢! 不敢有一点倚老卖老的想法。教授在首都并且经常出国,眼界广阔,知识渊博,如有什么可读之书,可读之刊物,恳为介绍,俾增知识,不胜感谢!

去年我曾去武汉参加了一次全国第二次雷公藤研讨会,是王兆铭主任邀我前往的,王主任最近亦有了冠心病,但精神尚充沛,为了中西医结合事业奔忙,而且天津还创建了一所中西结合的风湿病医院,他的事业心也很强,知念附及。

　　此致
敬礼!

陈之才　拜上
1992 年 3 月 4 日

唐祖宣先生来函

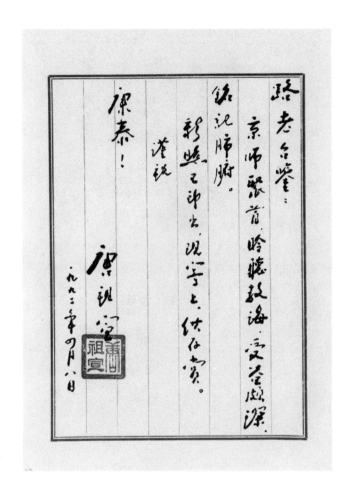

路老台鉴：

　　京师聚首，聆听教诲，受益颇深，铭记肺腑。

　　新照已印出，现寄上，供存赏。

　　谨祝

康泰！

唐祖宣

1992 年 4 月 8 日

张镜人老来函

路老台鉴：

经年未晤，系念良深，此次政协会议，适因胃部溃疡术后，居家疗养，遂未能参与其盛，承赐书存问，至为感荷。现身体逐渐康复，稍缓即拟半天上班，望释锦注。时值暮春，气候忽寒忽暖。诸希珍摄不宣。

匆此函复，即颂

珍祺！

弟　张镜人　拜启

1992 年 4 月 18 日

肖熙老来函二封

一

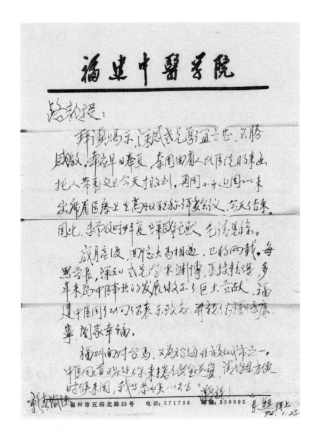

路教授：

拜读赐示，深感老兄厚谊之甚，不胜感激。本应早日奉复，本周由省人民医院的来函托人带来，延至今天才收到，再因小弟近周以来出席省医疗卫生高级职称评委会议，今天结束。因此，未而及时拜复，深感抱歉，乞请见谅。

岁月虚度，回忆大马相遇，已将两载。每思学长，深知老兄学术渊博，医技精湛，多年来为中医事业的发展做出了巨大贡献，福建中医同仁向你表示致意，并祝你福体康宁，阖家幸福。

福州面对台马，又为沿海开放城市之一，中医同道欢迎你来榕传经送宝，请你在方便时候来闽，我等恭候以待。

敬祝

新春愉快！

肖熙　拜上

1994 年 1 月 25 日

二

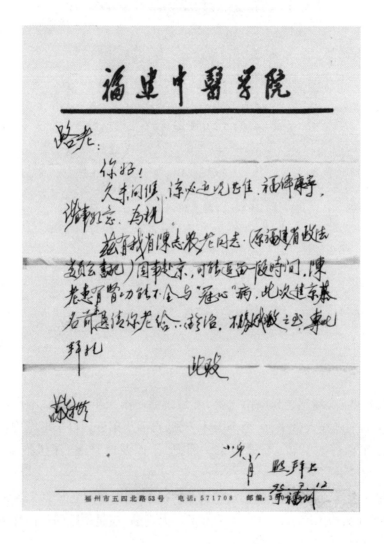

路老：

　　你好！

　　久未问候,谅必近况甚佳,福体康宁,诸事如意,为祝。

　　兹有我省陈志农老同志(原福建省政法委员书记)因事赴京,可能逗留一段时间,陈老患有肾功能不全与冠心病,此次进京慕名前来,恳请你老给以诊治。不胜感激之至,专此拜托。

　　此致

敬礼！

小弟　肖熙　拜上

1995 年 7 月 12 日于福建

张灿玾老来函二封

一

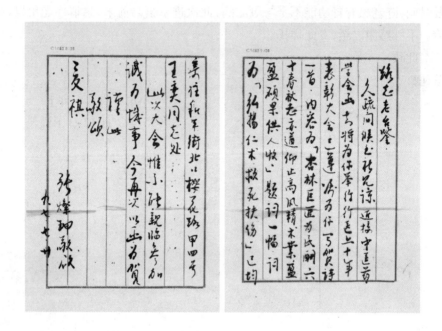

路老台鉴：

久疏问候，还请见谅！近接中医药学会函云，将为你举行行医六十年表彰大会，遵嘱为你写贺诗一首，内容为：

杏林巨匠为民酬，

六十春秋志亦悠；

仰止高风精术业，

盈盈硕果供人收。

题词一幅，词为：弘扬仁术　救死扶伤

已均寄往和平街北樱花路甲 4 号，王奕同志处。

此次大会惟不能亲临参加，诚为憾事，今再次以函为贺！

谨此，敬颂

夏祺！

张灿玾　敬启

1997 年 7 月 20 日

二

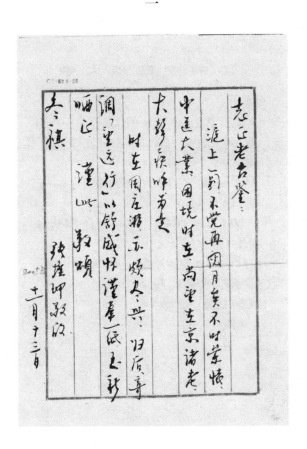

志正老台鉴:

　　沪上一别,不觉再阅月矣,不时萦怀中医大业困境时在,尚望在京诸老大声疾呼为是。

　　时在周庄游亦颇尽兴,归后寄调《望远行》以舒感怀,谨奉一纸玉新晒正。

　　谨此,敬颂

冬祺!

张灿玾　敬启
2005 年 11 月 13 日

裘沛然老来函

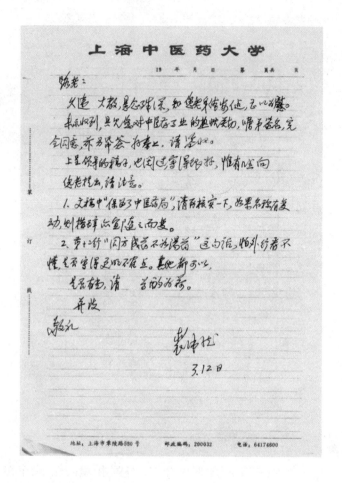

路老：

久违大教，悬念殊深，知您老身体安健，甚以为慰。

来示收到，具见您对中医药事业的热忱关切，嘱弟签名，完全同意，兹另纸签为奉上，请签收。

上呈领导的稿子也阅过，写得很好，唯有几点向您老提出，请注意：

1. 文稿中"保留了中医药局"，请再核实一下。如果名称有变动，则措辞不宜随之而变。

2. 第12行"同方成药不如汤药"，这句话怕外行看不懂，是否写得更明确点。其他都可以。

是否有当,请尊酌为荷。

并致

敬礼!

裘沛然

(1998 年)3 月 12 日

刘炳凡老来函二封

一

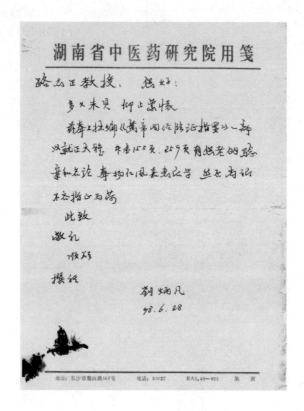

路志正教授:您好!

多久未见,仰止萦怀。

兹奉上拙编《黄帝内经临证指要》一部以就正大雅。本书 155 页、259 页有您老的验案和名论,奉扬仁风,嘉惠后学,然否? 尚祈不吝指正为荷。

此致
敬礼!
顺颂
撰祺!

刘炳凡

1998 年 6 月 28 日

二

路老:您好!

全国名老中医小集座谈会志感
1999 年 7 月
(一)
燕山飞越望长春,共识交流哈尔滨。
八老上书关国脉,苍生司命献心声。
(二)
继创鸿图持特色,潜移异化应经心。
自身规律怀前景,系统思维贵认真。

此次会议由哈尔滨市领导及上海市医学会等部门赞同,与会者为邓铁涛、颜德馨、任继学、裘沛然、张镜人、周仲瑛、朱良春、何任、刘炳凡、路志正、张琪、晁恩祥等 12 人。

会后集体游览参观
(一)
松花江
松花江上一桥横,遥见烟波有钓翁。
近岸少年频跃水,洪流日夜尽朝东。

(二)
阿城市金元文化
金元文化玉泉开[1],射虎沉雕壮草莱。
并重兼容三大教[2],民心似铁任安排。

注:[1]阿城市玉泉山的名称先于北京市的玉泉山,其山有五泉,为金始祖狩猎发现,其泉水甘而清冽,四时不绝,据现代科学检测,水含丰富的微量元素。

[2]由于民族融合,促成了文化融合,女真人吸纳儒家的《孝经》,释家的《般若心经》,道家的老子《道德经》,形成三教合一的宗教格局。

(三)
东北虎林园[1]
专车一换入园林,两虎徐来夹道逢。
择食口中扬活兔,津津有味嗜鸡豚。

注:[1]集中 48 头东北虎,放养于水草茂盛的园林,让其自由自在地生活。

临别赠言

1999 年 7 月

相见时难别亦难,客中心送祝平安。

松江小集倡宏议,诸老精诚挽巨澜。

赠施志经、张爱莉伉俪[1]

1999 年 7 月

大衍年华玉一双,有为有位展专长。

乐群敬业开前景,比翼和鸣学术彰。

注:[1]张为上海市医学会秘书长,夫妻为会务活动备受称赞。

敬陈

指正

刘炳凡　未定草

1999 年 7 月

何任老来函二封

一

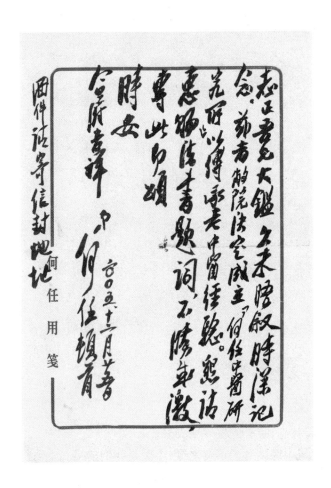

志正吾兄大鉴：

久未晤叙时，深记念。兹者敝院决定成立"何任中医研究所"以传承老中医经验。恳请惠赐法书题词，不胜感激，专此即颂

时安！

阖府吉祥！

弟　何任　顿首

2005 年 12 月 25 日

二

路志正先生：

　　久未谋面，甚念，想必先生一切安好。

　　我们一生与中医结下了不解之缘，中医是我们的第二生命。有生之年，亲闻目睹浙江中医学院更名为浙江中医药大学，又逢《浙江中医学院学报》创刊30周年，我心潮起伏，欣喜无比。悉闻《浙江中医学院学报》近日将出版"双庆"特辑，我顿生请先生为此特辑赐先生学术所见之稿，并为"双庆"题词之念。相信先生学术之见及贺词定为浙江中医药大学增辉。

　　望先生百忙之中，为浙江中医药大学赐下此份厚礼，谢谢！

　　祝

新年安顺！

弟　何任　顿首

2006 年 1 月

张琪老来函

路老:

　　新年伊始,物换星移,上金鸡报晓,新春即将来到,敬祝仁兄及嫂夫人玉体康健,阖府幸福快乐!

　　今有一事拜托,天津中医学院附属一院内分泌研究中心主任吴深涛主任医师,为弟早年之博士生,与贵院曹洪欣院长同学,去年经国家局205名中医优秀临床人才考试合格录取,久慕仁兄大名学识渊博、临床经验丰富,拟拜师门下随从侍诊以企深造,烦弟为之推荐,弟深知仁兄门墙桃李众多,诊务繁忙,又当高龄,碍难启齿,但又感于其求学心切,且为人品学兼优,经过学习极有可能成为中医界后继优秀人才,故而冒昧推荐,望吾兄裁夺是否可以! 如蒙允诺,当为之庆幸,吾不胜感谢! 专此敬请

　　冬祺!

弟　张琪　敬上

1 月 19 日

马继兴老来函

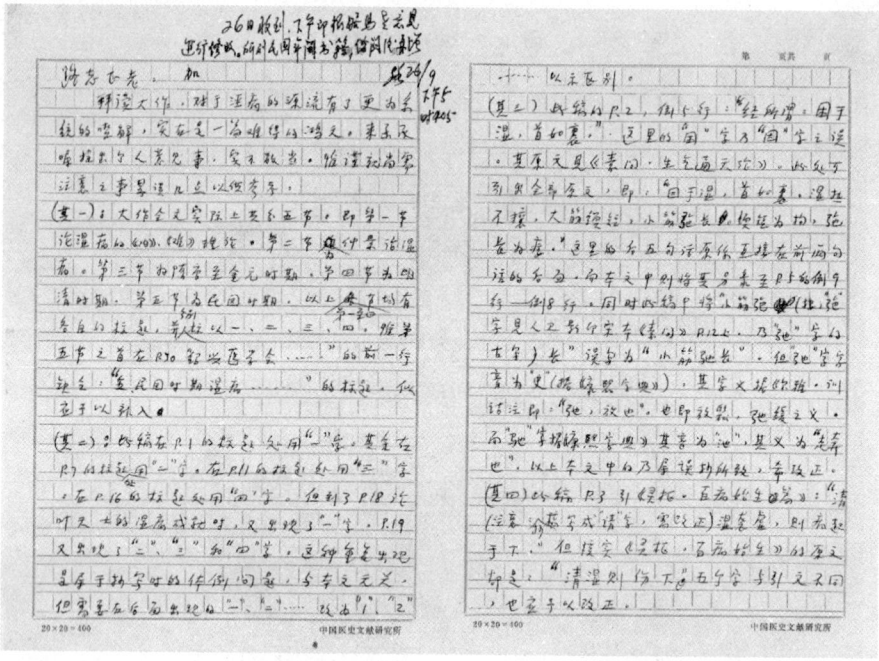

路志正老：

拜读大作,对于湿病的源流有了更为系统的了解,实在是一篇难得的鸿文。来函承嘱提出个人意见事,实不敢当,惟谨就尚需注意之事,略谈几点以供参考。

其一:大作全文实际上共分五节。即第一节论湿病的《内》《难》理论,第二节为仲景论湿病,第三节为隋唐至金元时期,第四节为明清时期,第五节为民国时期。以上第一至四节均有各自的标题,并分别标以一、二、三、四。惟第五节之首在P30(第30页,下同)"绍兴医学会……"的前一行缺乏:"五、民国时期湿病……"的标题。似应予以补入。

其二:此稿在P1的标题处用"一"字,其余在P7的标题处用"二"字,在P11的标题处用"三"字,在P16的标题处用"四"字。但到了P18论叶天士的湿病成就时,又出现了"一"字;P19又出现了"二""三"和"四"字。这种重复出现是属于抄写时的体例问题,与本文无关,但需要在后面出现的"一""二"……改为"1""2"……以示区别。

其三:此稿的P2倒5行:"经所谓:困于湿,首如裹",这里的"困"字乃"因"字之误。其原文见《素问·生气通天论》。此处可引出全部原文,即:"因于湿,首如裹。湿热不攘,大筋緛短,小筋弛长。緛短为拘,弛长为痿。"这里的后五句话原系互接在前两句话的后面,而本文中则将其另录至P5的倒9行~倒8行。同时此稿中将"小筋弛(按"弛"字见人卫影印宋本《素问》P12上,乃"弛"字的古写)长"误写为"小筋驰长",但"弛"字字音为"史"(据《康熙字典》),其字义据《尔雅·训诂》注即:"弛,放也"。也即放松,弛缓之义。而"驰"字据《康熙字典》其音为"池",其义为"走奔也"。以上本文中的乃属误抄所致,希改正。

其四:此稿P3引《灵枢·百病始生》:"清(注意:抄稿写成"请"字,需改正)湿袭虚,则病起于下"。但核实《灵枢·百病始生》的原文却是:"清湿则伤下"五个字,与引文不同,也应予以改正。

其五:此稿P3,第9行引《阴阳应象大论》文的第三句话是:"秋伤于湿,上逆而咳,发为痿厥"。实际上这段原文并非《阴阳应象大论》之文,而是《素问·生气通天论》的原文。

其六:此稿P4倒5行~倒2行引《素问·痿论》之文是完整的一个段落,但在此稿中却在倒3行处的同一段落中加了两个"及"号(注:引号),这是不对的,正确的标点应该是如下的样子:

《素问·痿论》:"有渐于湿,以水为事,若有所留,居处相湿,肌肉濡渍,痹而不仁,发为肉痿(注:此处不能有"号)。故《下经》(注:此处应加书或篇名号)曰:'肉痿者,得之湿地也'(注:此处应加单引号)"。

其七:以上所举的引用古籍原文仅是举了例子。尚希望对于其他的引文都能核实一下原书。

其八:关于此文中首次提到的古医家,如 P18 倒 6~倒 5 行中的:"其中当推叶、薛、吴、王为代表。"但只提医家之姓,未及医家之名,这对于初学或未学医人员来看就不易理解,最好直接指出叶天士(桂)、薛雪、吴塘、王士雄等人之名。

其九:文中有个别抄错的字,如 P21 倒 2 行有"在症壮表现上""壮"乃"状"字之误。

其十:清代及民国时的重要湿病专著,可资补充介绍者尚可考虑以下几种:

薛雪(生白)除已介绍的《湿热病篇》外,尚有《湿热条辨》一书;

1935 年上海中医书局(指导社)出版的铅印本,胡安邦著《湿热大论》一书;

1948 年陈存仁著《湿温伤寒手册》一书(1956 年上海卫生出版社重印);

1953 年余无言著《湿温伤寒病篇》一书。

(以上各省中医研究院图书馆均有。)

上面零星提了一些小问题,仅供参考之用,不当处还请指正。

马继兴

2000 年 9 月 24 日

附言:26 日收到,下午即根据马老意见进行修改,所列民国年间书籍借阅后再增加,并致以感谢。

路志正

9 月 26 日下午 5 时 40 分

肖熙老来函

路老:你好!

久未问候,谅必近况必佳,诸事如意,为祝。

大札已经收到,敬悉你老有意将数十载丰富经验实践硕果传授与后人,着手进行中医"湿"专著,深表敬意。

来函嘱示鄙人略述对湿之认识与证治见解,弟当遵嘱。目前由于冠心病身体欠康,通过施治心绞痛已有改善,今修拙文略表己见,文称"闽垣常见之湿与温病"。附:闽北山区与闽南平原对湿有关之病例各1则。寄上请审阅。

初稿寄上未知投寄何处？恳请接信后来示赐告收稿地址，以便由邮奉上。
　　此致
敬礼！

肖熙　上

2000 年 10 月 9 日于福州

朱良春老来函八封

一

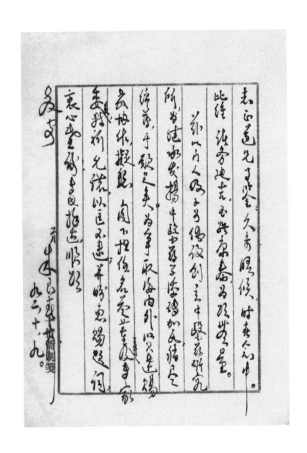

志正道兄台鉴：

久未晤候，时在念中。比维诸务迪吉，玉体康泰为颂无量。

兹以门人及子女倡议创立中医药研究所，为继承发扬中医药学添砖加瓦，稍尽绵薄，于愿足矣。为争取海内外贤达赐教协作，拟恳阁下担任名誉董事及专家委员，特祈兄诺，以匡不逮，并盼惠赐题词，衷心感谢！专此拜达，顺颂

教安！

　　　　　　　　　　　　　　　　　　弟　朱良春　顿首

　　　　　　　　　　　　　　　　　　1992 年 10 月 9 日

二

志正学长台鉴：

欣悉6月9日阁下耄耋大庆，爰草俚句，遥祝玉体康泰，寿逾期颐，为颂无量。

阁下为中医事业奋斗半个多世纪，可说功勋卓著，有口皆碑，令人钦敬！

曩昔，阁下与（章）次公先生共事于卫生部，有亦师亦友之谊，对弟等关怀备至，尤令恩铭感之至！

古云：仁者寿。谨祝

福寿康宁，阖府吉祥！

弟　朱良春　拜上

2001年5月10日

三

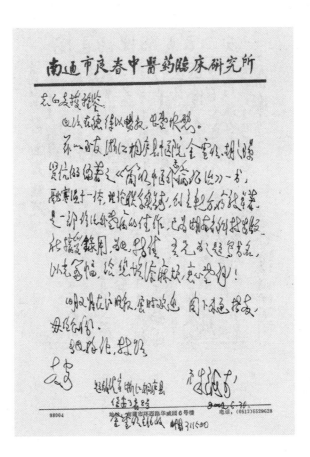

志正教授雅鉴：

此次在穗得以畅叙，甚感快慰。

兹以至友浙江桐庐县中医院金雪明、胡之璟贤伉俪编著之《简明中医外感病证治》一书，融寒温于一体，理论联系实践，创立新方，疗效卓著，是一部诊治外感病的佳作，已为湖南省科技出版社接受录用。为此，特请吾兄为之题写书名，以光篇幅，给您增添麻烦，衷心感谢！

10月2日将在沪晤叙，届时欢迎阁下来（南）通指教，毋望企盼。

专此拜托，敬颂

教安！

弟 朱良春 拜
2002 年 5 月 30 日

四

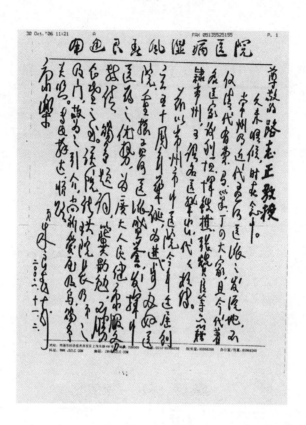

尊敬的路志正教授：

久未晤候，时在念中。

常州乃近代孟河医派之发源地，不仅清代有费、马、巢、丁四大家，且今代著名医家谢利恒、恽铁樵、张赞臣等亦籍隶常州，可谓名医辈出，代代相传。

兹以常州市中医院今年适届创立五十周年华诞，为进一步办好医院，重振孟河医派盛誉，发挥中医药之优势，为广大人民健康服务，敬请赐予题词以冀勖勉，不胜企感之至。该院张琪院长乃弟之及门，故为之引介，尚祈爱屋及乌，赐予关照。

专此拜达，顺颂

康乐！

弟 朱良春 顿首
2002 年 11 月 2 日

五

志正教授雅鉴：

　　此次弟之学术思想研讨及敝所成立十周年活动，承蒙惠赐题词，并派令媛路洁侄女前来参加，盛情厚谊，令人心感之至！谨致衷心谢忱。

　　此次活动三级领导均予关照，余部长赐写序言，省局及市领导光临会议，各地同道及海外朋友前来祝贺并参加学术研讨，气氛热烈，融洽和谐，达到预期之要求。

　　明年4月左右拟举行章次公先生百岁诞辰纪念，已收集到部分手迹、照片等资料，准备印一本纪念册，为此，恳请阁下写一短文，或赐题词亦可，请于明年1月底寄来，谢谢！

北京除吕炳奎、费开扬、谢海洲、陆广莘四位外,还有哪些同志与章先生有过交往的,烦为告知姓名、地址以便联系,谢谢!

照片几张附上存念。专此致谢! 顺颂

阖府吉祥,健康愉快! 新年恭喜!

弟 朱良春 顿首

2002 年 12 月 12 日

附题辞:巨著传后世,医风誉杏林。路志正

六

志正道兄雅鉴:

久未晤候,时在念中。

尊著行将付梓,令人敬仰,谨致祝贺之忱!

尊拟之序甚为全面,弟已略加数言,不知收到否?

吾侪均垂垂老矣,去日已多,来日苦短,只有善自珍摄,以待天命也!

新年将至,谨向吾兄及阖府,致以诚挚祝贺,诸事顺遂,康乐无疆!

弟　朱良春　顿首

2015 年 1 月 6 日

七

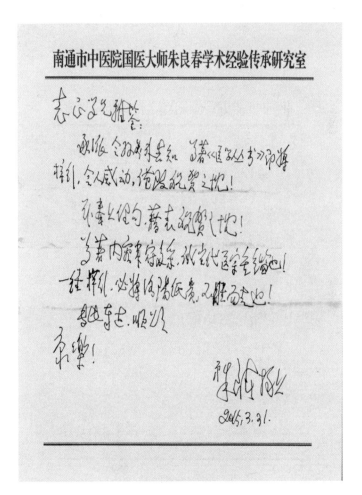

志正学兄雅鉴:

承派令孙前来告知,尊著《(路志正)医学丛书》即将梓行,令人感动,谨致祝贺之忱!

兹奉上俚句,籍表祝贺之忱!

尊著内容丰富多彩,诚当代《医宗金鉴》也! 一经梓行,必将洛阳纸贵、不胫而走也!

专此奉达,顺颂

康乐!

弟　朱良春　拜上
2015 年 3 月 31 日

八

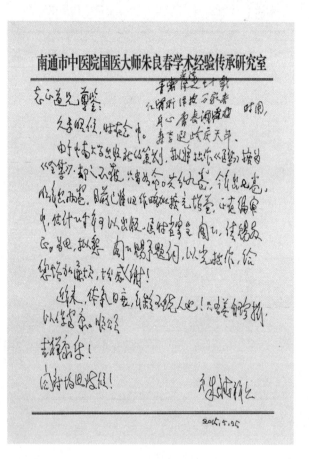

志正道兄尊鉴:

久未晤候,时在念中。

由于中南大学出版社的策划,拟将拙作《医集》扩为《全集》,却之不敬,只有如命,共分九卷,今年出七卷,明年出两卷。目前已将旧作略加扩充增益,正在编审中,估计下半年可以出版,届时当寄呈阁下,请赐教正。为此,拟恳阁下赐予题词,以光拙作,给您增加麻烦,十分感谢!

近年来,体气日衰,年龄不饶人也!只有善自珍摄,以保安康。顺颂

吉祥康乐!

阖府均此致候!

弟　朱良春拜上

2015 年 5 月 25 日

朱良春老贺词一首

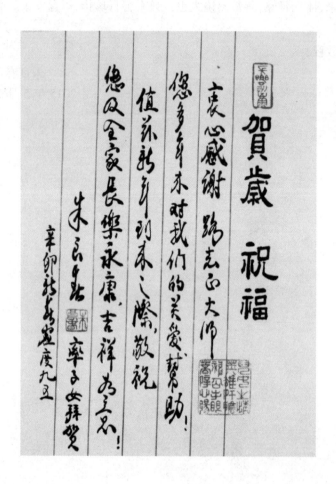

贺岁祝福

衷心感谢路志正大师

您多年来对我们的关爱、帮助！

值兹新年到来之际，敬祝

您及全家长乐永康，吉祥如意！

朱良春率子女拜贺

辛卯新春　虚度九十五

王绵之老来函二封

一

路教授志正仁兄大鉴：

前日收到广安门中医院、中国中医药学会于9日借座亮马河大厦举办庆祝吾兄八十华诞暨学术思想研讨会，此大事也。想我辈80年来，虽历经多种疾风暴雨，终于享受了盛世之乐，并健康如昔，克展所长，不负此生，确实应当欢庆一番！届时自当趋步赴会祝贺。今先选春茶、酒各两种，一取"长久"之谐音,二取庆寿之意,聊表贺忱,祈予哂纳。

　　耑此并祝

阖家吉祥！万事如意！

　　　　　　　　　　　　　　　　　　　　弟　绵之拜上

　　　　　　　　　　　　　　　　　　　　2001 年 6 月 5 日

　　附言:立复回信致谢。路(志正)6 月 5 日下午

二

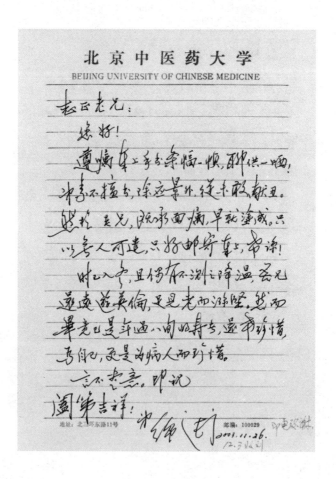

志正老兄:

　　您好!

　　遵嘱奉上手书条幅一帧,聊供一哂,弟素不擅书,除应景外,从未敢献丑。

然于老兄,既承面嘱,早就涂成。只以无人可遣,只好邮寄奉上,希谅!

时已入冬,且偶有不测之降温,吾兄还远游英伦,足见老而弥坚。然而毕竟已是年过八旬的寿者,还希珍惜,为自己更是为病人而珍惜。

言不尽意。即祝

阖第吉祥!

弟 绵之

于 2003 年 11 月 26 日

附言:12 月 3 日收到,即电致谢。路志正

巴坤杰老来函

路老志正院士：

您老好，久违矣！

忆五十年代中期在血防运动中，您陪徐运北部长深入皖南山区宁国县检查和指导工作，得获识荆，并曾数次致函请前与聆取指教。

岁月悠悠，今近半个世纪矣。当年，祖国正年轻，您我均风华正茂，现已垂垂老矣，目睹夏华复兴，中医复振，心感万千。

兹有学生章天寿受组织培养，派来首都中研院深造，该生系皖桐城人，农家子，文化乡，九八届毕业。在学院临床工作，随我数年，尚肯学习，谨行，特函介嘱前来问候起居，并敬请多加教诲，爱屋及乌，深表感谢。

打扰了! 谨致问候,并请多加指教。

谢谢!

敬礼!

安徽 巴坤杰 手拜

2001 年 6 月 18 日合肥

颜德馨老来函七封

一

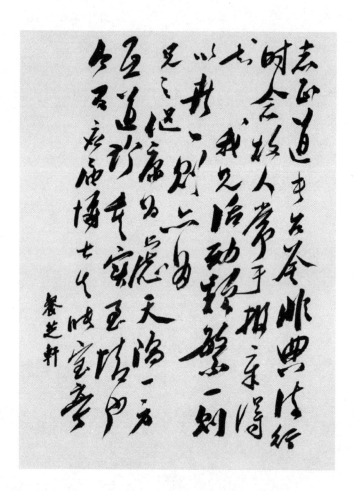

志正道长台鉴：

　　非典流行时会故人。常于报章得知，我兄活动频繁，一则以喜一则亦为兄之健康为虑。天各一方，互道珍重，实至情也。今为应届博士生……

餐芝轩

二

志正道兄台鉴：

　　承惠湿论巨著，乃弟久久未偿之宿愿，不胜珍惜。此书之出，亦慰所怀矣。谢谢！奉地方政府之命，筹组中医心脑病治疗中心，始则全身心投入，然"和尚生在耶稣堂"，牛头不对马嘴，事倍功半，不得已写了一部有关心脑病的经验。前赐序言，身价陡增，另邮双册，聊作纪念而已。

　　几十年浪迹医坛，往事并不如烟，汪精卫、余云岫阴魂不散，看来还是自主力不强，几声欷歔、几声叹息，已无力为领导上书了，还是静观自得吧，身体健康第一。任继兄大名跃然复出，甚慰。但愿不是同情、不是怜悯，更不是利用，则量甚矣。顺颂

夫人曼福！

德馨
1月26日

三

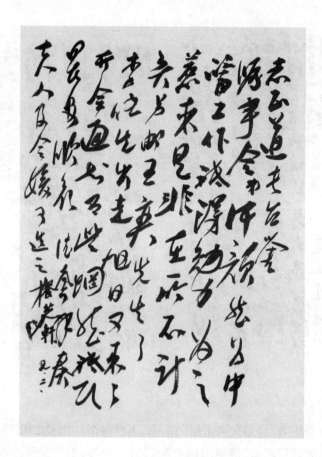

志正道长台鉴：

嘱事令弟汗颜，然为中医工作只得勉力为之，惹来是非在所不计矣，另邮王奕先生了。"李任先出走，旭日又来了"。开会通知有些惘然。祗颂暑安。

顺颂

夫人及令媛可选之。

德馨　拜奏

餐芝轩 7 月 2 日

四

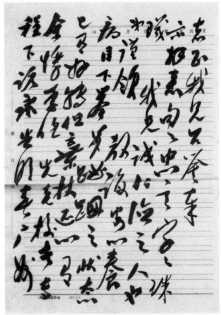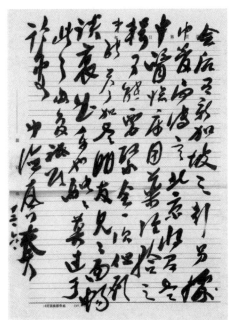

志正我兄台鉴：

　　奉示意句句忠言、字字珠玑。我兄诚仁德之人也，弟谨领教诲，安心养病，目下举步蹒跚之状态已有好转，但弃杖还心有余悸。李任先老校长专程下访承告，明春广州会后有新加坡之行。另据中管局传言，北京将有老中医临床用药经验之辑，可能要聚会一次，但愿弟能参加，老朋友见见面，畅谈衷曲，乐也融融，莫过于此了。

　　匆复，祗颂

诊安！

弟　德馨　奏

12 月 6 日

五

志正道长台鉴：

今年第三届名老中医高级讲习班,经兄之推荐以及中管局之批准,已决定十月下旬在上海举行。经有关领导研究,对今年办班之要求:①讲课以老中医为主,姓中不姓西,也不姓中西医结合,故今年所拟聘对象均在 70 岁以上;②多讲临床经验,少讲理论;③每位以半天为主,体弱者可两位合作一个半天;④讲题不重复(指本人不重复)。

弟也不才,承上启下,只会做做送往迎来、协调平衡等工作而已!

兄为众望所归的首席教授,务祈速将讲题寄掷,以便开始招生,诸维赐予关照,以免陨越。

尚此奉邀(另有邀请书再寄),顺颂

诊安!

另,弟刻在筹建"上海市中医心脑血管病临床中心",诚聘心脑血管病临床型人才 2~3 名,还望老兄推荐,待遇从优。又及。

弟 颜德馨 拜启

2002 年 3 月 12 日

六

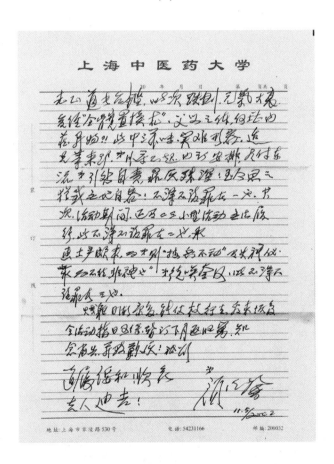

志正道长台鉴:

此次跌倒,元气大衰,复经"全髋置换术",父母之体,何堪内藏异物?! 此中滋味,实难形容。适兄等来沪,弟卧床不起,内订安排,尽付东流,弟引咎自责,罪疚殊深,至今思之犹感无地自容! 不得不请罪者一也。其次,活动期间还有二三小型活动无法履行,此不得不请罪者二也。承惠土产颇丰,而弟则

"按兵不动"有失礼仪,"来而不往非礼也",弟徒唤奈何? 此不得不请罪者三也。

　　贱躯日渐康复,能仗杖行走,看来恢复全活动指日可待,暂定下月返归寓,知念甫告,并致歉疚! 祗颂

道履绥和,顺致

夫人迪吉!

弟　颜德馨

2002 年 11 月 5 日

七

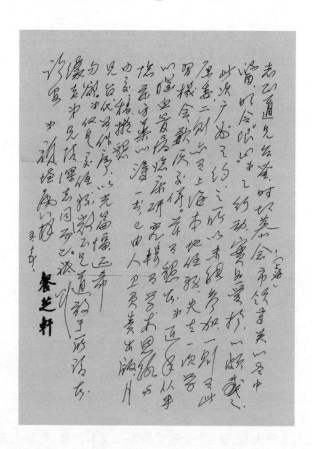

志正道兄台鉴:

　　时切慕念,(上海)市领导关心老中医,明令"限止"弟之行动,实为爱护,心颇感之。此次广州之约,之所以未能参加,一则有此原委,二则亦有上海本

地任务,失去一次学习机会,歉疚交并。兹有恳者,弟近年从事心脑血管病临床研究,辑有学术思路与临床方药心得一书,已由人卫(人民卫生出版社)负责出版,月内交稿,拟恳

　兄台代为作序,以光篇幅,还希勿却。弟仅是交任务,微不足道,敢于所请者,缘老弟兄情深志同而已。祗颂

诊安!

弟　颜德馨　拜

5月15日　餐芝轩

李振华老来函三封

一

志正兄并嫂夫人：

挥笔写的书名已收到,特别是将书名颠倒重排一下更合适,避免了重复又简练,全家都满意并深表感谢!

在报纸和电视上多次看到老兄参加吴仪副总理和卫生部召开的中医防治非典会议感到很高兴。老兄发挥了中医药的技术,在挽救这次非典造成人民的灾难中,可以说立了大功,尤其体现了祖国医学的科学价值,也为全国中医界争光而扬眉吐气了。中医药防治非典的疗效,必然震动全世界,也必将使世界科技界和人民包括西医界对中医药刮目对待。非典为祖国和人民造成不可估计的损失,由于中医药疗效,也为振兴中医事业、弘扬中医学术创造了良机。相信老兄和首都其他有识之士,对今后如何进一步发挥中医药作用,发展中医理论,培养真才实学的中医人才,会给中央出谋献策。同时以老兄的才能和威望,定会得到领导的重视和采纳。希老兄晚霞放异彩,夕阳立新功,为挽救中医学术之危机,功垂青史。非典在首都呈下降之势,但还未根除,希老兄和全家多加珍重。我全家和在瑞士郑芬一家都好。
有事请示知。

敬祝

全家幸福,万事如意!

李振华

2003 年 5 月 31 日

二

志正兄:

上月在京偶患腹泻,蒙你诊治照应,深感。走时仓促,未打通电话,即离京
返郑,请原谅。

前有河南灵宝县中医院苏清河副主任医师有三个科研项目，我推荐请你评审。

　　祝

夏安!

李振华

7月7日

三

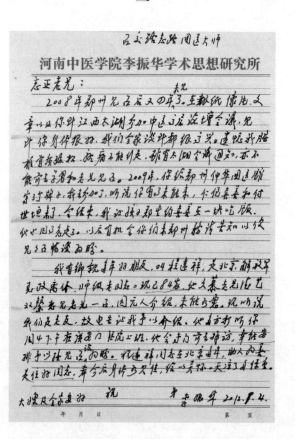

志正老兄：

　　2008 年郑州见面后又四年未见了。在报纸、相片、文章以及到江西太湖参加中医高层论坛会议，见到你身体很好，我们全家谈到都很高兴。遗憾我腰椎骨质疏松，疼痛不能行走，虽有太湖会议通知，亦不能前去学习和老兄见面。2009 年，你给郑州仲华国医馆写了牌子，我去参加了，听说你有事未能来，仁侄喜善和傅世垣来了,会结束我让孩子郑生约喜善在一块吃饭,他因事急走了,以后有机会你们来郑州务请告知,以便见见面畅谈为盼。

　　我有乡亲多年的朋友,叫程远祥,是北京解放军总政离休师级老干部。现已84岁,他久慕老兄德艺双馨,想见老兄一面,因无人介绍未能如愿。现听说我们是老友,故电告让我予以介绍。他多方打听你周四下午(上午)在广安门医院上班,他会专门前去拜访,幸能安排予以接见面谈为盼。程远祥同志在北京多年,助人为善,是位好同志!希今后身体如欠佳给以关怀。天凉了多保重。

　　祝
大嫂及全家安好!

弟　李振华

2012 年 9 月 4 日

李振华老致路志正先生九十华诞贺信

欣闻中医药传承大会暨路志正先生九十寿诞大会在人民大会堂隆重举行，我作为一名中医药战线上的老兵，内心之喜悦，不言而喻。

中医传承是以研究名老中医辨证思维特点，分析并掌握其共性规律的艰巨工作，其核心内容是将名老中医的学术思想、理论特质、方药特点、临证经验毫无保留地继承、创新与发扬光大，是功在千秋，任重道远，需一代一代人不懈努力，持之以恒，以掌握其真谛的一个浩大工程。该大会的圆满召开，必将会推动中医药的传承工作更加有利地开展，并为取得更为丰硕的成果起着极为重要的作用。我与路志正先生相交相知多年，路志正先生少承庭训，熟谙经典，博采众长，师古不泥，临证经验丰富，且又每每独具创见，屡起沉疴。他在平时解除患者病痛的繁忙应诊中，仍能于点滴闲暇中言传身教，著书立说，将自己数十年所形成的学术思想与积累的临证经验，以极大的热忱毫无保留地教授于下一代，在中医药传承的工作中不遗余力，其精神可敬可佩。在路志正先生九十华诞之际，衷心祝他身体健康，寿比南山，在传承中医药的事业中取得更加辉煌瞩目的成就。

河南中医学院　李振华携弟子郭淑云、李郑生　贺

于 2010 年 9 月 10 日

李鼎老来函

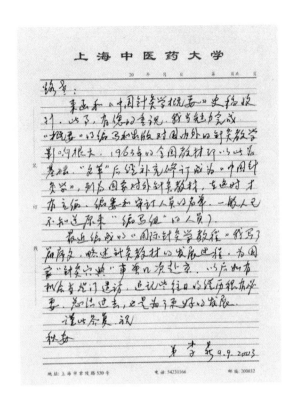

路老：

来函和《中国针灸学概要》史稿收到，此事有您的重视，我当勉励完成。

《概要》的编写和出版时，对国内外的针灸教学影响很大。1963年的全国教材即以此为基础，"文革"后经补充修订成为《中国针灸学》，列为国家对外针灸教材，在这时才有主编、编委和审订人员的名单，一般人已不知道原来"编写组"的人员。

最近编成的《国际针灸学教程》我写了篇序文，略述针灸教材的发展过程，为国家"针灸穴典"事曾几次赴京，以后如有机会当登门造访，追记些往日的经历很有必要。总结过去，也是为了更好的发展。

谨以答复，祝

秋安！

弟　李鼎

2003 年 9 月 9 日

李鼎老贺词一首

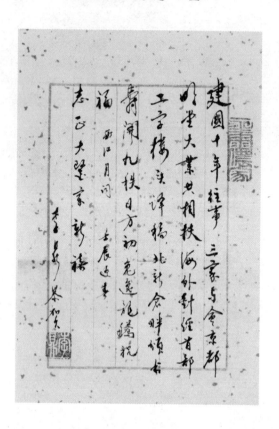

　　建国十年往事,三家与会京都,明堂大业共相扶,海外针经首部,工字楼头译稿,北新仓畔颁书,寿开九秩日方初,兔逸龙腾祝福。西江月词,壬辰迎春。志正大鉴家新喜。

李鼎　恭贺

王国三老来函

路主任：

　　您好，久别未见，想念殊殷。近日高温天气来势很猛，让人难于适应，谅北京亦如是，请学兄、大嫂多加保重，我们这里诸多均好，望勿念。

　　学兄大半生为中医药事业勤奋耕耘，取得瞩目成绩，全国中医药学会进行表彰，为事所当然，学弟深表庆幸，感佩之余赋"临江仙"一首，不知得体否。

　　浩浩中医江汉水，育生一代英雄，气冲霄汉志恢弘，古稀挥汗，染就夕阳红；

　　看杏林联翩弟子，沐熏朗月东风，崎岖险路尽开通，神州壮业，展翅振高峰。

　　拙作亦墨笔抄寄樱花园甲4号，王奕处。

　　敬祝学兄、大嫂暑季安康！

王国三　顿首

7月16日

周仲瑛老来函

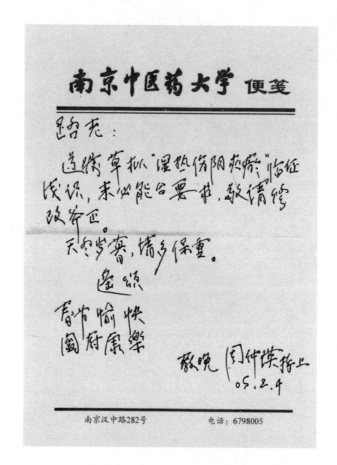

路老：

遵嘱草拟"湿热伤阴夹瘀"临证浅识，未必能合要求，敬请修改斧正。

天冬岁暮，请多保重。

遥颂

春节愉快！

阖家康乐！

教晚　周仲瑛　拜上

2005 年 2 月 4 日

单健民老来函

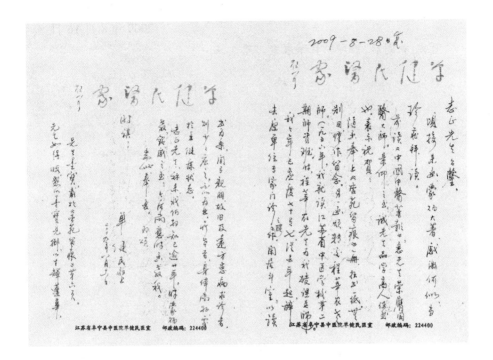

志正先生台鉴：

倾接来函,蒙赐大著,感激何似! 当珍藏拜读。

前读《中国中医药报》,悉先生荣膺国医大师,敬仰之至,诚先生品学高人使然也。表示祝贺!

随函奉上《杏苑留痕》一册,拙书一纸无别用,谨作留念。另一函烦转交程莘农老师(1956年我就读江苏省中医学校第二期师资班时,程莘农先生为我授课老师)。我今年已虚度七十有七,从去年起辞去原单位专家门诊之聘,闲居斗室以读书为乐。间有亲朋故旧及远方患病求诊者,则少少应之,不以为业。虽老者,身体尚好,处于亚健康状态。

志正先生,算来我们相知已逾20年。时蒙赐教,铭感之至! 今后两应时函教我。

耑此,即颂

时祺!

先生墨宝载于《杏苑留痕》第 6 页,先生如得暇,恳以墨宝见掷以生辉蓬荜!

单健民

2009 年 8 月 16 日

附言:收到后,当即转程莘农老。路志正

徐景藩老来函

路老：

春节接赠贺卡，欣喜感激不尽。

20世纪80~90年代曾有晤面，倏忽之间，均已耄年，尊驾事迹动态常见诸报端,令人钦佩,高山仰止。

弟学验俱浅,滥竽"大师"之列,实深惶恐,近年体弱不能移步,唯独坐卧养憩。去岁正月以来,无力接诊查房,更形自惭。

除旧迎新,冬去春来,谨致问安,请多保重。

敬祝安康长寿,阖家幸福。

景藩　敬上
癸巳元月
(注:本函写于 2013 年 1 月)

附：路志正先生接函感念

徐老为中学西，为脾胃病做出贡献，一直惦记复信问候！惜老伴身体欠佳，迟迟未能如愿。今春3月上旬，小洁（女儿）与大命（外孙）前去看望，带新茶1袋，（徐老）在省中医院住院数月，其夫人亦住院。了却心愿很欣慰！

路志正
2014年3月7日

张奇文先生来函二封

一

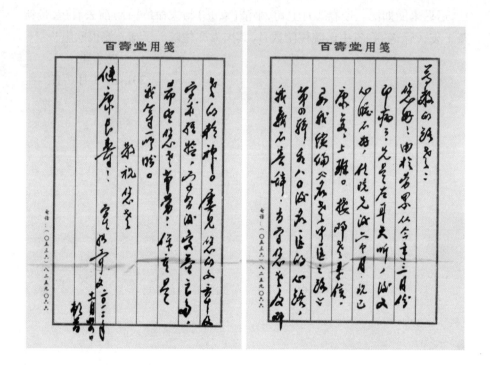

尊敬的路老：

您好！由于劳累从今年3月份即病了，先是左耳失听，后又心脏不好，住院治疗2个月，现已康复，上班。接邓老来信，要我续编《名老中医之路》第四辑，看八零后名医的心路，我义不容辞。当学您老及邓老的精神。屡见您的文章及学术经验，学习后受益良多。希望您老节劳！保重是我等所盼。

敬祝您老

健康长寿！

学生　张奇文
2012 年 11 月 24 日　顿首

（编者注：张奇文先生，曾参加首届西医学习中医班，师从潍坊名老蒯老中医，擅长儿科，热爱儿科事业，出版多部儿科专著，曾任山东省卫生厅副厅长，连续数年任中华中医药学会儿科专业委员会主任委员等职务。）

二

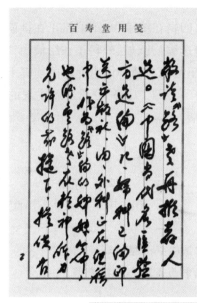

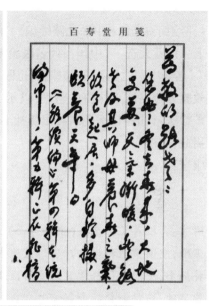

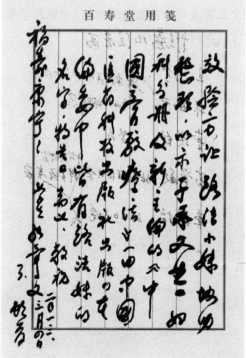

尊敬的路老：

您好！冬去春来，大地复苏，天气渐暖，望路老及其师母养春之气，饮食起居，多多珍摄，颐养天年。

《路续编》（《名老中医之路续编》）第四辑在统编中，第五辑正在撰稿，敬请路老再推荐人选。《中国当代名医验方选编》儿、妇、外科正在组稿中，作为《路》（《名老中医之路》）的姊妹篇，也盼望路老在精神体力允许的前提下，提供有效验方让路洁小妹协助整理，以示子承父业。妇科分册及新主编的《中国膏敷疗法》（由中国医药科技出版社出版）。

尚此，敬祝

福寿康宁！

学生　张奇文

2013 年 3 月 4 日　顿首

附言：再推荐几位名医（书信背面）

王阶，中国中医科学院广安门医院中医心病专家

朴炳奎，中国中医科学院广安门医院中西医结合肿瘤专家

曹洪欣，内科和肾病专家

高学敏，北京中医药大学中药教研室教授、中医药学家、脾胃病专家

李乾构，北京中医院脾胃病专家

朱立国，中国中医科学院望京医院骨伤科专家

路志正

陈彤云老来函

路老：

您好！身体好吧?！春节见到您，非常健康，腰板挺直，精神气色皆佳，讲话也简明清晰，久仰您医术精湛、医德高尚、养生有术的国医大师，请多多保重。

现有一事相求,我已工作了 60 多年,把从师哈、赵两家的经验用于临床,总结了 20 种常见的皮肤病,本共有 20 多万字,分为 3 篇,详见资料,把自己的点滴经验心得汇集成册,献给从事中医皮科的同道们,以回报国家对我多年的培养。

此书准备由人卫出版,关于序言,希望路老精神好、闲暇时,为本书作序,如蒙路老允许,我当引为无上光荣。

我们也草拟了一份序言,请您过目,是否可用,请斧正。

现附:书稿及序言,诸多麻烦影响您休息,万分感谢!

敬礼! 祝您身体健康长寿,容当面谢!

陈彤云

2015 年 5 月 25 日

附:路志正先生指示意见

凤珍:

　　陈老家学渊源,读过国学、女子四书,毕业于辅仁大学,理论扎实,临证丰富,其翁公为哈锐川,幼年拜外科丁庆三,为(丁庆三)徒弟,赵炳南是(哈锐川)师弟、是陈老的师叔,(陈老)受到两位高手指教。

　　写的序过简,如哈、赵一般人看后难以了解;陈老热心公益,如在华侨中医门诊部,早来迟走,既要照顾所来医生,又要与饭店(门诊部挂靠华侨饭店)搞好关系,接待病人,满腔热忱,为侨胞服务,任劳任怨,工作细心周到,在结束后,将所治病例送至各位医师,以作日后整理参考,今日看来确实值得感谢!

路志正

2015 年 5 月 21 日

西学中班学员刘雪桐来函汇报学习体会

路老师:

您好! 为期 8 个月中医学习班即将结束,期间收获甚丰,感触颇多,特简要汇报体会如下:

1. 经典中医以辨证为主,也参考西医的诊断、化验,在划分标本、缓急、主次与施治先后方面,原则性很强,灵活性很大,兼而顾之的经验较为丰富。

2. 在诊治与运用汤头方面,以经典中医为准,但从未发现照抄经典汤头,总是随证变化。综观路大夫的处方,体现中医理法的学术思想性强,而在药味选择上灵活性大。

3. 在处理扶正与祛邪关系上,学术思路明确,先清后补,清中有补,补中兼清,确保不留邪;强调自身脾胃的恢复,注意从饮食调养方面来补,不特别依赖补药。

通过学习,我观察到中西药用之不当均可"留邪"。这是我过去不曾有过的感受。"留邪"是肯定存在的现象,精确的概念是什么? 为什么? 发人深思。路大夫不片面强调运用补药的学术思想,我觉得非常可取。对于常以四物汤或四君子汤为基础的补派,一部分病人反映也较好。

4. 路大夫格外重视舌诊与脉象,重视调理脾胃,重视运用祛湿的不同方法与分寸,重视脏腑相关与兼顾。

5. 药味少、药量轻、药价廉、用之有效率高,是路大夫处方的突出特点。这符合勤俭办一切事业的方针,对自费就诊者来讲,体现了群众观点。对巩固农村合作医疗制度是有利的。我也看到在少数情况下"重型中药"——药味多、药量大也有用处,甚至是必要的,反之则效果较差。

6. 对于西医感到难治而转来的某些疑难杂症,路大夫坚持中医之理,应对沉着,效果很好。如治疗特发性嗜睡症、胸外伤后咳血后遗症;中年黑发突发斑白,连服中药使之自转为黑发;用温补肾阳之法治疗高血压;用小方为主调治哮喘等。路大夫用药的范围宽,时而用些一般教科书上不讲、一般书上不收的药物。这两点集中起来说明一个问题:为了加强中西医结合,老中医与经典中医是必须参加的,单靠我们这种学 8 个月的西学中,很可能在发掘祖国医药学伟大宝库的实践中,把有用的、可贵的东西漏掉!

中医博大精深,初涉中医,学识尚浅,不妥之处,请予斧正。

刘雪桐

1975 年 7 月

（编者注:刘雪桐教授时任军事医学科学院放射医学研究所副所长,1974年10月—1975 年 7 月参加第一期中医学习班,跟诊路志正先生学习）

进修医师刘文贵来函

尊敬的路老：

我是 3 月份跟随您学习的，虽然时间不长，但对我来说是收获很大的，为此我以激动的心情向您做一汇报：

一、学习导师之长，补自己之不足

1. 路老爱徒如子，时刻教诲我们好好学习，为振兴中医多做贡献。

2. 路老爱病人如亲人，急病人之急，痛病人之痛，从不考虑自己安危，不管是寒风刺骨，还是烈火当日，准能按时或提前上班为病人解除痛苦。

3. 路老技术精益求精，从不马虎了事，当我们问诊之后少了一个症状，路老还要问完为止，这种极端为人民服务的态度，真使我们从头学起。

4. 路老用药轻灵，理法方药统一布局，从不杂乱无章，故临床上收效快，治愈率高。

5. 辨证论治、整体观念，时时而扣、环环而套，既有原则性，又有灵活性，师古不泥古。

6. 路老平易近人，不分贫贱富贵，只要找上看病，一视同仁。

二、通过吾师的言传身教，我在临床期间认真学习了《伤寒挈要》，重温了《伤寒十四讲》及《内科学》，翻阅了不少中医杂志和医案，在您的耐心辅导下，学会了不少较难的常见病复杂病的诊断治疗，整理了门诊病历和"脾阴虚泄泻"一文。

三、今后目标

1. 继续努力刻苦学习，掌握更多的为人民服务本领。

2. 沿着路老的教诲走下去。

3. 回去之后，在本地区尤其本县开始学习路老的医风、医德、医术，从而使我们更好地为人民服务。

4. 以后希望能不断地得到路老的指导，使我们对祖国医学知识更进一步地提高。

最后祝您身体健康长寿，万事亨通，为祖国中医事业发展多做贡献，为人民造福。

恩徒 刘文贵

1984 年 6 月 27 日

（编者注：刘文贵医师时任山西应县人民医院院长）

进修周医师来函（节选）

尊敬的路老:您好!

······

目前中医学术水平还不高,尤其对危急重病的处理还不能不用西药,如抗生素等。但是由于医院的分级管理办法,鼓励尽量少用西药,并对中药使用率做了大于75%的要求······若达不到这个率,就拿不到奖金,甚至生活费都将有问题,由此导致了病人住院天数延长,症状减轻较慢,影响了医院的声誉,住院病人人数减少,从而影响了医院的收入,影响了医院的进一步发展。

中医界新老交替之际,仍然存在着中医后继无人、后继乏术问题。很多中医研究生毕业后得出个结论:认为中医不行,不能疗病。这就说明目前中医人才培养的方法、制度有问题。很多人因为搞临床太苦,而收入太低,尤其是年轻医生,而不愿搞临床,而是学好外语,获得一些文凭,出国捞钱。

本来一些中医的优势,由于后继者乏术,而不能发挥出来。例如,有一例患者,颈部淋巴结肿大,中等程度,发热近20日,发热恶寒,热多寒少,寒热往来,大便干,这本属大柴胡汤证,而主治者由于不能准确应用中药,以致住院治疗2周病情毫无改观,后转至西医院病理检查属病毒性淋巴结炎,这本是中药治疗的适应证。

中医的八法,说起来人人会说,但用起来就不见得有人会用。有一患者在门诊看病,医生说:吃些汤药吧? 病人说:"你们中医就会益气养阴,活血化瘀。我不想吃"······这是我亲眼目睹的事例! 难道"八法"只剩下"益气养阴,活血化瘀"了吗? 目前中医界的中医水平让人寒心、忧心、气愤,一部分人还悠悠然自以为了不起,不思进取。

一些人本是外行,到了国外却大谈中医,从而给中医抹了黑,侮辱了中医(现在很多人都在假中医之名而欺世盗名)。而他们在国内,对中医则极尽污蔑之能事······

政府对中医实行扶植政策,但呼声高解决实际问题少,如在经费方面,一些西医院得到的政府经费,远远高于中医院,甚至一些中医院很少能得到经费的支持,以至于必须像黑户一样,自己挣钱吃饭苦苦挣扎······长期以来,由于中医院底子薄,得到政府经费少,人才缺乏,从而在市场经济中缺乏竞争力······这种局面,不能说明政府对中医院是真诚地、实事求是地给予了最大的支持和关怀,中医和西医的竞争不是在同一起跑线上的竞争,因而是不公平的……

很多人认为继承不是主要的,重在发扬,轻视继承,以致中医学术水平、临床水平日渐衰落。

历届中央卫生长官多为西医界权威执掌,他们不能真诚地对待中医,不能由衷地为中医界服务、解决问题,甚至始终对中医抱着歧视态度,以西医的学术规律、规则来束缚中医,使中医改造为他们看着顺眼的所谓"现代中医"。

中医是要现代化,但如何现代化,是否用西医理论来指导中医的临床就叫现代化,否则就是保守,中西结合是否就是机械地死板硬套,我们认为答案是否定的……

在中医界有那么一批人,打着中医招牌,骨子里又看不起中医,自以为肚子中的"洋墨水"多了,再看中医就觉得拿不出手了,太土了,上不了台面了,对着中医卖弄西医知识,对着西医又自称是中医,两头取巧。谈起中医理论,头头是道,一到临床就不对号了……对中医理论,不去思考琢磨,不会应用,就是因为肚子里装了点西医知识,就傲气冲天,这样一批人……败坏了中医的名声……

有那么一部分人,应付临床全靠西医西药,但却打着中医的幌子,又不去钻研中医……病人好了,是他们的能耐,病人不好,就说是病情使然……这种人越多,中医的前途就越危险。20 世纪 30 年代,就有中医家惊呼,警惕打着中医招牌却残害中医的危险人物。

最后愿您身体健康长寿!

此致

敬礼!

安徽省太和县中医院内科　周医师

1996 年 10 月 25 日

附言:崔、张部长,1996 年 11 月 6 日已送阅。路志正

青年医师刘丰来函

路志正老师：

您好！来信因一同事压了一段时间，才收到，即回信。

您对我们年青一代的关怀，使我很受感动。我自进入自治区医院以来，从事中医临床实践、科研工作。偶有心得，写了一些论文，同时协助我院成孚民老中医整理医案医话，出书一册，同时还做了一些计算机中医诊断的资料整理，程序编制及调制工作。我准备近期将一些论文材料整理一下邮去，请路老指正。

在上学期间，我除了学习医古文之外，自学了王力的《古代汉语》，阅读了一些古典著作，但总的来说，古典文学水平还不高，有待继续努力。

路老如果有什么资料需要我整理，或需要我做什么事，我会十分高兴的。草此。

祝

安好

刘丰

1990 年 3 月 2 日

（编者注：刘丰医师曾跟师路志正先生临床实习，毕业后就职于新疆维吾尔自治区中医医院）

台湾学子致路志正教授

中医为大道,至渊至博,若非名师指引,难以自成。唯医德日衰,"名"医渐多,"明"医难寻。西学东渐,传统难再。吾自觉中医学院毕业生羞上临床!吾见药店孔方兄居高不下。中华古国,万年医术,无据无措,情何以堪。时尚中西,非类莫比。吾愿虚心,寻求"明"医,追寻传统,挖掘智慧;窥探古道,光大中华。将此小愿,求于老师,还盼栽培,修得医道,为我广大人民奉献,此生此愿,将无愧对岐黄老祖也!

小辈　花嘉宏　敬上

2005 年 9 月

附言:2005 年 9 月 7 日上午 12 时,该生亲到医院等我,门诊完毕才见我,提出要求,我嘱其写一简历再议。路记

浙江中医药大学学子来函

尊敬的路老：

您好！我们是浙江中医药大学第一临床医学院的学生，在校庆50周年之际，我们有幸聆听到路老对中医学子的教诲，已是激动万分；今天我们又看到了路老您请黄平书记转交给我们的亲笔信，更是百感交集。我们所有的同学都被您这种严谨治学、敬德修业的精神深深感动。黄书记知悉我们给您回信，特别要求在信中代他向您表达深深的谢意和敬意。

路老您来我院与我们一起畅谈中医学习与中医未来，这事不仅得到我校领导的大力支持，同时也引起我们浙江有关媒体的关注，"浙江在线"新闻网，《生活与健康》报等多家媒体都纷纷报道了此事。许多没来参加座谈的同学看到报道，看到路老您在座谈会讲的那句"越是民族的，越是世界的"都深受鼓舞，他们都表示一定要坚定中医信念，不仅认真学习中医，还要学习针灸推拿的相关知识，潜心修学，认真钻研。

路老，请您放心，我们中医学子一定谨遵您的教诲，戒骄戒躁，扎扎实实学好中医基础知识，将中医这个国粹继承好、发扬好，让中医走向世界，成为世界医学领域的一朵奇葩。最后，我们全体同学，还有黄书记，共祝您身体健康，生活幸福，工作不要太辛苦了！

第一临床医学院学生

2009年11月26日

南京中医药大学致函路志正国医大师

路志正国医大师台鉴：

得悉先生荣获新中国成立以来首届"国医大师"称号，我谨代表南京中医药大学全体师生向您表示衷心祝贺。先生德高望重，医术帜立，作为中医学人，我们对先生在海内的声誉与影响倾慕已久。此次先生获此不世殊荣，真乃实至名归。

由人力资源和社会保障部、卫生部、国家中医药管理局共同组织的"国医大师"评审与表彰工作，为新中国成立以来之首届。对促进中医药事业发展具有重要的现实意义和深远的历史意义。卫生部副部长、国家中医药管理局局长王国强指出："开展这次评选表彰工作有利于中医药优秀文化的弘扬，有利于促进中医药学术思想和临床经验的传承，有利于振奋中医药行业精神、凝聚行业力量，有利于营造全社会关心支持中医药事业发展的良好环境。"诚哉斯言！

作为培养中医药人才的高等学府，我们对此一盛事的感受非同寻常。国医大师的表彰不啻为莘莘后学树立了现代中医大家的形象与榜样，使中医学子溯古及今，知国术之博大精深，代有风骚学有可范。先生等诸贤，不仅是中华民族的国宝，更是中医药高等教育界的楷模。为使先生的济世医德，治世医术垂范后世；更在于使杏林学子仰大师之风范，立追贤之决心，昌国医于当代，扬仁术于千秋。我校决定于汉中门校区建"国医大师手书碑廊"。

不揣冒昧，特以下情相求。

1. 请先生惠赐手书一帧，内容可为诊疗心得、从医感悟、人生经验、鼓励后学或其他内容皆可，字数随先生意，以百字内为好，此为"手书碑"碑文。

2. 同时请先生赐自拟小传一篇，字数以 500 上下为好，以便勒之碑阴。

此为盛事之续章。旨在弘扬中医文化，铭记先生贡献，激励杏林后人，造福普天桑梓。望先生额可。

恭颂

大安！

南京中医药大学校长　吴勉华
2009 年 11 月 18 日

北京中医药大学致函路志正国医大师

尊敬的路志正国医大师:您好!

祖国医学,恢宏精妙;岐黄之术,薪火相传。

中医药学能够数千年来承续不绝,发扬光大,一代代苍生大医功不可没。从古代的扁鹊、华佗、张仲景、孙思邈、李时珍,到近现代包括您在内的国医大师,在不同的时代,都是中医药学发展进步的集大成者和重要推动者。

北京中医药大学作为唯一进入国家"211"工程和"985"优势学科创新平台建设的高等中医药院校,发扬"勤求博采,厚德济生"的校训精神,倡导"人心向学",坚持"传承创新",致力于传承中医药学术和文化,是我国培养高层次创新型中医药人才、解决中医药重大科技问题、防治重大疾病和疑难杂病的重要基地,为中医药事业和人类健康事业的发展做出了重要贡献。

我校自2006年起经教育部批准进行自主招生,2010年开展了具有中医特色的自主招生改革。四年来,已经招收了一些具有中医专业培养潜质的优秀人才。为进一步提高中医药人才培养质量,诚挚请求您为未来中医药人才选拔贡献力量,也让学生们以您为榜样、方向和力量,因此,我校2014年首次建立在自主招生选拔中增加"国医大师推荐自主选拔录取考生"机制。希望您能推荐身边热爱中医药,具备一定中医药素养、实践能力及中医药培养潜质的优秀人才,参加我校自主招生考试。请您每年推荐1名学生。

如果您身边有这样的高中毕业生,劳烦您亲笔书写推荐信,请简要注明该学生在中医药方面的突出才智、从事中医药实践的相关经历,如跟诊、医药调查或实验研究等;该生具备的培养潜质及您与该生的认识过程和对该生的评价等内容。如果您推荐的学生能通过我校的选拔测试,我们将给予其"北京中医药大学2014年自主选拔录取认定资格",并在高考录取时给予一定的分数优惠政策。同时,本着公平、公正、公开的原则,您与学生的基本信息均在我校招生信息网上予以公示。

我们真切地希望您能将"大医精诚、仁心仁术"的中医精神发扬到此次自主招生报名推荐之中,以您卓越的思想、高尚的品德、无私的境界任人唯贤,为我国中医药的传承选拔"千里马"。在此,衷心感谢您长期以来对我校各方面事业发展的大力支持。

　祝您

身体健康,万事如意!

北京中医药大学校长　徐安龙

2013 年 11 月

马来西亚饶师泉医师来函

志正教授：

别来数年，近况谅必甚好！

前接王奕先生寄来通告，知今年值教授行医 60 周年，拟出版画册以志其盛，嘱寄题词，奈属爱莫敢不应命，唯因近来患白内障，进眼科医院动手术，至今日始回家休养，视力尚未复原，而题词限期须于本月 25 日以前付邮，只得草草涂鸦寄奉，幸勿见怪。

今年 4 月间，弟随马来西亚卫生部长拿督蔡镜明率领之百余人访问团，访问北京、天津、南京、上海各地中医药大学、中医医院、中药厂，来回仅 10 天，行色匆匆，未能抽空拜候教授，请谅。

教授行医六十年，贵庚当至八十以上，弟每虚度八十二岁矣（1915 年生），昔年马来西亚书画家李家耀先生于九十岁时赠弟一联："人间岁月难再得，天下知交老更亲"，每诵此联，不胜感慨！

期愿在望，预祝康乐！

弟　饶师泉　上

1997 年 7 月 26 日

法国中医学者马尔楷来函

路教授：

自伦敦一别，不觉已2个月余，不知您近来身体康健，工作愉快否？圣诞、新年将临，在此谨祝您阖家欢乐！

我根据与您在伦敦的会谈，写了一篇法文稿件，准备在下一期的法国中医生联合会会刊上刊登，现托贺医师将大意译成中文：

问：您到过世界许多国家，中医在其中的情况如何？

答：共同之处是分散，每个国家或每个地区都有许许多多中医团体、学校，但相互之间的联系合作并不多。

问：作为法国中医医生联合会名誉会长，您对法国中医教育的印象怎样？

答：我在法国时间不长，对中医界尚不十分了解。不过以欧洲各国的情况看，实习是一个薄弱的环节。而中医特别看重动手，只有在治疗病人的过程中，才会对所学理论加深理解，也只有看见实际疗效，学生才会真正对中医、对自己产生信心。

问：您所言极是，法国中医教育最难之处是组织实习，您所见到的其他国家是怎样解决这个问题的？

答：各国各地区都必须立足本地，找到合适自己的方法，这也是中医因人因地因时原则的具体体现。

问：您对法国中医界有什么希望？

答：首先要务实，将教育质量、医疗水平提高后，才有实力要求自己相应的社会地位，才有机会在立法大环境改变的时候，顺理成章地获得承认。

问：谢谢路教授。

全欧中医生联合会委托杵针在2005年(5~6月，未定)在法国举办全体会员大会暨学术报告会。您有无时间出席并作学术报告？若可行，请将条件及报告题目通知我们(我想请您对欧洲中医发展作一评介)，谢谢！

顺祝

大安！

马尔楷

2003年12月24日于巴黎

周育平医师从新加坡来函

老师：

您好！时光如水，日月如梭，转瞬赴新已两个月有余。想京城盛夏当过，秋风渐起，气候多变，多多保重身体。

进入八月，新加坡的雨季来临，伴随阵阵疾风暴雨，气候逐渐凉爽舒适，初来时的心情焦躁也逐渐淡去。时间似乎停滞，每天朝九晚五，闲暇时光读书、上网、练字，游泳成为我唯一的运动。生活虽然乏味，却有久违的惬意，国内工作的紧张和竞争的压力似乎离我远去。时值农历七月中元节，各处搭建歌台、举办狮会，使我得以真正走近新加坡，了解多元文化，处处无不体现多民族的相互融合、和谐相处，别有风情。

诊所病人不多，较初建时日均百余、门庭若市相比，已非同日而语。这主要责之新加坡中医兴盛，诊所如雨后春笋。中医在此远非想象，一是诊所之多，二是信者之众，三是形式各异。竟有以方处方，直接书写天麻钩藤饮加六味地黄丸加温胆汤，细细数来竟要四五十味，不能不感慨中医在此是如此简而捷。中医中药也成为一些人敛财的工具，尤以肿瘤门诊为甚。正因如此，中医师不能称为doctor，中医也只能算是非主流医学。工作的义安中医门诊可谓夹缝中生存。

我除诊治少许心血管病患，大部分为内科杂病和妇科疾病患者，临证中不免捉襟见肘，疗效不佳，故常慨叹疏于读书、学而未精、厚西薄中，真乃"业精于勤而荒于嬉"。幸得此机会，能安心读书，仔细揣摩，总结归纳。然学习中常不免焦躁情绪，冀学以致用，效如桴鼓，不能踏下心来研读理论。来新尊老师指点携带李士懋老所撰医案两册，大开思路，但由于缺乏理论指导，实感参悟不透，临证中常有延一个思路方用药之虞。曾再读《脾胃论》，仍有诸多难解之处，尤其领会阴火理论、辨证使用风药，感到思路不畅，只得再学习《伤寒》《金匮》等经典。

"天地君亲师"，有幸遇到老师，接受老师指点，我倍感珍惜。值此教师节之际，祝老师身体康健，并祝全家幸福安康。

此致

敬礼！

学生 周育平

2009年9月7日

陈勇医师从美国来函

尊敬的路老师：

您好！

来美已两个月有余，老师的眼疾好了吗？甚为挂念！我先后来美五次，在美居留时间累计有三年多。因我女婿是美国人，故有机会近距离观察美国人的生活习惯。中医认为人有阴脏、阳脏。中国人阴脏俱多，而美国人阳脏是绝大多数。例如他们饮水，不管是炎热夏天，还是冰天雪地的冬天，一律喝有冰块的凉水，红茶中加冰块，果汁中加冰块，饮料中加冰块，故美国人的感冒，绝大多数是风热感冒，而且美国人的感冒均有传染性，如学校中有一人得了感冒，绝大多数学生都会得感冒，家中一人得感冒，全家都会得感冒。但我从未被传染过，我是阴脏，一般感冒均是风寒感冒，服用几包参苏丸，就没事了。对于风热感冒，且具有传染性的感冒，中医称之为时行感冒，我们中医先辈有深入研究，也有成熟的方剂。而美国的西医对这种风热感冒，除了用西药退烧外，是无任何药物治疗的，除非发生了并发症。因此，对风热感冒，中医具有巨大的市场潜力。这主要由我们生产厂家运作。美国将中药视为食品（的确中药很多都是食品），是有机产品，是天然食品，故美国中药产品都是在有机食品店内销售。如美国加州，一个叫做加州宝宝的制药公司（是美国的上市公司）专家生产儿童外用药膏，疗效很好。例如现代儿童使用尿不湿，儿童很容易患上尿布皮炎，这家公司生产的一种纯中药制剂软膏，一涂立即见效。还有针对新生儿的一种真菌感染，西医是毫无办法，它生产的一种以金盏菊为主要原料的软膏，一涂立即见效。现在德国生产一种纯中药喷剂，主要针对儿童流清鼻涕，一喷见效。所以这些纯中药制剂，都是在有机食品店销售。美国人遇到这种西医无法治疗的疾病，就去有机食品店去咨询营业员，问有没有治疗这种病的天然有机药物，营业员就会推荐某产品，而且疗效的确不错，深受欢迎。

中西药治病的机制不同，西药是采取阻滞、对抗之理，而中药是疏泄、调理、和解，寒者热之，热者寒之，通因通用等。国内的学者，耗费巨资去筛选某中药含有西药的某种成分，去拼命提取，去筛选某些中药具有抗某种病毒的作用，这么多年，出了那么多成果，花费大量人力、物力，到现在没有一个获得西方的承认，我在去年看美联社的一篇报道，美国相关机构花费 135 亿美元，耗时多年，研究证明，中药的所谓抗病毒通通都是假的，根本无效。他们唯一证明有效的是生姜粉胶囊对癌症患者因化疗引起的呕吐,止呕有效。生姜我们中医从来就认为是止呕的圣剂,根本不需要研究论证。这说明我们老祖宗论证的中药主治功能,都是经过临床验证了的。望国内的一些学者与科研机构,不要再做那种自欺欺人的所谓研究。

美国对有机产品是立了法的,生产有机产品的土地需要是从未受过化肥、农药污染的土地,如果这块土地过去受到化肥、农药的污染,必须荒置三年以上,方可种植有机产品,当然种植过程中,绝对禁止使用农药、化肥,肥料必须是有机肥料。既然美国将中草药认为是有机产品,这对国内的中药种植提出了要求,国内要马上对中草药种植立法,禁止种植过程使用农药化肥,对种植的土地,也要根据美国的立法要求,对过去受到农药化肥污染的土地,也必须荒置三年以上,方可种植中草药,千万别把中草药最后一项荣誉给毁了。

当然这些话是人微言轻,只是与老师谈谈晚生的一些看法,根本不会有人理会。

望老师多多保重!老师健康长寿,是中医药事业的需要,是广大中医药工作者的愿望,像老师这辈中医大师已不多了!

祝老师

健康长寿!

晚生　陈勇

2011 年 7 月 16 日于美国伯明翰

王小云医师来函

您好!

《路志正教授八十华诞特辑》我们已收到,当晚我打电话想告诉您,小师妹说您出去了不在家,我请她转告。其中一本我已转交给魏华。即日我十分认真地拜读了您的行医业绩和学术思想后,对您更加敬佩和尊敬。您从医六十年来,为中国的中医药事业做出了不朽的贡献,得到了国内外学术界的承认。您高尚的医德,精湛的医术,治学严谨,谦虚好学的学风,自强不息,勇于实践,敢于接受挑战的精神,值得我们学习一辈子。我是个笨人,幸亏我能拜上您这样的好老师,有高师指点,自己下苦功,下大力气,会有长进的,我要求自己不辜负领导和老师的期望,为中医药事业做出自己的努力。

路老师,上次与您通电话的晚上,魏华就生了一个女儿,剖宫产,我向她转达了老师的关怀和问候,她十分感动,说要打电话谢谢您。

路老师,您要的广州中医药大学第一附院今年国家级继续教育项目"不孕不育中医药治疗研讨班"讲义我已买到,现寄去给您。

另外,今年我们出版了《女性更年期综合征的防治》一书和一篇文章也一起寄上给您,敬请指教,请修改,由于时间匆忙,可能书中会有错误之处,请原谅。

女性更年期综合征发病率越来越高,中医综合疗法有较好的优势,但该病病情反复是其特点,我想,如果经中药内服治疗后,再用中药外用(通过皮肤吸收)巩固疗效,可能会减少复发。老师上次寄给我的中药贴对我启发非常大,现寄上更年期综合征外用贴"更年安贴",请老师修改指教,由于学生学识浅薄,未免有不妥之处,请老师原谅。

老师最近又要出差,天气炎热,请老师注意保重,并代我和魏华请向师母、师哥、师姐妹们问好。

祝老师身体健康,全家幸福!

学生 王小云

2001 年 8 月 27 日

张之澧医师来函

路老尊鉴：

　　敦煌相聚，难以忘怀，回家后即投入繁忙诊务，门诊兼病房。最近关于蛇的实验研究，我科的研究生（临床跟随我）与浙大免疫教研室合作，发现我院蛇口服液含有丰富的Ⅱ型胶原物质，并已在动物关节模型上已得到证实，蛇制剂具有免疫调节作用，有降低肿瘤坏死因子（TNF）水平，提高增强免疫的水平。Ⅱ型胶原在国外前几年就有学者认为对风湿病治疗有益的，有的发现胸骨（鸡）也有Ⅱ型胶原作用报道。我院多年来应用蛇，蛇内含有这类物质，这更说明古代医家早就把蛇当作截风之要药，是有道理的。由此可见，市场上蛇、龟等做了很多保健品，上次您老给我启发，我一直在琢磨着、思考着，哈士膜油与蛇两种合在一起，含有雌性激素，对风湿病或者中老年人骨骼关节疾病有益。在这些广大人群中很需要补充这方面物质，我平时临诊时常应用，叮嘱病家辅助治疗，从而平衡阴阳、调节内分泌，这对大量骨质疏松症（社会老龄化）更为适宜。今年起至2014年国际上将攻克骨关节疾病，做课题研究更是为好，可是缺乏资金和愿意投资开发生产单位。我这些不成熟拙见，请您老定夺是否可行。若有厂方愿意合作，请您老挂帅，再做具体商议，不知可否。

　　上次在月牙泉鸣沙山留影寄上，望笑纳。顺颂
安康！

晚　张之澧　敬上
2001 年 12 月 30 日

胡之璟、金玉明医师来函

尊敬的路老:

上次寄上的拙著《简明中医外感病证治》想必收悉。在多位专家的指教下,我们进行了较大的充实提高。首先增加了败血症及荨麻疹两节,各个病种增加了不少内容和病因病机证治示意图,以及相应的病案举例,有许多词不达意之处,又增加表述说明,总的内容可能要翻一番。

朱良春先生在百忙中亲笔题词,王少华先生赐写序言,甚感荣幸。拙著已为湖南省科技出版社录用,奈今年任务已安排就绪,争取明年上半年出版发行。这样还有充分的时间,我想争取在 11 月份,在庆祝章次公先生诞辰 100 周年暨良春中医药临床研究所成立 10 周年的庆祝活动期间,再次得到有关专家的指点,然后在年底最后落稿,交付出版。

为此,特请您路老为之题写书名,以光篇幅,甚为幸!

敬祝

健康长寿!

学生　胡之璟　金玉明　上

2002 年 6 月 8 日

曹南华老中医来函

路志正先生台鉴：

您好！首先让我自荐，不致唐突。仆名曹南华，广东省阳江市人，原湛江地区名老中医。仆与先生，一在天之涯，一在地之角，互不识荆，现暂作神交之谊，虽不能致，心向往之。

先生于国内外，早已头角峥嵘，声誉卓起，读破万卷，学术渊博，韬晦之深，著术之丰，微言精义，对岐黄业之建树，立下汗马功劳，诚当代医界之师表也。

仆有拙著一本，经我市新闻出版局批准付梓，经已售完，现拟再版，增一些内容。拙著是辽东献豕之品，兹随函奉上，请先生给予评语。望念神交之谊，准予所请，则幸甚矣。如何之处，翘企回音。

专此布达，敬祝

安康！

仆 曹南华 敬上

2003 年

邱志济医师来函

尊敬的路志正老师:

　　见信问好,您是德高望重的全国老一辈名老之一,亦是吾师朱良春的挚友,为中医事业的复兴,您老至今仍站在一线,颇令晚辈叹服。吾等晚辈为配合邓铁涛老师为代表的中医复兴族,为中医的真正复兴做些力所能及的事,历时3年余,把多年研究恩师朱良春先生治疗杂病的特色,结合笔者的继承创新、临床发挥,用中医理论阐析,撰写成45篇论文,连载在《辽宁中医杂志》等医刊,并挂在"互联网"个人主页上。近年来收到了国内外诸多读者的来信,要吾汇编成书,广为流传;上海科技出版社亦两次来函令吾出书,故和恩师商讨准备付梓。朱师建议把书稿寄给尊敬的路老教授审阅,恳请路老师在百忙中赐写序言,切望路老恩赐为幸。

　　笔者是自学成医的民间大夫,在西化风烟严重的浙江,一个开业的民间医生确实灾难深重,虽走过了艰辛、劳苦、探索和奋斗的40余寒暑,发表了160余篇论文,且在治疗乙肝和肝硬化及诸多疑难杂病中颇多创新……我现已年届花甲,虽锐气日衰,但仍勤于临床,坚持写作,以老一辈的临床家为楷模,把所学所得写出来,奉献给中医事业,此乃以苦为乐也。

　　尊敬的路老师,在书稿的写作过程中,每写一稿均寄给朱师审定,曾多次得到朱师的鼓励和嘉奖,亦曾得到邓铁涛老师、颜德馨老师的热情鼓励,更令人感慨的是国内外诸多读者的信、电鼓励嘉奖和希望,使我忘记了因辛劳过度而发烧带病写作。每当拜读邓铁涛老师近年为中医复兴而写的文章,和山东丛林先生发表的"纪念《名老中医之路》专辑20周年"等文章,深信中医复兴的希望将从这里升起。

　　专此,顺颂

　　尊敬的路老教授健康长寿!

晚辈　邱志济

于 2003 年 5 月 13 日顿首

张琼林医师来函三封

一

尊敬的路老师：

您好！

敬悉惠书，不胜兴奋，辱蒙过誉，愧不敢当。拙作《临证碎金录》，之所以能够出版发行，多亏恩师的教诲和关切，赐予书名、佳词，一字千金，蜚声寰宇。正是体现了李时珍函求王世贞为《纲目》作序所说："愿乞一言，以托不朽"的效果。

尊师如此关爱，弟子当竭力为中医争光。昨天喜接中国中医药出版社邮来第二次印刷样稿四册，并说："杰作《临证碎金录》是近年来十分难得的，实实在在的中医临床专著，出版发行以来，供不应求，有"纸贵洛阳"之势。订书单位很多，故来不及与你父子联系，就决定第2次印刷7000册，以满足国内读者需求，单方面决定，十分抱歉。至于增订二版问题，等第3次印刷再议……"

一般著作出版发行，仅4个月的时间即进行第2次印刷，由4000册增至7000册，其时间和数字均令人欣慰。老师获悉后，一定很高兴。尚祈恩师多提宝贵意见，准备二版增订，以求完美。

上次邮奉春茗，京皖往返，时隔2个月，不免走色失香，难保春味。望装铁筒，可以久藏！拙作之书，如有赠送他人的价值，老师需要多少册，劳驾路洁主任来电通知。家里电话：××××××，晚间7点后有人在家。

敬颂

康安！

晚 张琼林 拜上

2006年7月6日

二

尊敬的路老师：

您好！

承蒙赐予鸿著全册，并亲笔题字，如此过爱，不胜感谢，奈何时值安徽40℃的高温，在炙热的火海中度日，迟迟未复，是为不恭，务祈海涵。

尊著二集问世,从编辑设计到装帧印艺,处处突出了中国文化古朴典雅的艺术风格,新颖超凡的真迹模式。其墨迹神韵以及对当代文坛的重大影响,非许赵二序所能尽述。如中国著名的文学评论家、鉴赏家刘勰(《文心雕龙》的作者)在世,评之最为恰当。

老师之书法,下笔着墨,辄饶奇趣,龙蛇飞舞,雄深雅健,点横撇捺,总显露着墨迹诗意、中国文化的身后情怀。诚为当代书法之宝典,临帖之准绳,爱者之"鸦片",藏者之至宝也。堪称稀世鸿著。晚连读三遍,仍不思合卷。

张女士案,证、法、方、药,加之诱人俊秀的行楷,精妙之至,为喻嘉言清燥救肺汤之变法。生大黄粉,轻可祛着,凉血宁络为君;辅以一味清金散(李时珍自服方)之黄芩,清泄肺热,以制"木火刑金";佐以黛蛤散,代替生石膏(喻昌用煅石膏,大错)清化痰热以止嗽;最后缀以川牛膝炭,变活血为止血,导邪下行,引龙入海,令人拍案!当代学院派之博士研究生,可能不会理解此味引经药之微妙……

您老年近期颐,仍在应诊。堪称九华山百岁宫印声长老,年高 120 岁的医界活佛……向您老人家祈福祝寿。敬祝:

寿比南山松不老

福如东海水长流!

晚 张琼林 拜上

2013 年 9 月 5 日

三

尊敬的路老师:

首先怀着无比喜悦而崇敬之心情给您老拜年!敬祝路府:吉祥如意,阖家安泰;心想事成,马到成功!

春节之前,喜接您老——寿星、天医星、当代医界活佛,惠赐华翰宝书,笔力雅俊、神采飞扬,畅似春瀑、行如浮云。拜读之际,顿觉纸面逸出翰墨兰桂之香,沁人心魄。字里行间释放出阵阵春风、春花、春媚、春韵之气,给敝舍今年春节带来了绚丽的春色、无穷的春味和幸福。寿登期颐名耆之手书,恰似及笄闺秀生花之妙笔。足见尊师的"精神年龄"(心理年龄)多么年轻啊!真是华夏医界的福音。家人和来宾,啧啧称赞!互为争阅,拍照留影,热闹非常。

承蒙尊师厚爱过奖,心有愧意。惠赐美好机会,学习国医大师的丰硕经验,当然感到万分荣幸、幸运和自豪。只因身居基层,见少识薄,根基不固,学术肤浅,满怀踌躇地犹豫良久,唯恐影响尊著的光辉。故所嘱之事,不敢胜任。

祈予宽宥。如有机会,再来京都,一定专程登门拜访,面聆教诲。

　　敬颂

万福金安!

张琼林敬上

2014 年正月初十

附：《路志正诗书墨迹选》验案一则

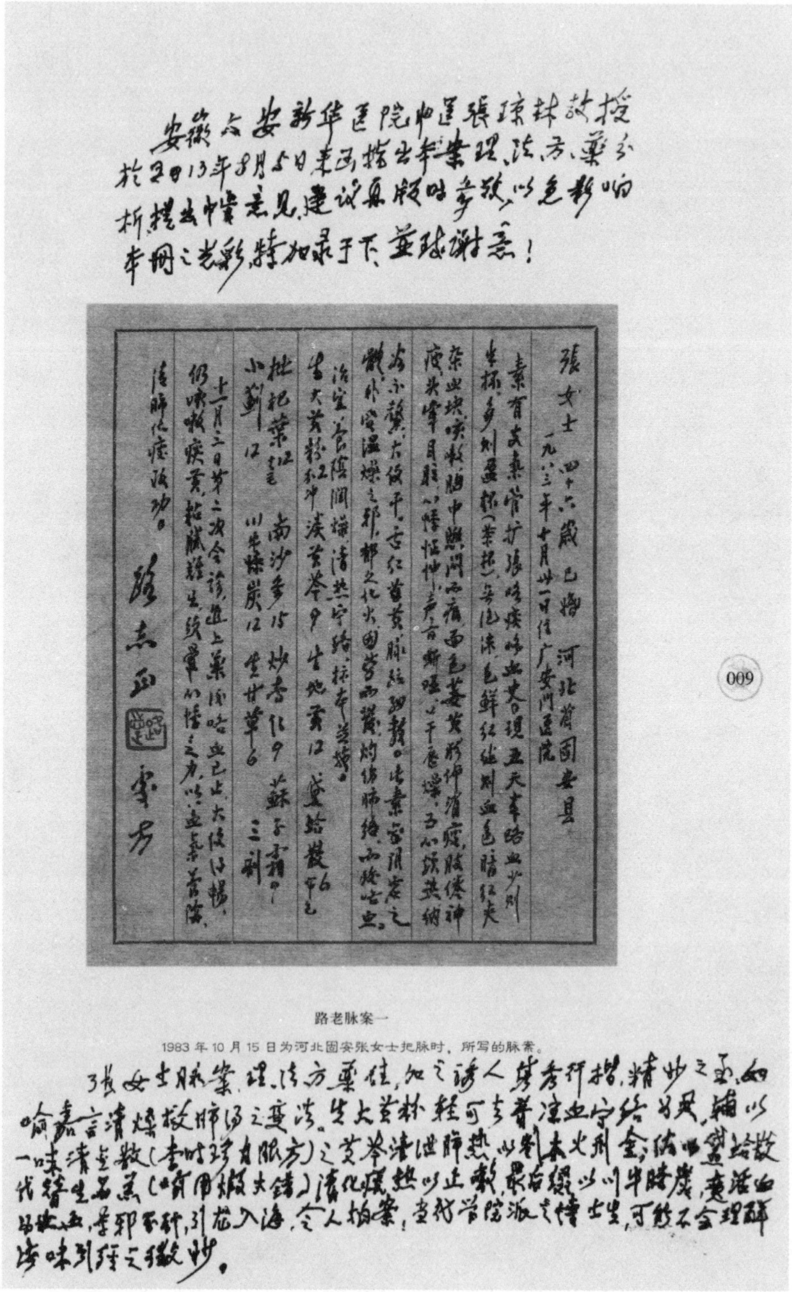

路老脉案一

1983 年 10 月 15 日为河北固安张女士把脉时，所写的脉案。

张女士,46 岁,已婚,河北省固安县。1983 年 10 月 31 日住广安门医院。

素有支气管扩张咯痰、咯血史。现 5 天半咯血,少则半杯,多则盈杯(茶杯),夹泡沫,色鲜红,继则血色黯红夹杂血块,咳嗽,胸中憋闷而痛,面色萎黄,形体消瘦,肢倦神疲,头晕目眩,心悸怔忡,声音嘶哑,口干唇燥,五心烦热,纳谷不馨,大便干。舌红苔黄,脉弦细数。此素为阴虚之体,外受温燥之邪,郁而化火,因劳而发,灼伤肺络,而后咯血。

治宜养阴润燥,清热宁络,标本兼施。

生大黄粉^{分冲}2g,淡黄芩 9g,生地黄 12g,黛蛤散^{布包}6g,

枇杷叶^{去毛}12g,南沙参 15g,炒杏仁 9g,苏子霜 9g,

小蓟 12g,川牛膝炭 12g,生甘草 6g。3 剂(水煎服)。

11 月 3 日第二次会诊。进上药后咯血已止,大便得畅,仍咳嗽痰黄,黏腻难出,眩晕,心悸,乏力。以益气血养阴、清肺化痰收功。

路志正处方

按:安徽六安新华医院中医张琼林教授于 2013 年 8 月 5 日来函指出本案理、法、方、药分析,提出中肯意见,建议再版时参考,以免影响本册之光彩,特加录于下,并致谢意!

(编者注:《路志正诗书墨迹选》,王阶,陈振酉,路喜善,等整理,中国中医药出版社,2010 年)

吴深涛医师来函二封

一

尊敬的路老前辈在上：

首先，敬祝老前辈安康并请恕晚辈冒昧。

晚辈名吴深涛，现就职于天津中医学院第一附属医院内分泌代谢病中心，此番书信相扰，就晚辈拜师事宜叩问老前辈。

晚辈慕路老之医名虽久，但逐渐感知老前辈的医德学识是随着老前辈不断问世的大作而愈深，凡能有幸寻得，晚辈都集而拜读，所感领悟之处再体会于临证实践，每每受益匪浅。如曾学习"湿病源流"论，老前辈对湿邪本质的深入剖析和内涵的延伸，以及今人诸多的不良因素致使当今湿阻病增多的理论以及辨治经验，使晚辈从中得到极大启发，并经反复读经临证，总结出浊毒为糖尿病病机之重要启变要素的观点和化浊解毒疗法，引起同领域内的关注。另外，结合老前辈"燥痹"理论，辨用于糖尿病周围神经病变的证治研究中，通过观察湿与燥在本病中的相互关系，发现该病很多病人病机属燥痹兼湿范畴，据此立"润通"大法并研发了以李东垣"清燥汤"化裁的院内制剂，临床取得良效等。实使晚辈领略了老前辈既专业精练又具有广博的辨证思维的风采，更使晚辈常常从内心涌起一种企盼，希望有缘能够侍诊师旁，能在临证中耳濡目染地蒙承老前辈的教诲。

回想起跟恩师张琪老师读博的三年，尤其是随师临证的岁月，不仅加深了自己中医学的认识，许多宝贵的经验至今仍受益无穷。然而十余年的工作，由于受目前大型中医院的运行模式及医疗政策法规的影响，晚辈在临床中也过多地依赖西医学的手段参加和指导危重病人的抢救治疗，不自主地将大量的时间和精力花在了中医学以外的地方。因而需要进一步强化中医理论和临证技能的迫切感，促使晚辈努力成为了国家中医药管理局"优秀中医临床人才研修项目"的成员，在近期的学习过程中，每值聆听老一辈大师们的教诲，都有一种心灵的净化和中医辨证思路的拓展感，当然也常常为自己中医理论的浅薄和辨证思路的狭隘而汗颜。随着不断深入地研读经典和临证，深深体会到作为一名中医不能仅在专业要有深的造诣，更要具有解决疑难杂病之广博的辨治能力，而后者又是当今许多像晚辈这些中医师的弱点，这也正是老前辈近于《中国中医药报》呼吁师承教育的重要性之所在，也使晚辈跟名师学习和临证的心情更加强烈,晚辈也曾前往老前辈的诊室,仰望老前辈仍精神矍铄地诊治病人,内心十分激动并几乎直面己愿,但终觉过于冒昧而作罢,但此后此种愿望更加与日俱增,故于近日特求教于恩师,并承蒙恩师的支持和举荐。晚辈本想携恩师的荐函直接拜谒老前辈,因仍似过于仓促,考虑再三,还是先以信函敬托,以使老前辈从容斟酌,但无论结果如何,稍后敬允晚辈专程拜谒。

晚辈深知老前辈高龄,诊务繁忙又常为中医大业奔忙,且随师的优秀弟子众多,此时提出此恳求实感惶恐,但晚辈求师心切,一者借"优秀中医临床人才研修项目"有此项内容之机,二者晚辈所在的医院已行扩建,到年底时本科室的床位可能增加一倍,届时再抽时跟师定将更加困难,还敬请老前辈谅解晚辈急迫之情。考虑前述因素,晚辈亦不敢奢望过高,只要能应允晚辈每周随诊一次,随师出诊时,在老前辈的身后有一隅供晚辈站立即足矣,如能承蒙老前辈恩泽而遂愿,晚辈将倍加珍惜这一机缘,加倍努力而不负老前辈和恩师。晚辈在此先行叩谢路老前辈。

敬致冬祺!

(随信敬附恩师张琪先生的亲笔信和晚辈的简历及代表拙作,敬供老前辈参阅)

晚辈　吴深涛　敬上

2005 年 1 月 28 日

二

路老先生在上,晚辈首先叩问先生安康!

疏于问候,躬请恕之。

虽近未仰先生之面,然自知先生一定是仍不移于传道授业解惑,济世苍生。每思至之,敬意和祈愿油然而生。

转眼学生别师已经有年了,回想几近一年之参师临证的宝贵经历,先生于学生既严亦宽,学术主张自由,又视学生如己出,放手实践,让晚辈感到的不止是学识的渊博,更领悟到高山仰止之蕴涵。先生之教诲和自身的不断修养,虽使己于中医学之博大精深有所感悟,亦心有所企而勤奋不辍,读书临证以演师所知,然仍才疏学浅且碌碌为之,想来很是惭愧。略有所自慰的是,不自惭愚陋而集己杂感之拙作《中医临证修养》,蒙先生教诲和自身不懈的努力,终于得以出版。然在为出书欣慰之余,仍揣揣于心,毕竟自己距良医之境还相差甚远。只是作为中医学发展历程中需要尽承前启后之役的一代人,总觉更有责任多做点什么。特别是在目前中医学界状况下,应将自己的经验教训与青年同道相商共榷，以企至臻向善。如此之初衷，能否遂愿，虽非己能定之。但通过此书的写作，学到了很多，尤其是更深刻地认识到了自身学识之浅及临证之不足所在，此当是作书最大之收益。正如自己于书中所感，为中医学人当修养终身。如能获读者之同感，并为其读书临证之修养有所参用而非误人子弟，即实可谓甚幸。

拙作今能付梓，幸蒙先生百忙中审阅点教，与师相关内容特别是先生所赐题词更令拙作生辉，晚辈实倍存感激。今与信一并呈上一册，恭请先生匡正、惠存之，并恳望续得恩师之赐教。

时至深秋，恭请先生一定要多保贵体。还请转达晚辈对师母的祝福与问候。另，路师姐近来还是依旧繁忙吧，亦请师姐多注意身体，请一并代为问候。

晚辈　吴深涛　叩拜

2008 年 10 月 10 日

附：路志正先生回复意见

张老亲笔推荐，却之不恭，已面告吴主任，我学无专长，博而不精，但可在临床决策思维上有所启迪，已同意其前来。2月21日上午已来京，因日前感冒，原有10名患者约诊，突增至20人左右，下午1时始诊毕。

路志正

2005年2月21日

吴以岭教授来函

尊敬的路老：

首先致以我本人对您的良好祝愿！

路老几十年如一日致力于中医药研究，学术造诣与创新精神堪为我等后辈从学者之表率。我等一直牢记路老的谆谆教导，致力于络病理论及其临床应用研究，积极推动络病学学科建设与发展，近年开展了一些具体工作。坚持按照中医学术自身发展规律构建系统络病理论，出版《络病学》专著并改编为"新世纪全国高等中医药院校创新教材"，2006 年 9 月开始，全国将有 10 余所高等医药院校开设《络病学》课程；发起成立中华中医药学会络病分会，形成致力于络病研究的专家队伍；2005 年举行"首届国际络病学大会"，参会的国内外学者达 700 余人，收到参会论文 100 余篇，反映了近年络病学术研究的蓬勃发展之势。

长期以来，路老一直对我们的工作给予了极大支持！早年就曾亲自主持通心络课题鉴定会并给予了很高评价。2004 年筹建中华中医药学会络病分会，您担任分会学术顾问，耄耋之年亲自出席年末在北京举行的成立大会，并在《络病学》专著首发式上发言，去年又为"首届国际络病学大会"论文集题词。诸多对我们的支持与鼓励始终未忘。

现在我们正在积极筹备"第二届国际络病学大会"，本次大会拟定于 2006 年 10 月下旬在上海召开，目前已收到参会论文 160 余篇，正在组织编写论文集，希望路老能在百忙之中为《络病学》教材出版和第二届国际络病学大会的召开题词，我们将随同论文集一同刊发，同时也诚挚邀请您在身体条件允许的情况下能够光临大会！

最后祝您身体健康、万事如意！

吴以岭

2006 年 9 月 29 日

（编者注：吴以岭教授 2009 年当选中国工程院院士）

陶国水医师来函

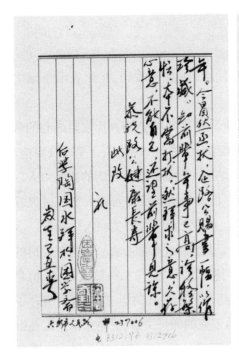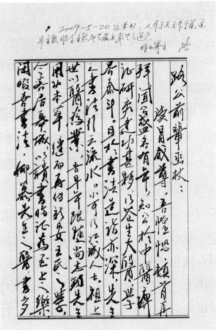

路公前辈函仗：

　　渎冒威尊，吾惶恐，顿首再拜。闻公盛名有年，知公于中医疗证研究建功甚多，乃苍生大医、学界泰斗。且于书法造诣亦深，先生之书法行云流水。小可乃江城人士，祖上世以医为业，吾早年跟随尚志钧先生，用工本草，继而再传新安王氏之学，今客居皋城，以读书临证为至上之乐，闲暇喜书法，仰慕先生之医书多年。今冒然函扰，企路公赐书一幅以作珍藏。知前辈年事已高，诊务繁忙，本不当打扰，然拜求之意，久存心意不能自已，还望前辈见谅。

　　恭祝路公健康长寿

　　此致

敬礼！

后学　陶国水　拜于困学斋

岁至己丑年春

　　附言：2009 年 5 月 20 日为其书：人本于天，天本于道，道本自然，顺乎自然，即是最上养生之道。明日寄出。路志正

彭益胜医师来函

尊敬的路老大师：

您老人家好！

承蒙关爱，您寄来的大著《大医精诚路》近日已收到，在此表示至诚之感谢！

打开大著首页，即见先生之慈祥温和音容笑貌，令人高兴而发自内心的敬意！耄耋之年，依然那么健康硬朗，神采奕奕，仿佛是一尊老寿星呈现在眼前。这是福分，应该比什么都富有，因为健康是第一财富。先生爽朗的微笑给人以喜悦，展现出历尽艰难后的荣耀与自信。面部每道皱纹却告诉人们经过风霜雨雪历练的心路历程，使人看到先生在七十载沧桑巨变的美丽人生画卷。多少个日日夜夜，多少个坎坷曲折，又付出了多少滴汗水和心血……这些无形的语言向世人呈现一部为中医药学创业拼搏的无字书。《大医精诚路》以精彩的内容、生动的画面，记录了近现代中医药发展不平凡的历史，以事实表述了先生这一辈中医前辈的甘苦与辛酸，有写不完的回忆文章，更是未来中医药继承创新的力量源泉，为此谱写出中医由衰而盛的魅力乐章！给人们一个重要启示：不要忘记历史，历史是最好的老师！

拜读《大医精诚路》至少给我们有以下三点教诲：首先是为医要重法。不但对患者赤诚相救，更重要的是要敢于承担社会责任与义务，在突发病灾的面前要勇敢面对，有勇有谋地为国家、社会、百姓大众消灾免难。既要有观音之慈悲，又要如大势至菩萨施以无畏，安定人心。所谓财施、法施、无畏施之三施也。为苍生救苦，不但尽力不辞劳苦，更要尽心，方为苍生大医。先生之业绩正说明了这一点，令人敬佩！其二是著作本身，论文百余篇，可谓几十年寒暑日夜之辛劳结晶，如果心再好，无医术救人回春，那将是水中月、镜中花而已！先生给太多的人以健康微笑，给太多的病人第二次生命，功莫大焉！并得到党和国家领导人的鼓励与支持，这比什么都光荣，比生命都富有。这是立功。其三是先生将其珍贵之医术传给门人弟子，流传于世，并发扬光大，济世救人，其法不可思议。此立言也。

以上之三不朽在《大医精诚路》一书中都有很精彩的说明。为人一世，能做到三不朽实为不易,历史有也不多,先生能享此中华民族美誉,我们真为您高兴!

祝先生健康永驻,四时吉祥快乐!

顺颂

春安如意!

学生 彭益胜 敬上

2011 年 4 月 9 日

(编者注:本函写于国医大师路志正从医 70 周年学术思想研讨会之际)

卢祥之医师来函

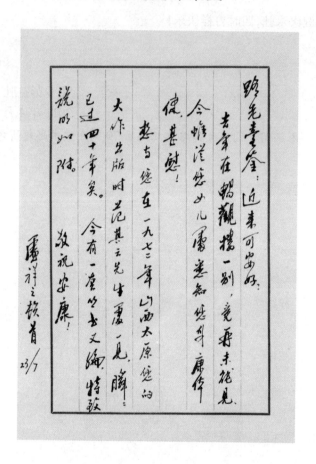

路老台鉴：

近来可安好？

去年在畅观楼一别，竟再未能见，今惟从您女儿处悉知您身体康健，甚慰！

想与您在 1972 年山西太原您的大作出版时，范其云先生处一见，瞬已过 40 年矣。今有一套丛书又编，特致说明如附。

敬祝安康！

卢祥之顿首
7 月 23 日

陈肇山医师来函

尊敬的路老：

全家安好为祈！

恭贺老前辈九十二岁寿加！

余从学医之始则崇敬您老，只是无缘相见，深以为憾。

退休后又返原医院坐诊，因拙内患有多种老年性病、生活难以自理，只好回家照顾她的起居。余暇则习练书法，边写默文史、医学科普、民间文学等方面小文章，以陶冶性情也，不虚人生此行。

对您老有所求者，如有余暇请赐墨宝一幅，以使蓬荜生辉，谢谢！

余不多说。

敬祝

健康长寿！

后学　陈肇山　顿首

壬辰，冬，五九，六日

附言：书赠：相互关爱，安度晚年。已复。路志正，2013 年 6 月 30 日上午 10 时书。

郎江南、司徒扑医师来函

尊敬的路老：您好，全家好！

承蒙恩师您的热情支持，亲自作序鼓励，《向癌魔挑战》一书终于问世了，实感欣慰，特叮嘱辽宁出版社以最快的速度寄10本给您，以表敬谢之意。

中医抗癌的奇迹，深深地感染了我们，抗癌明星的事例，深深地激励了我们，这是写书出书的动力源泉。

采访费时（面对面采访，加上电话补充），最长的随访长达32年，此书更难之处在于出版。虽然我们愿意自费3万元版面费，但出版社"政审"让我们纠结，因为我们是军人出身，很希望人民军医出版社帮忙，但答复是涉及气功，以"不了解"为由拒绝了。尽管我们在广州接待了人民军医出版社编辑，亲自和他当面讲理，也无济于事。此后又托人找了辽宁科技出版社。当我们签订了出版合同，交了版面费后，出版社居然变卦了，回答是领导不同意，不要因为"气功"砸了出版社的饭碗，要退版面费给我们。我们又一次与出版社据理力争，告诉他们：《中国中医药报》2013年8月23日第8版整版介绍郭林和她的新气功疗法，同时又有上千名法国人来中国学气功了……这样出版社考虑后才同意出版，真不容易啊。出版社设计的封面，我们反复修改了几次，特别是把封面原来的黑字改为白字套金边，这样封面简洁、清雅，好看多了，书的正文全部采用128克铜版纸，追求印刷高质量。

报告恩师，我目前最感兴趣的工作就是运用中医中药促进肿瘤患者康复，一定为弘扬祖国医学竭尽全力，不辜负恩师的期望。

敬请恩师多多保重，全家幸福！国庆快乐！

学生　郎江南　司徒扑

2014年9月25日

附记：

郎江南、司徒扑两位教授均是西医学习中医人员，通过长期临床体验，郎教授曾在临床中随我实习，体会到祖国医学的博大精深，不遗余力地弘扬中医优秀文化，以一个医学工作者求实的精神，数十年来坚持随访一些气功抗癌患者，取得了翔实的第一手资料，这种对中医学的热爱、执着的追求、严谨的学风，令我感到敬佩！

司徒和郎教授所编《向癌魔挑战》，是其宝贵经验的总结，也将对气功疗法有很好的推动作用。

路志正

2018年荷月

石国璧、张秀娟伉俪来函二封

一

敬爱的路老：

您好！我俩老想看您来，但恐影响您的休息，同时国璧一年来肾功不好，慢性肾衰，尿素氮 15＋，肌酐 300＋，稍微活动多一点即感头晕，所以不能常来看望，请您见谅。但是您在我俩的心目中，是我们做人做事的楷模，是老师，是长辈，是朋友，希望不断聆听您的教诲。北京市给国璧于 2013 年建立了名老中医经验传承工作室，带了几个学生，每周有一两次门诊，病人很多。春节将至，我们祝愿路老春节愉快，全家幸福！

学生　石国璧　张秀娟　敬上

2015 年 2 月 8 日于北京

二

路老：

您好！我因肾功能不好，疏于问候，请多见谅。现在中医法正公开征求意见，我没有看见全文。60 多年来，中医发展起起伏伏，历届中央都重视中医，可中医事业就是发展不起来。原因何在？我看关键在于卫生部长。毛主席说过"路线确定之后，干部就是决定性因素。"崔月犁同志担任部长时（1982—1986 年）中医事业拨乱反正，发展欣欣向荣。因为他了解中医、热爱中医，能抓到点子上。若您有机会参加中医法的讨论，建议增加一条：鉴于我国存在两种医学的事实，今后卫生部门的领导，必须由了解中医、热爱中医的人担任。因为现在中医也在学习西医，不存在不懂西医。供您参考。

春节将至，祝春节愉快，全家幸福！

石国璧　张秀娟　敬上

2016 年 1 月 20 日

《医学家吴瑭现代研究》编委会来函

路老:

来函收悉,所寄文稿"吴瑭先生学术思想探讨"及所赐墨宝尽收无误。编委会全体成员向您深表谢意!感谢您如此关注中医事业的继承和发展,感谢您在"三伏"盛夏挥毫泼墨,为本书添光增辉!您老的书法早已闻名遐迩,其新作令晚生心旷神怡,众口皆碑,必将为本书添彩!

您老来函所及受聘本书"学术顾问一事",我们一致认为:您老所言有些过谦,为了扶持晚生,发展中医,我们再次诚请您老应允,并望勿再推辞,此乃众人所望也。不日,我们即寄发聘书,请您注意查收。

文稿我们已拜读,觉得全文刊用,请您放心。

盛夏转秋凉,季节转换,望您老多加保重。

再次转达编委会的诚挚感谢!(书要推迟至 9 月份出,至时定赠书以资纪念。)

此致

崇高的敬礼!

晚生 杨飞代笔

1997 年 8 月 10 日于淮阴

(编者注:《医学家吴瑭现代研究》,杨飞、梁金尧主编,人民卫生出版社,1997 年)

《实用中医内科杂志》编辑部来函

一

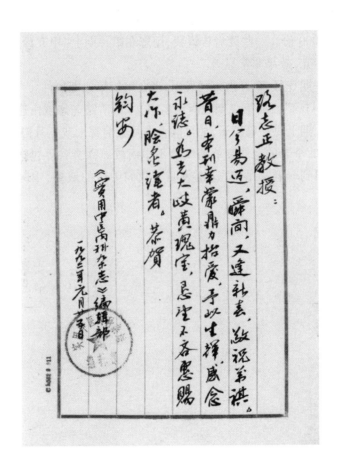

路志正教授：

日今易迈，瞬间又逢新春，敬祝万祺。昔日，本刊幸蒙鼎力抬爱，予以生辉，感念永志。为光大岐黄瑰宝，恳望不吝惠赐大作，脍炙读者。

恭祝

钧安！

《实用中医内科杂志》编辑部

1992 年 1 月 25 日

二

路老：

我们《实用中医内科杂志》的情况向您汇报。今年首次在邮局向全国征订，订户约 14 000 份，这在医学杂志中是少见的。下半年邮局还征订一次，肯定会超过 20 000 份。一些读者告诉我，用您在第一期上"甲亢诊余话风消"中的方子治疗甲亢，效果非常显著。

今年第一期 3 月 25 日由邮局发出，现在组织第二期稿件。今年第一期有您的医话"博与约"。而第二期现尚无名家文章，请路老您或由您请北京哪位专家在这第二期上供一篇稿子，如可能希在月底前寄来或下月初寄来为好。

顺便告知，李老的老伴春节前突然不幸病故。社会各界包括省委省政府一些领导闻讯到李老家吊唁，这也表明了我们中医的威望，中医是受人民爱戴的。

顺祝
春安！

于景彦
1998 年 2 月 20 日

《中医药时代》《中国中医药现代远程教育》编辑部来函

一

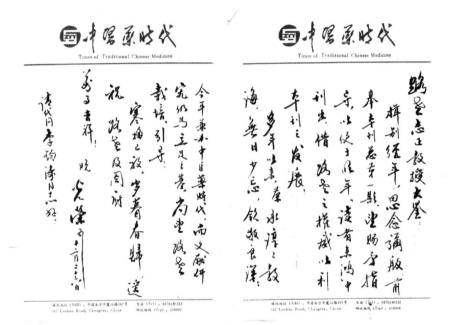

路老志正教授大鉴：

　　揖别经年，思念弥殷，前奉本刊总第一期，望赐予指教，以便于明年"读者来鸿"中刊出，借路老之权威以利本刊之发展。

　　多年以来，荣承谆谆教诲，无日少忘，领教良深，今年兼办中医药时代，而文献研究仍为立足之基，尚望路老栽培引导。

　　寒梅已放，岁暮春归，遥祝路老及阖府

万事吉祥！

　　请代问李锡涛同志好！

晚　光荣

12 月 26 日

二

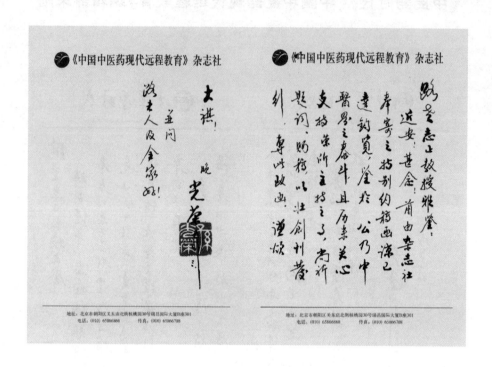

路老志正教授雅鉴：

　　近安，甚念！前由杂志社奉寄之特别约稿函，谅已钧览，鉴于公乃中医界之泰斗，且历来关心支持荣所主持之事，尚祈题词、赐稿，以壮创刊发行。

　　专此致函，谦颂

大祺！

　　并问路夫人及全家好！

晚　光荣

3月3日

　　（编者注：孙光荣先生系湖南名医大家，李聪甫亲授之高足，2014年被授予第二届国医大师）

海南出版社编辑室来函

尊敬的路志正先生：

您好！

由于我们的疏忽，导致在瞿小松先生所著图书《音乐闲话》中，误将先生的名字写成"路正志老先生"，心中不甚惶恐，这是因为听闻路老已九十四岁高龄，但仍精神备至地为我国中医药事业的发展贡献力量，甚为感动，望路老注意休息。

这个失误我们一定会在本书再版时候予以更正，并给您寄送样书，由此给您造成的困扰我们深表歉意，还请您谅解。

本社所出版的中医类图书您老如有兴趣，可与我们联系寄送，欢迎您老的批评与指正。

祝好！

海南出版社海外文化编辑室
2010 年 6 月 28 日

附：向传统致敬

——音乐家瞿小松先生演讲（节选）

前些年我身体虚弱，尤其到了冬季，容易着凉。朋友介绍我去看一位年逾八旬的老中医，名列十大国医的路志正老先生。

望、闻、问、切的"问"，由路老的助手担当，问病情，问习性，也问职业。轮到我了。路老边搭脉边看问卷，微抬头，轻声说："啊，你是做音乐的！做音乐的身体应该好啊。"我急答："不不不，搞作曲的身体都不行。莫扎特活三十几，门德尔松活三十几，贝多芬长一点，五十出头。"路老这次没抬头："你说的是现代音乐。"我心里偷偷一笑。现而今，学音乐的都学西方音乐史，知道莫扎特、贝多芬属古典，门德尔松属浪漫，"现代音乐"是 20 世纪的事。

路老仍没抬头："古代的音乐调练吐纳，修养心性。"这次我笑不出了。

莫扎特、贝多芬的年代，18 世纪后半、19 世纪前半，相当于清代中晚期，在中国，实在算不得古。

"古代的音乐调练吐纳，修养心性。"这次我笑不出，我该寻思。

我们所在的年代，大凡在音乐学院学音乐的，接受西方技巧训练之余，也不假思索接受了西方职业作曲家音乐的审美、理念、结构方式，接受了恩怨爱恨喜怒哀乐的表达、倾诉、宣泄，接受了焦虑、激情、雄辩、高潮，接受了短小紧迫的时间分寸。这情形，亚洲不知有无例外。

而路老所受的教育与训练，却深深扎根于一个不同于西方的、独特的、极其深厚、极其丰富的古老传统。这个传统里头，存在着一种艺术，叫做古琴音乐。它的境界，不曾在迄今为止任何种类的西方音乐当中听到。

这里我无意贬抑西方三四百年职业作曲家音乐。它很好，很了不起，有了不起的成就。但它仅仅是这个星球人类文明的局部，远远不是唯一，远远不是全部，远远不是。

"古代的音乐调练吐纳，修养心性。"路老的话，令我沉思，也引我遐想。

试想一人独坐深山。

松涛，流涧，鸟鸣，空谷微风，随兴轻抚琴弦放散的清音，来了，又去了……有过，又似不曾有过……天籁深处，无边的静寂。

那时刻，山不异我，我不异山，声即是寂，寂即是声。

那时刻，物我两忘物我圆融，哪里来恩怨爱恨喜怒哀乐？哪里来焦虑激情雄辩高潮？

那样的时刻，从容，不紧迫。无需表达，无需倾诉，无物宣泄。

那样的时刻，瞬间不异永恒，永恒不异瞬间，有相即是无形，有限即是无限。那时刻，我们在声与无声的冥想中化入一个非时间之在。

……

我们经历过"文化大革命"，经历过以"新"为名的"颠覆"之残酷。无论东与西，所有的传统，所有传统的美丽，都曾被踏为"四旧"惨遭"新"与"革命"颠覆摧毁。诸如北京古城墙一类的美丽，数百年安好地走到20世纪后半叶，却数不胜数地永远消失。而传统残存的美丽与魅力，仍不断承受"新"之丑陋的摧残。

我体会：传统是时刻生长着的大生命，一如自然界的生物链，环环相扣物物相依，相辅相生相成。传统是时刻吸纳奔流的大河，是深广包容的大海，滋养我们，携带我们，渗透我们，于我们有大恩。

我们该当懂得感激，懂得尊重，懂得珍惜。

让我们宽博一些，厚道一些。让我们从容一些，从容锻造大器。

真正的创造成就于从容。

我想，亚洲的我们，今天与未来，能否真正有所建树，取决于我们是否舍得放弃西方唯一、西方至上，取决于我们能否走出西方阴影，取决于我们对传统领悟的深浅，取决于我们能否从自然与传统的启示中深悟平等。

谢路老棒喝。向传统致敬。

注一：引号中的部分文字，出自本人《道德经附会》。

注二：经路老调理，本人目前身体健朗，谢谢路老妙手回春（是次演讲之后，有学者善意问及我的健康状况，故增补注二）。

（编者注：本文系瞿小松先生2008年5月在北京"21世纪亚洲文化发展展望——文化艺术高层学术论坛"的讲演，摘自《音乐闲话》，瞿小松著，海南出版社，2010年）

患者张军官来函致谢并汇报病情

尊敬的路老大夫:

您好!

自去年5月在京麻烦您亲自看过病,先后服用近30剂中草药,病情大有好转,精神和身体条件更有利于工作,因此,一直在忙于工作,特别是在党的领导下,确实调动起我的积极性,所以不仅没有按您的所嘱及时去信,甚至有的时候把自己的病都忘了。因为去信之迟,对比您那种对患者热忱备至的革命精神,而感到内疚,值此请恕见谅。

本来这段时间我有两次去京机会,都是工作挤得摆不开,商量了让别人去办的。而托人两次去您处,回来反映都说路老很挂心,像对待面诊患者一样。这次去一个穿便衣的战士,而您却马上记起了我的病状和姓名,听说后我们办公室的同志都异口同声赞颂你们老一辈卫生工作者的崇高革命精神。如果再不去信就更为愧感了。

病情10个月来好转很多,平时头不常痛了,冬天基本不出汗了。过去四季汗流不止,现在不是别人也感到热时,我也不会出汗。特别是身体感到有劲了,除了极度疲劳时,腿不再抽筋。所差是,一旦出汗左面还是明显的多,而且头痛也是偏左,特别精神紧张时必然偏头痛。睡觉问题基本解决了,饭量较大,改变了那种食之无味的状况。

基本就是这样,我如有机会准备再去京请您再看,这3付药吃后,如有新变化一定及时汇报。

顺致

革命敬礼!

患者 张军官 敬书
1978年3月25日于辽宁复县813部队

患者任先生妻子来函致谢并送墨宝

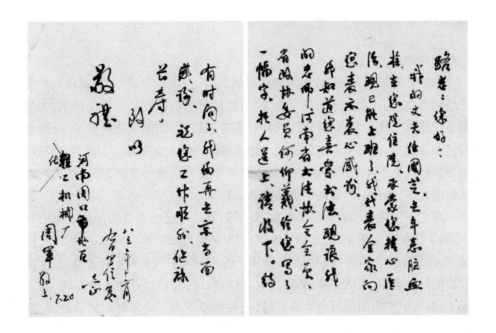

路老:您好!

　　我的丈夫任先生去年患脑血栓,在您院住院,承蒙您精心医治,现在能上班了,我代表全家向您表示衷心感谢。

　　我知道您喜爱书法,现请我的老师河南省书法协会会员、省政协委员何仰义给您写了一幅字,托人送去,请收下。待有时间了,我俩去京当面感谢。祝您工作顺利,健康长寿。

　　致以

敬礼!

河南周口地区化工机械厂　周女士　上

7 月 20 日

附言:1983 年 12 月 9 日写信复。志正

患者由女士夫妇来函二封

一

敬爱的路老：

您好！几年未见甚念，因为我已退居二线，去京机会较少，听说路老经常去外地讲学开会，上次您来辽宁讲学，当我接到您的信后您已离沈回京，太遗憾了。慧文三次去北京看路老，只有一次看到路老，她回来高兴极了，说路老身体非常健康，这是患者们的幸福。她经常讲我们一生不能忘了路老，连我们的子孙后代也不能忘了路老。我家每逢新年春节欢聚一堂时，都举杯庆祝路老健康长寿，因我们全家的幸福是路老给的。

路老不仅给我治病费尽了心血，终于把我这个已经失去功能的手脚治好了，脑子记忆恢复正常，又工作了8年；同时还给您添了不少麻烦，介绍了几位患者，经您治疗大有好转。如新华印刷厂的张淑清患脑血栓不会走路，经您治疗后能独立走路，说话正常；郊区人大主任藏百昌经您治疗也大有好转，高兴极了；韩宝桐吃您的药后也大有好转，正在党校学习。大家异口同音地说，路老不仅医术高超，特别是医德好，有时我们见面就说，等路老有时间我们一起让路老看看您治好的患者，在各个不同岗位上都能为四化做贡献，您有多高兴啊！

路老，我又来麻烦您了，前些日子已挂电话联系两次营口港务局，有位老工人仅50多岁，对局里有很大贡献，因患脑血栓3年之久，且不会说话，他和我关系很好，一心想找路老给他治疗，我本想陪他去以便看看路老，无奈年前事情太多需要马上处理，我脱不开身，只好年后去京看您，让他们先走。为了治疗方便，让他们找距中医研究院附近的小旅馆，如小星旅馆等，有事请来信或电话，家中电话×××××。

敬祝

全家新年好！

营口港务局　黄先生

营口妇联　由女士

1986年12月18日

二

路老:您好!

　　又有很长时间没有通信了,不知您的近况如何? 甚为惦念。路老救命恩人我是终生难忘的,路老像您这样的医德是难求的,我们全家都在感谢您。我的小女儿常说,我的妈妈的第二次生命是路老给的。她于去年已考入辽宁大学法律系。经常和我说,妈妈你与我去北京去感谢路老。我有时在想,待有机会我一定与全家四个孩子一起进京去拜访和感谢路老。不仅我家是这样,就是我的朋友好友一提我的病好得这样彻底,也都说路老的医术医德是令人羡慕,并说我太幸福了。营口市认识我的人都知道我的病是路老治好的,但是也给路老找了不少麻烦,凡是得脑病的人都来找我。今天又有原营口市经委主任的老伴,是营口市自动化研究所的一位同志,患了脑病,又来找我,非让我给找这位高明医术的路老不可,无奈我只好写信相求,如有可能我陪他一起去北京,请路老见信后回信是盼。

　　致

敬礼!

被您治好的患者　由女士

1988 年 8 月 30 日

患者刘先生来函二封

一

尊敬的路老大夫：新年好！

我首先祝路老新的一年阖家欢乐，万事如意！

我是 1986 年 10 月 8 日从山里（河北华丰机械厂）慕名前来看病的，幸运的是正逢您的门诊，蒙您亲自针灸治疗，10 日我又复诊一次，共带回草药 35 剂、丸药 120 丸。路老您还记得吗？那天您又要接待外宾，又要去成都，而对我们婆嫂二人，又是细致诊断，又是安慰，当分别时感激的心情不能用语言来表达，只能深情地衷心祝愿路老健康长寿。

路老，我连续服药已快达 3 个月，从针灸、服药后，功效甚大，现在舌颤、左手抖、背颠（颤振）这些症状已愈；唇紫变好，走路平稳了，纳食正常，精神正常，二便均属正常。路老，我是一个病程达 3 年之久的患者，用您给的药仅 3 个月，达到这样的效果，这全是您老医术的高妙，才救了我，我们全家都在感激您老人家。路老德高望重，全心全意为人民服务的好榜样，我要永远铭记在心。

路老，我带的药将近服完，现在症状：舌质紫黯、瘀斑较过去色变浅了，但还有点黯，舌中裂快长平了；肝区有时有沉闷感，尤其在天气变化时明显。我在去北京看病前，为了减少麻烦，曾做过一次 B 超，发现脂肪肝，大夫建议少吃猪肉，遵医嘱可少吃或不吃，没有发现其他，但无形之中又是个小包袱。今去信跟路老商量，根据症状还需要什么药，书信就诊，诊费如何寄上？望路老在百忙中给予答复，以取得彻底根除病患。不多谈。

敬祝

阖家欢乐！

患者　刘先生　敬上

1987 年 1 月 2 日

二

尊敬的路老大夫：

您好！接李（祥瑞）大夫复信，得知路老已从国外归来，正在外地开会，近日回到单位吧！在此我们全家向您和李大夫致以亲切的问候。

我自去年 10 月 8 日慕名求路老诊治后,一年中连续服中草药,病情大有好转,本拟这月中气候好前往贵处再面诊一次,再和路老见见面,因十三大召开我厂产品不能通过北京,这样我也就不敢盲目去京,只怕食宿等项紧张。今写信一是问候路老,再者向路老汇报。在您出国离开这 8 个月中,一直是李祥瑞大夫费神以书信为我治疗,极为认真负责,每次复信及时,因此我购药也快,6 月份李大夫函告久病之人面诊一次为好,信中将工作地址、门诊时间以及车次均相告,给予我很大的方便。

通过我在贵院治疗的结果,我职工医院的上下人员都在厚赞路老和您培育的学生李祥瑞大夫的医德和医术。但是我去京一点点礼物也没带,我怕有损于大夫的名望。路老和李大夫的为人是我们全家学习的榜样,我要永远铭记在心。去京面诊的时间再过几天。

专此,敬请

福安!

附录:1986 年 10 月诊断病情和处方

证属肝肾不足,并有因虚致瘀;治宜益肝肾,壮腰脊。

方 1:熟地 12g,山茱萸 10g,麦冬 9g,五味子 3g

　　　　石菖蒲 10g,远志 9g,肉苁蓉 15g,巴戟天 10g,

　　　　炒苍术 10g,黄柏 9g,鸡血藤 12g,首乌藤 15g。

方 2:健步虎潜丸。

患者　刘先生　上

1988 年 10 月 10 日

附:路志正先生感念

李祥瑞医师系安徽人,世代书香门第,其夫人亦是大家闺秀,善诗词、通韵律,祥瑞尤嗜岐黄,精勤不倦,理论与临证,学验俱丰,虚心跟我学习,日有所得,月有所长,惜天不假年,夫妇英年早逝,惜哉,痛哉! 书此数语,以资怀念。路志正记,2018 年 2 月。

关先生来函复诊

一

尊敬的路志正教授:

我是您的患者关先生,现在在深圳给您写信,自从今年2月2日请您诊断并拿了14剂药服用至今,感觉身体很有改善,具体情况是:①胃脘基本不胀了;②精力上明显好转;③脸色亦有好转;④大便有些散。

另:大约在2月8日,便下蛔虫一条(活),随后服下肠虫清2片,两天后大便下蛔虫一条(活)。

现将您于2月2日所开处方抄下:

苏梗^{后下}、荷梗^{后下}各10g,厚朴花10g,清半夏9g,

炒苍术10g,炒陈皮10g,桃仁、杏仁各9g,

炒谷芽、炒麦芽各18g,炒枳实12g,川黄连5g,

蒲公英12g,醋元胡10g,醋香附9g,炒白芍12g,

甘草6g;14剂,水煎服。

加味保和丸,1袋/次,2次/日。

请路教授调处方,挂号费用等我一起寄给田爱红护士长,再次感谢您! 欢迎您到深圳来转转。

二

2001年2月16日,路志正教授回复处方:

太子参10g,炒白术12g,云茯苓15g,炒谷芽、

炒麦芽各18g,杏仁、薏苡仁各20g,炒陈皮10g,

炙鸡内金10g,玫瑰花15g,醋元胡10g,蒲公英12g,

川黄连4g,醋香附10g,白梅花15g,生甘草6g;

14剂,水煎服。

2001年3月7日门诊病历记录:

服上药感觉不错,(胃脘)胀基本消失,胃亦不痛,但精神不振,肢倦乏力,2年前B超有轻度脂肪肝。处方:

太子参10g,生黄芪15g,炒白术12g,云茯苓18g,

丹参 12g,炒谷芽、炒麦芽各 18g,鸡内金 10g,

醋莪术 10g,白芍 10g,绿萼梅 15g,玫瑰花 15g,

佛手 9g,炙甘草 6g,生姜 2 片为引;

12 剂,水煎服。

路志正

58检